实用中医临床诊疗学

主编 谢庆斌 等

河南大学出版社
HENAN UNIVERSITY PRESS
·郑州·

图书在版编目（CIP）数据

实用中医临床诊疗学 / 谢庆斌等主编 . -- 郑州：河南大学出版社，2021.5
ISBN 978-7-5649-4702-6

Ⅰ.①实… Ⅱ.①谢… Ⅲ.①中医诊断学②中医治疗法 Ⅳ.① R24

中国版本图书馆 CIP 数据核字（2021）第 091329 号

责任编辑：阮林要
责任校对：林方丽
封面设计：陈盛杰

出版发行：河南大学出版社
　　　　地址：郑州市郑东新区商务外环中华大厦 2401 号
　　　　邮编：450046
　　　　电话：0371-86059750（高等教育与职业教育出版分社）
　　　　　　　0371-86059701（营销部）
　　　　网址：hupress.henu.edu.cn
印　　刷：广东虎彩云印刷有限公司
版　　次：2021 年 5 月第 1 版
印　　次：2021 年 5 月第 1 次印刷
开　　本：880 mm×1230 mm　1/16
印　　张：12.5
字　　数：405 千字
定　　价：75.00 元

（本书如有质量问题，请与河南大学出版社营销部联系调换。）

编 委 会

主　编　谢庆斌　徐先涛　王　凤　张志国
　　　　　熊哲锟　于　鲲　徐　力　殷　霞

副主编　田永宏　夏　章　代志敏　苏　敏　谢　丹
　　　　　张鸿婷　郑瑞芳　万彬彬　朱新峰

编　委（按姓氏笔画排序）

　　　　于　鲲　河南省中医院（河南中医药大学第二附属医院）
　　　　万彬彬　武汉市第一医院
　　　　王　凤　江西省九江市中医医院
　　　　田永宏　梅州市人民医院（中山大学附属梅州医院）
　　　　代志敏　西南医科大学附属中医医院
　　　　朱新峰　河南中医药大学第一附属医院
　　　　苏　敏　上海中医药大学深圳市罗湖中医院
　　　　张志国　河南中医药大学第三附属医院
　　　　张鸿婷　黑龙江中医药大学附属第二医院
　　　　郑瑞芳　河南中医药大学第三附属医院
　　　　夏　章　深圳市第三人民医院
　　　　徐　力　郑州市中医院
　　　　徐先涛　南通市第一人民医院（南通大学第二附属医院）
　　　　殷　霞　江西省中西医结合医院
　　　　谢　丹　新疆医科大学第三临床医学院（附属肿瘤医院）
　　　　谢庆斌　南昌大学第二附属医院
　　　　熊哲锟　中山市中医院

前言

中医学是研究人体生理、病理，以及疾病的诊断、防治、保健的一门学科，有着数千年的悠久历史，是我国古代人民同疾病做斗争的经验积累和理论升华，是中华民族文化遗产之一。它是在古代朴素的唯物论和自发的辩证法思想指导下，通过长期实践，逐步发展形成的独特的医学理论体系。尤其是许多现代医学难治性疾病、原因未明疾病、体质性疾病以及身心性疾病方面，具有独特的优势。因此，了解和掌握中医学的基础知识和临床诊疗技能，可以丰富临床诊疗手段，提高临床疗效。为此，我们邀请了一批长期工作在临床一线的专家、教授及资深医师，参阅了大量相关文献，编写了此书。

本书首先介绍了中医内科学绪论，主要内容包括中医内科学绪论、病因病机、诊断方法、辨证方法、治疗原则，其余章节按肺系、心系、脾胃系、肝胆系、肾系、气血津液疾病、精神内科疾病和内科常见病的针灸疗法依次展开论述，以辨证论治为重点，围绕人体生理、病理，以及内科疾病的诊断和防治进行剖析，证治方药尽量选用临证切实可行、中医优势明显的内容。本书内容丰富，通俗易懂，具有很强的实用性和可操作性，适合广大基层中医工作者以及中医学在校学生阅读参考。

由于编者水平有限，时间仓促，虽经多次校稿，但书中错误和疏漏在所难免，敬请广大读者见谅，并诚望广大读者予以指正，以便再版时修订。

编　者

2021 年 5 月

目录

第一章　中医内科学绪论 ·· 1
　　第一节　阴阳学说 ·· 1
　　第二节　五行学说 ·· 3
　　第三节　藏象学说 ·· 5
　　第四节　气血津液学说 ·· 9
　　第五节　经络学说 ·· 10
第二章　中医内科学的病因病机及诊断方法 ··· 12
　　第一节　病因病机 ·· 12
　　第二节　发病机制 ·· 30
　　第三节　诊断方法 ·· 35
　　第四节　辨证方法 ·· 43
　　第五节　治疗原则 ·· 54
第三章　肺系疾病 ··· 60
　　第一节　感冒 ·· 60
　　第二节　咳嗽 ·· 62
　　第三节　哮证 ·· 67
　　第四节　喘证 ·· 71
　　第五节　肺胀 ·· 77
第四章　心系疾病 ··· 81
　　第一节　胸痛 ·· 81
　　第二节　心悸 ·· 82
　　第三节　真心痛 ··· 84
　　第四节　多寐 ·· 86
　　第五节　不寐 ·· 88
　　第六节　中风 ·· 91
第五章　脾胃疾病 ··· 94
　　第一节　呃逆 ·· 94
　　第二节　噎膈 ·· 98
　　第三节　呕吐 ·· 101
　　第四节　胃痛 ·· 105
　　第五节　腹痛 ·· 110
　　第六节　痞满 ·· 116
第六章　肝胆疾病 ··· 120
　　第一节　鼓胀 ·· 120

第二节　胁痛 …………………………………………………………………………… 124
　　第三节　黄疸 …………………………………………………………………………… 127
　　第四节　积聚 …………………………………………………………………………… 132
　　第五节　痉病 …………………………………………………………………………… 135
　　第六节　疟疾 …………………………………………………………………………… 139
第七章　肾系疾病 …………………………………………………………………………… 143
　　第一节　淋病 …………………………………………………………………………… 143
　　第二节　水肿 …………………………………………………………………………… 147
　　第三节　遗精 …………………………………………………………………………… 152
　　第四节　阳痿 …………………………………………………………………………… 157
第八章　气血津液疾病 ……………………………………………………………………… 162
　　第一节　气血学说的起源 ……………………………………………………………… 162
　　第二节　气血生理功能 ………………………………………………………………… 165
　　第三节　郁证 …………………………………………………………………………… 169
　　第四节　血证 …………………………………………………………………………… 172
第九章　精神内科疾病 ……………………………………………………………………… 180
　　第一节　恐惧症 ………………………………………………………………………… 180
　　第二节　焦虑症 ………………………………………………………………………… 182
　　第三节　强迫性障碍 …………………………………………………………………… 184
第十章　内科常见病的针灸疗法 …………………………………………………………… 187
　　第一节　感冒 …………………………………………………………………………… 187
　　第二节　咳嗽 …………………………………………………………………………… 188
　　第三节　高热 …………………………………………………………………………… 189
　　第四节　心悸 …………………………………………………………………………… 191
　　第五节　不寐 …………………………………………………………………………… 192
　　第六节　胸痹 …………………………………………………………………………… 193
　　第七节　郁证 …………………………………………………………………………… 194
参考文献 ……………………………………………………………………………………… 196

第一章　中医内科学绪论

第一节　阴阳学说

一、阴阳学说的主要内容

阴阳是中国古代哲学的基本范畴。阴阳学说认为：世界是物质的，物质世界是在阴阳二气的相互作用下滋生、发展和变化着的。阴阳学说是中医学的生理、病理、诊断和治疗等方面的理论基础，影响着中医学的形成和发展，指导着临床医疗实践。

（一）基本概念

阴阳，是对自然界相互关联的某些事物和现象对立双方的概括，它既可以代表两个相互对立的事物，也可以代表同一事物内部所存在的相互对立的两个方面。阴阳是指日光的向背。向日为阳，背日为阴。古人在长期生活实践中，注意到自然界存在着许多既密切相关，又属性相对的事物或现象，如寒与热、明与暗、动与静等。阴阳是用来分析、认识一切事物或现象的特点及相互关系的。因此，阴阳是既抽象又规定了具体属性的哲学范畴。其具有普遍性、相关性、相对性的属性。

（二）阴阳的属性特征

古人从"向日""背日"这一原始的阴阳含义展开，认为凡是运动的、外在的、上升的、温热的、明亮的、无形的、兴奋的、功能亢进的属"阳"，凡是相对静止的、内在的、下降的、寒冷的、晦暗的、有形的、抑制的、功能减退的属"阴"。

（三）阴阳之间的相互关系

阴阳学说的核心是阐述阴阳之间的相互关系，并通过这些关系来认识自然界万物生长、发展和变化的内在机制及规律。阴阳之间的关系是错综复杂的，其主要表现在以下几个方面。

1. 阴阳的对立制约

阴阳的对立制约又称阴阳相反。一方面指阴阳属性都是对立的，矛盾的；另一方面则是指在相互对立的基础上，阴阳还存在着相互制约的关系，对立的阴阳双方相互抑制、相互约束，表现出阴阳平衡、阴强则阳弱、阳胜则阴退等错综复杂的动态联系。

2. 阴阳的互根互用

古人称为阴阳相成，一是指凡阴阳皆相互依存、互为根本的关系，即阴和阳的任何一方都不能脱离对方而单独存在，阴阳双方互为另一方存在的前提条件。如热为阳，寒为阴，没有热，也就无所谓寒，阳（热）依阴（寒）而存，阴（寒）依阳（热）而在。二是指在相互依存的基础上，在一定范围内，双方表现出相互间不断滋生、助长、互用的特点。

3. 阴阳的消长平衡

消，即减少、消耗；长，即增多、增长。阴阳的消长是指在某一事物中，阴阳双方相对或绝对的增多、减少变化，并在这种"阴消阳长""阳消阴长"或"阴阳俱长"或"阴阳俱消"的变化中维持着相对的平衡，从而达到"阴平阳秘"的生理状态。如果阴阳的相对平衡被破坏，形成阴阳的偏盛或偏衰，导致阴阳的消长失调，就会出现疾病的发生。

4. 阴阳的相互转化

阴阳的相互转化是指阴阳对立的双方在一定的条件下，可以向其各自相反的方向转化，即阴可以转化为阳，阳也可以转化为阴。当阴阳消长过程发展到一定程度，超越了阴阳正常消长变化的限度，事物必然向其相反的方向转化。阴阳的转化，必须具备一定的条件，故有"重阴必阳，重阳必阴""寒极生热，热极生寒"之说。

二、阴阳学说在中医学中的应用

阴阳学说促进了中医学理论体系的形成，并贯穿于中医学理论的各个领域，用来说明人体的组织结构、生理功能、病理变化，指导养生保健和临床的诊断、治疗与疾病的预防。

（一）说明人体的组织结构

《素问·宝命全形论》说："人生有形，不离阴阳。"人体组织结构的上下、内外、表里、前后各部分以及内脏之间，无不包含着阴阳的对立统一。例如：上部为阳，下部为阴；体表为阳，体内为阴；背为阳，腹为阴；外侧为阳，内侧为阴；皮肤在外为阳，筋骨在内为阴；六腑为阳，五脏为阴；五脏之间，心、肺为阳，肝、脾、肾为阴。具体到某一脏器还可继续再划分阴阳，如心有心阴、心阳之分，肾有肾阴、肾阳不同等。

（二）说明人体的生理功能

人体的正常生命活动是阴阳双方保持着对立统一的协调关系的结果。阴阳双方相互为用使机体内环境具有的相对稳定性和对外环境的适应性，从而维持着人体正常的生理功能和健康。如果阴阳不能相互为用而分离，人体就要患病，甚至死亡。所以说，"阴平阳秘，精神乃治；阴阳离决，精气乃绝"。

（三）说明人体的病理变化

中医把疾病的产生及其病理过程，看成是各种原因引起的机体内部阴阳偏盛或偏衰的过程，即阴阳失调。疾病的发生、发展取决于正气和邪气两方面因素的相互作用。正气是指整个机体对疾病的抵抗能力，邪气是指各种致病因素。二者均可用阴阳的属性来划分，用阴阳的消长失调来概括说明。正气包括阴气和阳气两部分；邪气也有阴邪和阳邪之分，如六淫致病因素中的寒、湿为阴邪，风、暑、热（火）、燥为阳邪。疾病的过程就是正邪斗争的过程，结果是引起机体的阴阳失调，概括起来主要有以下四类。

1. 阴阳偏盛（胜）

所谓阴阳偏盛，是指阴或阳任何一方高于正常水平、过于亢盛的病变。根据阴阳动态平衡的原理，一方太盛必然导致另一方的损伤。故有"阳盛则热，阴盛则寒"之说，即阳邪亢盛所致的疾病性质是热证，阴邪亢盛所致的疾病性质是寒证。

2. 阴阳偏衰

阴阳偏衰，是指阴虚或阳虚，使阴或阳某一方低于正常水平的病变。所谓"阳虚则寒，阴虚则热"是说由于人体的阳气不足，导致寒由内生；而人体的阴液不足，所致的疾病性质为（虚）热证。阴虚则热与阳虚则寒所形成的病证属虚证。

3. 阴阳互损

所谓阴阳互损即阴阳任何一方虚损到一定程度，都会导致另一方的不足。阳虚到一定程度时，不能化生阴液，出现阴虚的现象，称为"阳损及阴"；阴虚到一定程度时，不能化生、滋养阳气，出现阳虚的现象，称为"阴损及阳"。

4. 阴阳的转化

人体阴阳失调而出现的病理现象，还可在一定条件下，向着各自相反的方向转化。阴证可以转化为阳证，阳证可以转化为阴证。故《素问·阴阳应象大论》中指出"重阴必阳，重阳必阴""重寒必热，重热必寒"。

（四）用于疾病的诊断

人体产生疾病的本质是阴阳失调。因此，阴阳学说用于疾病的诊断，就是运用阴阳来归纳疾病的各种征象，概括说明病变的部位、性质及各种症候的属性，为中医辨证总的纲领。故《素问·阴阳应象大论》中说"善诊者，察色按脉，先别阴阳"。

（五）用于疾病的治疗

因为疾病发生的本质是阴阳失调，所以中医治疗的基本原则是调整阴阳，补其不足、泻其有余，恢复阴阳的相对平衡，包括确定治疗原则、归纳药物性能和具体运用。

1. 确定治疗原则

（1）阴阳偏盛，损其有余：阴或阳的一方偏盛、亢奋，病理变化的关键是邪气盛，且尚未导致正气不足，此时属单纯的实证，故治疗时损其有余，也称"实者泻之"。

（2）阴阳偏衰，补其不足：阴或阳的一方虚损、不足，即病理变化的关键是正气虚，故治疗时补其不足，也称"虚则补之"。若阴阳两虚，则应阴阳双补；若邪盛正虚，则应泻补兼施。

2. 归纳药物性能

药物有阴阳属性的区别。中医将药物的"四气""五味"和"升降浮沉"归纳为阴阳两种属性。

第二节　五行学说

五行学说属我国古代哲学的范畴。它认为宇宙间的一切事物都是由木、火、土、金、水五种物质所构成，事物的发展变化都是这五种物质不断运动和相互作用的结果。将这五种物质的属性和相互间的"生、克、乘、侮"规律，运用到中医学领域，阐述人体脏腑的生理、病理及与外在环境的相互关系，从而指导临床诊断和治疗。

一、五行学说的主要内容

（一）基本概念

五行学说是指自然界的一切事物都是由木、火、土、金、水五种物质构成的，并以这五种物质的特性为基础，对自然界的事物、现象加以抽象、归纳、推演，用以说明物质之间的相互滋生、相互制约，不断运动变化，从而促进事物发生、发展规律的学说。

（二）五行的特性

水具有滋润、下行的特性，凡具有润泽、寒凉、向下特性的事物或现象归属于水；火具有炎热、向上的特性，凡具有温热、升腾特性的事物或现象归属于火；木具有伸展的特性，凡具有升发、伸展、易动特性的事物或现象归属于木；金具有能柔能刚、变革、肃杀的特性，凡具有清静、沉降、变革、肃杀、收敛特性的事物或现象归属于金；土具有生长、生化的特性，凡具有长养、变化、承载特性的事物或现象归属于土。

（三）事物的五行归类

五行学说对事物属性的归类推演，是以天人相应为指导思想，以五行为中心，将自然界的各种事物和现象以及人体的脏腑组织、生理现象、病理变化做了广泛的联系和研究，按照事物的不同性质、作用与形态，分别归属于木、火、土、金、水"五行"之中，借以阐述人体脏腑组织之间的生理、病理的复杂关系，以及人体与外界环境之间的相互关系。

1. 直接归类法

肝之性喜舒展而主升，故归属于木；心推动血液运行，温煦全身，故归于火；脾主运化，为机体提供营养物质，故归于土；肺主宣肃而喜清洁，故归于金；肾主水而司封藏，故归于水。

2. 间接推断演绎法

肝属木，肝与胆相表里，肝主筋，肝开窍于目，所以胆、筋、目等便随肝属木而被纳入木；心属火，心与小肠相表里，心主脉，心开窍于舌，故小肠、脉、舌等也被归于火等。

用五行的特性对事物属性进行归类，并不是说事物属性就是木、火、土、金、水本身。如木具有升发、伸展的特性，肝归属于木，是指肝具有疏通、舒展、调达、升发的特性，而且说明了肝与其他脏腑组织器官、情志及自然界多种事物或现象在属性上的某些内在的联系。

（四）五行的生克乘侮关系

1. 相生

所谓"相生"，是指五行中某一行事物对另一行事物具有促进、助长和滋生的作用。五行相生的次序是：木生火，火生土，土生金，金生水，水生木。

2. 相克

相克也称"相胜"，是指五行中某一行事物对另一行事物具有抑制、约束、削弱等作用。次序是：木克土，土克水，水克火，火克金，金克木。

3. 相乘

相乘即乘虚侵袭，也就是相克太过，超越了正常的制约关系。如正常情况下木克土，它们维持着相对平衡状态，当木过度亢盛，或由于土本身不足，木因土虚而乘之，木对土的克制就会超过正常水平，二者间正常的制约关系遭到破坏。

4. 相侮

相侮即恃强凌弱之意。如正常情况下，金克木，当木过度亢盛，金不仅不能制约木，反而被木所克制；或由于金本身虚弱，木因其虚而反侮金。相侮的次序与相克相反。

二、五行学说在中医学中的应用

五行学说在中医学中不仅用于理论上的阐释，而且也具有指导临床诊疗工作的实际意义。

（一）说明人体五脏的生理功能

木性曲直，枝叶条达，具有向上、向外、生长、舒展的特性；而肝喜条达舒畅，恶抑郁遏制，肝主疏泄，所以肝性属木。火性温热，其势炎上，具有蒸腾、炎热的气势；而心"禀阳气"，所以心性属火。土性敦厚，具有生化万物的特性；脾运化水谷，营养机体，所以说脾是气血生化的源泉，故脾性属土。金性清肃，收敛；而肺也具有清肃之性，肺气具有肃降功能，所以肺性属金。水性润下，有寒润、下行、闭藏的特性；而肾主闭藏，有藏精、主水等功能，所以肾性属水。

（二）说明人体脏腑间的相互关系

五脏的功能是互相联系的。运用五行生克制化的理论可说明脏腑生理功能的内在联系。

1. 五脏相互滋生

肝藏血以济心之阴血，故肝生心（木生火）；心阳温煦有助脾之运化，故心生脾（火生土）；脾运化精微上输于肺，故脾生肺（土生金）；肺金清肃下行以助肾纳气、主水，故肺生肾（金生水）；肾藏精以滋养肝之阴血，故肾生肝（水生木）等。

2. 五脏相互制约

肝之疏泄可以疏达脾气，令其不致壅塞，以助脾之运化，故肝制约脾（木克土）；脾之健运可以防止肾水泛滥，故脾制约肾（土克水）；肾水滋润上乘可防心火之亢烈，故肾制约心（水克火）；心阳温煦可防止肺金清肃太过，故心制约肺（火克金）；肺的肃降可防止肝之升发太过，故肺制约肝（金克木）等。

（三）说明人体脏腑间的病理影响

1. 相生（母子）关系的转变

此转变包括"母病及子"和"子病犯母"两个方面。

（1）母病及子：如肾属水，肝属木，水能生木，故肾为母脏，肝为子脏。若肾病及肝，即是母病及子。

（2）子病犯母：又称"子盗母气"，是指疾病的传变从子脏传及母脏。如肝属木，心属火，木能生火，故肝为母脏，心为子脏。若心病及肝，即是子病犯母。

2. 乘侮（相克）关系的转变

此转变包括相乘和相侮（即反侮）两个方面。

（1）相乘是相克太过为病：一种是由于一方的力量过强，而致被克的一方受到过分克伐；另一种是由于被克的一方本身虚弱，不能承受对方的克伐，从而出现克伐太过的病理现象。如以木和土的相克关系而言，前者称为"木乘土"，后者称为"土虚木乘"。

（2）相侮即反克而致病：一种是由于一方太盛，不仅不受克己的一方所克制，而且对克己的一方进行反克；另一种是由于一方的虚弱，丧失克制对方的能力，反而受到被克一方的克制，从而也导致反克的病理现象。

（四）指导疾病的诊断和治疗

当内脏病变导致功能紊乱和相互关系失调时，可以反映到体表相应的组织器官，出现色泽、声音、形态、脉象等多方面的异常变化。根据五行归属及生克乘侮变化规律对病情做出判断，并运用生克制化乘侮规律，指导临床治疗，通过调整脏腑间的相互关系达到控制疾病转变的目的。

第三节　藏象学说

藏象学说是通过对人体的生理、病理现象的观察，研究人体脏腑等的生理功能、病理变化及相互关系的学说。

一、内脏的分类及其区别

内脏的分类及其区别（表1-1）。

表1-1　内脏的分类及其区别

类别	内容	生理功能特点	形态特点
五脏	心，肝，脾，肺，肾	藏精化气生神 藏精气而不泻 满而不能实	主要为实体性器官
六腑	胆，胃，大肠，小肠，膀胱，三焦心包络	传化物而不藏 实而不能满 以通降为用	多为管腔性器官
奇恒之府	脑，髓，骨，脉，胆，女子胞（精室）	藏精气而不泻 不传化物 除胆外，无表里关系 除胆外，无阴阳五行配属关系	形态中空有腔 相对密闭

二、五脏

（一）心的主要生理功能及病理表现

（1）心主血脉：是指心气推动血液在脉中运行，流注全身，发挥营养和滋润作用。心主血脉的前提条件是心行血，指心气维持心脏的正常搏动，推动血液在脉中运行；心生血，是指心火将水谷精微"化赤"生血；心主脉，是指脉道的通畅，血液在脉中的正常运行，形成脉象。心主血脉的生理表现，主要从以下四个方面观察：面色红黄隐隐，红润光泽；舌质淡红；脉象和缓有力，节律均匀；一息四至，虚里搏动（指心尖）和缓有力，节律均匀，其动应手。其病理表现：心气虚，心血虚，血脉空虚可导致心悸不安，面色苍白或萎黄，舌质淡白，脉细弱微，虚里心悸不安；心血瘀，心血阻滞，可出现心绞痛症状，面色灰暗，唇青舌紫，脉结、代、促、涩，虚里闷痛。

（2）心藏神：主要是指心具有主宰人体五脏六腑，形体官窍的一切生理活动和人体精神意识思维活动的功能。而精神意识思维活动主要体现在五神，即神、魂、魄、意、志；五志，即喜、怒、忧、思、悲。五神五志又分属五脏，但主宰是心。中医学中有心（属五脏）和脑（属奇恒之府）等概念，但以心概脑。心主神志的生理表现，主要是精神饱满，反应灵敏。其病理表现有：①心不藏神：反应迟钝，健忘，神志亢奋，烦躁不安，失眠，谵语多梦。②神志衰弱：神志不和，萎靡不振；神志错乱和癫狂等，后者属现代医学重型精神病范畴。

（二）肺的主要生理功能和病理表现

（1）肺主宣发：指肺气向上升宣，向外布散。其生理作用如下：①通过呼吸运动，排除人体内浊气。②通过人体经脉气血运行，布散由脾转输而来的水谷精微，津液于全身，内至五脏六腑，外达肌腠皮毛。③宣发卫气，调节腠理开合，排泄汗液，并发挥抗邪作用。其病理表现为肺失宣发：恶寒发热、自汗或无汗、胸闷、咳喘、鼻塞、流清涕，属现代医学上感范畴。

（2）肺主肃降：指肺气向下通降或使呼吸道保持洁净。其生理作用：①通过呼吸运动，吸入自然界清气。②通过经脉气血运行，将肺吸入清气和由脾而来的水谷精微，津液下行布散。③通过咳嗽等反射性保护作用，肃清呼吸道内过多的分泌物以保持其清洁。其病理表现：肺气上逆，肺失肃降，胸闷，咳喘。

（3）肺主气，司呼吸：肺主气指肺具有主持呼吸之气，一身之气的功能概括。肺司呼吸，指肺具有呼浊吸清，实现机体内外气体交换的功能。其生理作用如下：①吸入自然界的清气，促进人体气的生成，营养全身。②呼出体内浊气，排泄体内废物，调节阴阳平衡。③调节人体气机的升降出入运动。其病理表现：胸闷，咳喘，呼吸不利，呼吸微弱。

（4）肺主通调水道：指肺主宣发肃降功能对体内水液的输布排泄起着疏通和调节作用。水道指人体内水液运行的通道。肺主通调水道其生理作用主要是调节体内水液代谢的平衡。机制主要是肺主宣发使津液向外，向上散布，濡养脏腑、器官、腠理、皮毛，呼浊和排汗，将部分水分和废物排出人体外。肺主肃降，使津液下行布散，濡养人体，使代谢后水液下行布散至膀胱，通过膀胱的气化作用生成尿液。其病理表现：肺通调失职可出现痰饮水肿。

（5）肺朝百脉，助心行血：肺朝百脉指全身血液通过经脉聚会于肺并进行气体交换，再输布于全身。肺气宣发肃降具有协助心脏、助心行血、促进血液运动的作用。其病理表现：肺气虚，血脉瘀滞，肺气宣降失调，胸闷，心悸，咳喘，唇青舌紫。

（6）肺主治节：指肺具有协助心脏对机体各个脏腑组织器官生理活动的治理调节作用，是肺的生理功能的概括。

（三）脾的主要生理功能和病理表现

（1）脾主运化水谷：指脾对饮食物的消化，化为水谷精气，以及对其的吸收、转输和散精作用。其生理机制：①脾协助胃消磨水谷。②脾协助胃和小肠把饮食物化为水谷精微。③吸收水谷精微转输到心肺，经肺气宣发肃降而布散全身经脉、气血运行布散全身。其病理表现：主要表现为纳差，腹胀，便溏，四肢倦怠无力，少气懒言，面色萎黄，舌质淡白。

（2）脾主运化水液：指脾对水液的吸收、转输、布散作用。其生理机制：①脾吸收津液。②将津液转输到肺，通过肺的宣降而布散全身，起濡养作用，转输到肾、膀胱，经膀胱的气化作用而形成尿液。其病理表现：主要是脾虚失运而致水液停滞，表现内湿、痰饮、水肿、带下、泄泻。

（3）脾主升清：指脾具有将水谷精微等营养物质吸收并上输入心肺头目，化生气血以营养全身的功能。其病理表现：①升清不及可出现眩晕、腹胀、便溏、气虚的表现。②中气下陷，腹部胀坠，内脏下垂，如胃下垂、脱肛、子宫下垂等。

（4）脾主统血：指脾有统摄血液在脉内运行，不使其逸出脉外的作用。其病理表现：脾不统血表现有脾气虚、出血、崩漏、尿血、便血、皮下出血等。

（四）肝的主要生理功能及病理表现

（1）肝主藏血：指肝具有贮藏血液、调节血量、防止出血的生理功能。其病理表现：①机体失养：如头目失养，视力模糊，夜盲，目干涩，眩晕；筋脉失养：肢体拘急，麻木，屈伸不利；胞宫失养：月经后期，量少，闭经，色淡，清稀。②血证：肝血虚，肝火旺盛，热迫血行。③肝肾阴虚：肝阳上亢，阳亢生风，眩晕，上重下轻，头胀痛，四肢麻木。④月经过多，崩漏。

（2）肝主疏泄：指肝具有疏通、宣泄、升发、调畅气机等综合生理功能。其病理表现：①疏泄不及：气郁，气滞，胸胁、乳房、少腹胀痛。②疏泄太过：气逆，面红目赤，心烦易怒，头目胀痛。气滞则血瘀，胸胁刺痛，痛经，闭经。气滞则水停，鼓胀水肿。肝失疏泄还可引起肝脾不调、肝胃不和致腹胀，恶心，呕吐，嗳气，反酸。肝胆气郁则口苦、恶心、呕吐、黄疸等。③肝气郁结：闷闷不乐，多疑善虑，喜太息。④肝气上逆：情志亢奋，急躁易怒，失眠多梦。肝失疏泄可引起气血不和，冲任失调，经带胎产异常，不孕不育。

（五）肾的主要生理功能及病理表现

（1）肾藏精：是指肾具有封藏精气、促进人体生长发育和生殖功能，以及调节机体的代谢和生殖活动的作用。

肾精包括先天之精和后天之精。先天之精指禀受于父母的生殖之精，后天之精即水谷精微和脏腑之精，二者之间的关系是后天之精依赖于先天之精活力资助，才能不断化生，先天之精依赖于后天之精的培育充养。肾精可化生肾气，肾气有助于封藏肾精。肾中精气按其功能类别可划分为肾阴、肾阳。肾阴是指肾中精气对各脏腑组织器官起滋养濡润作用的生理效应。肾阳指肾中精气对各脏腑组织器官起推动温煦作用的生理效应。其病理表现：①肾中精气不足，可导致生长发育障碍，生殖繁衍能力减弱，发生某些遗传性或先天性疾病。②肾阴阳失调，肾阳虚可致虚寒证，肾阴虚可致虚热证。

（2）肾主水液：指肾主持和调节人体的水液代谢平衡。人体代谢水液经三焦下行归肾，肾将含废物成分多的水液下注膀胱。通过肾及膀胱气化作用而排出体外，以维持体内水液代谢的平衡。其病理表现：肾（阳）气虚（肾气不化）可致气化失常，导致水液代谢障碍，津液停滞，尿少，痰饮水肿，癃闭；津液流失（肾气不固），尿频，尿多。

（3）肾主纳气：指肾具有摄纳肺所吸入的清气，以防止呼吸表浅的作用。其病理表现：呼吸表浅微弱，呼多吸少，动辄气喘。

三、六腑

（一）胆的生理功能

（1）藏泄精汁助消化。

（2）主决断，指胆在精神意识活动中具有准确判断做出决定的作用。

（二）胃的生理功能

（1）主受纳，腐熟水谷：指胃具有接受容纳饮食物，消化饮食物成为食糜，吸收水谷精微和津液的功能。

（2）胃主通降，以通降为和：指胃气下行降浊特点而言，主要是指胃受纳水谷并将食糜下传入小肠的作用，同时也概括了胃气协助小肠将食物残渣下传入大肠协助大肠传化糟粕的功能。

（三）小肠的生理功能

（1）主受盛化物：指小肠具有接受由胃下降的食糜并将其进一步消化，化为水谷精微的功能。

（2）主分清别浊：指小肠将食糜进一步分解为水谷精微、津液和食物残渣、剩余水分的功能。

（四）大肠的生理功能

主传化糟粕，具有接受食物残渣，吸收水分，将食物残渣化为粪便，排出大便的功能。

（五）膀胱的主要生理功能

膀胱的主要生理功能是贮藏津液，排泄小便。

（六）三焦的概念及生理功能

三焦的概念其一是指脏腑的外围组织，是分布于胸腹腔的大腑，又称孤腑。其主要功能是：①通行元气：元气通过三焦而至五脏六腑，推动和激发各脏腑生理功能活动。②决渎行水：具有疏通水道，通行水液的功能，是水液、津液运行输布的道路。

三焦的概念其二是指人体上中下三个部位及其相应脏腑功能的概括，上焦指横膈以上，即心、肺、心包络、头面部、上肢。中焦指横膈以下脐以上，包括脾、胃、肝脏等。下焦指脐以下，包括肝、肾、大小肠、膀胱、精室、女子胞、下肢。其中肝按功能特点可划归下焦，按部位分类划归中焦。三焦的主要生理功能："上焦如雾"，指上焦心肺布散全身津液，营养周身的作用，如同雾露弥散一样；"中焦如沤"，是指中焦脾胃消化饮食物，吸收水谷精微，津液的作用，如同酿酒一样；"下焦如渎"，是指胃、大肠、小肠、膀胱传导糟粕，排泄废物作用，如同沟渠必须疏通流畅。

四、脏与脏之间的关系

（一）心和肺
心和肺主要表现在气血互根互用。肺主气司呼吸，生成宗气，主宣降，肺朝百脉，助心行血，促进心主血脉的生理功能。心行血，肺脏得养，血为清气载体而布散全身，促进肺主宣降的生理功能。

（二）心和脾
心和脾主要表现在血液的化生、运行上的相辅相成。脾运化水谷精微，则心血充盈。心脏化赤生血，则脾得血养。脾主统血，防止血逸脉外，心气维持心脏的正常搏动，推动血行脉中。

（三）心和肝
心和肝主要反映在血液运行，精神活动的相辅相成。心气维持心脏的正常活动；肝主疏泄则气机条畅，促进血液运行，肝主藏血，调节人体部分血量，有助于血液的正常运行。在精神活动方面，心藏神，产生和主宰人的精神活动，调节人体脏腑生理功能，肝主疏泄，调畅人的精神情志活动，肝藏魂，主谋虑。

（四）心和肾
心和肾主要表现在心肾相交。肾阴上济于心，以滋心阴，则心火不亢，心火下降于肾，以温肾阳，则肾水不寒。

（五）肺与脾
肺与脾主要表现在气的生成，津液输布代谢的协同作用。脾为生气之源，脾主运化水谷精微功能旺盛，则水谷精气来源充足。肺为主气之枢，肺在自然界中吸入清气和脾主运化水谷精气，合称宗气。肺的宣降作用推动全身气血正常运行。在代谢方面，脾主运化水液，上输布于肺，经肺的宣降而输布全身，肺主宣降，通调水道，防止内湿痰饮。

（六）肺与肝
肺与肝主要表现在气机升降协调，气血运行的协同作用。肺主肃降，肝主升发，升降相因，则气机协调，肺朝百脉助心行血，促进气血运行，肝主疏泄，气机条畅，促进血液运行，肝主藏血，调节血量，有助于血液的正常运行。

（七）肺与肾
肺与肾主要表现在水液代谢，呼吸运动。脏阴互资的协同作用。肾主水液，升清降浊，肺主宣发肃降，通调水道，维持水液代谢平衡。肺司呼吸，肺主气，肾主纳气，摄纳肺从自然界吸入之清气，防止呼吸表浅，肾阴是一身阴液之根本，肾阴充养肺阴，肺主肃降下输清气，水谷精气，滋养肾阴。

（八）肝与脾
肝与脾主要表现在对饮食物消化。血液的生成运行方面的协同作用："土得木而达"，脾属土，肝属木，肝主疏泄，气机条畅，促进脾纳腐运化，促进脾升胃降，疏泄胆汁，进入小肠，有助消化。"木赖土以培之"，脾胃功能健旺，气血生化有源，促进肝藏血、藏魂。脾主运化水谷精微，气血生成有源，肝主疏泄，气机条畅，促进血液运行，肝主藏血，调节血量。脾主统血，防止血逸脉外。

（九）肝与肾
肝与肾主要表现在肝肾同源。肝藏血，肾藏精，精血同源于水谷精微，且精血互化。

（十）脾与肾
脾与肾主要表现在水液代谢中的协同作用（见前述）和先后天的资生促进作用。肾阳温煦脾阳，脾运化水谷精微充养肾精。

由于六腑是以传化物为其生理特点，故六腑之间的相互关系主要体现于饮食物的消化吸收和排泄过程中的相互联系和密切配合。

五脏与六腑之间的关系，实际上就是阴阳表里的关系，由于脏属阴，腑属阳，脏为里，腑为表，一脏一腑，一阴一阳，一里一表，相互配合，并有经脉相互络属，从而构成脏腑之间的密切联系。

第四节　气血津液学说

一、气

气是构成人体和维持人体生命活动最基本的物质。

（一）气的生成来源

先天之精气：是指肾中精气，来源于父母生殖之精。后天之精气：来源于饮食物，经脾胃化生水谷精气和来源于自然界经肺吸入之清气。

（二）气的生理作用

气具有推动人体各脏腑组织器官生理功能的作用。气可促进精血、津液的化生，输布及其功能活动。

（三）气机

气机指气的运动。脏腑的气机规律：心气主降，肺气主宣发肃降，脾气主升，肝主升发，肾气主升，六腑都主降。气机失调的主要表现形式有气滞（郁）、气逆、气陷、气闭、气脱等。

（四）气的分类

（1）元气（原气）：元气是人体中最基本，最重要的根源于肾的气，其生成依赖于肾中精气所化生和水谷精气的充养，其分布形式是发源于肾，以三焦为通道，输布于全身。其主要生理功能：①推动人体生长发育和生殖。②促进和调节各脏腑、经络、组织生理功能活动。③决定体质强弱，具有抗病能力。

（2）宗气：宗气是指由肺吸入之清气和脾胃化生之水谷精气汇集于胸中结合而成。在一定程度上是心肺功能的代表。其分布积聚于胸中，贯注于心肺。向上出于肺，循喉咙而走息道，向下注入丹田，并注入足阳明之气街（相当于腹股沟部位）而下行于足，其贯入心者经心脏入脉，在胸中推动气血的运行。其主要生理功能：①走息道司呼吸。②贯心脉而行气血。③与人体视听言动等功能相关。

（3）营气：营气是行于脉中，具有营养作用之气。由于营气行于脉中化生为血，营气和血可分而不可离，故常称"营血"，营气和卫气相对而言。营气在脉中，卫气在脉外，在外者属阳，在内者属阴，故又称营阴。其生成主要由脾胃运化之水谷精气中的精纯柔和部分所化生，其主要功能是化生血液，营养全身。

（4）卫气：卫气是行于脉外之气，由脾胃化生水谷精气中剽疾滑利部分所化生。卫气行于脉外，白昼依赖体表手足三阳经脉，由头面部别行布散至肢端而不还流。夜晚从肾开始，依相克次序在五脏中运行。其主要生理功能：①护卫肌表抗御外邪。②启闭汗孔，调节体温。③温养脏腑，润养皮毛。④维持人体"昼精而夜瞑"的生理状态。

二、血

血是运行于脉中而循环流注于全身的富有营养和滋润作用的红色液体，是构成人体和维持人体生命活动的基本物质之一。其生成依赖于水谷精微化血，津液化血，精髓化血，与脾、胃、心、肝、肾密切相关。血行于脉中，运行于全身，环周不休，有节律的流动。心气充沛是维持血循的基本动力。肺朝百脉助心行血和宗气的推动作用；肝主疏泄，促进血的运行和调节血量作用；脾主统血作用等是血循的基本条件。血的主要功能是润养和滋润全身，且血液是神志活动的主要物质基础。

三、津液

津液是人体一切正常水液的总称。在机体内除血液之外，其他所有的液体均属津液范畴，包括各脏腑组织的内在体液及正常的分泌物。津液来源于饮食物。其生成、输布、排泄，与脾主运化水液，肾主水液，肺主通调水道，肝主疏泄，胃主纳腐，小肠分清别浊，大肠主津，膀胱贮藏津液，排泄小便，三焦的决渎功能等密切相关。其中与脾、肺、肾关系最为密切，而以肾最为重要。其排泄方式有汗、呼气、尿、粪。津液的生理功能：津液经孙络渗入血脉中化为血液滋润和濡养全身，通过排泄代谢废物而调节阴阳平衡，津液还是气之载体之一。

四、气血之间的关系

（一）气对血的作用

气为血之帅，是气对血的生成循行中的主导作用而言，对气的生血、行血、摄血作用的概括。气能生血是指水谷精微，是血液生成的主要物质来源。气化作用是血液生成的动力。气能行血是指气的推动和温煦作用是血循行的动力。气能摄血是指气的固摄作用具有防止血逸脉外的功能。

（二）血对气的作用

血为气之母，是指血为气的物质基础和依附根源而言，是血能载气、血能养气的概括。血能载气是指血为气的载体，气依附于血，才不致浮散脱失；血能养气是指血不断为脏腑组织功能活动提供营养，血足则气充。

五、津血之间的关系

津血关系主要表现在津血同源，即同源于水谷精微，主要依赖于脾胃功能活动所化生，津和血之间可以互相转化。

六、气与津液的关系

气与津液的关系主要表现在气能生津，气能推动和激发脾胃功能，有助于脾胃运化水谷精微，津液源于水谷精气，故气是津液生成的物质基础和动力。气能行津，是指气的运动变化是津液输布排泄的动力。气能摄津，是指气的固摄作用控制着津液的排泄。

第五节　经络学说

经络是经脉和络脉的总称，是人体运行全身气血，联络脏腑形体官窍，沟通上下内外的通道。经络学说是研究人体经络系统的组织结构，生理功能，病理变化及其与脏腑形体官窍，气血津液等相互关系的学说，是中医理论体系的重要组成部分。

一、经络系统

经脉是人体气血循行的主要通道，经脉包括十二正经、奇经八脉和十二经别。经脉有固定的循行路线，且循行部位一般较深，多纵行分布于人体上下。十二正经包括手、足三阴经和手、足三阳经。奇经包括督脉、任脉、冲脉、带脉、阴跷脉、阳跷脉、阴维脉、阳维脉。十二经别是十二经脉的较大分支，起于四肢，循行于脏腑深部，上出于颈项浅部。

络脉也是经脉的分支，但多无一定的循行路径，纵横交错，网络全身，多布于人体浅表。络脉有别络、浮络和孙络之分，其中别络的主要功能是加强相为表里的两条经脉之间在体表的联系。

经脉外连经筋和皮部，经脉络脉内络属脏腑，联系全身的组织、器官，散布于体表各处，同时深入体内，连属各个脏腑。经络的基本生理功能是运行全身气血，营养脏腑组织，联络脏腑器官，沟通上下内外，感应传导信息，调节功能平衡。

二、十二经脉

（一）经脉的命名与分布

经脉的命名主要是根据阴阳、手足、脏腑三个方面而定的。人体各部位按阴阳分类，脏为阴，腑为阳；内侧为阴，外侧为阳；手经循于上肢，足经循于下肢。阴经属脏，循行于四肢内侧；阳经属腑，循行于四肢外侧。

十二经脉命名及分布规律见表1-2。

表1-2 十二经脉命名及分布规律

			（前）	（中）	（后）
十二经脉	阴经（内侧）	手	肺太阴	心包厥阴	心少阴
		足	脾	肝	肾
	阳经（外侧）	手	大肠阳明	三焦少阳	小肠太阳
		足	胃	胆	膀胱

（二）走向规律

手之三阴，从胸走手；手之三阳，从手走头；足之三阳，从头走足；足之三阴，从足走腹胸。阴经向上，阳经向下。

（三）交接规律

阴阳经交于四肢末端，阳经交于头面部，阴经交于内脏，即手三阴经与手三阳经交于上肢末端，手三阳经与足三阳经交于头面部，足三阳经与足三阴经交于下肢末端，足三阴经与手三阴经交于内脏。

（四）表里关系

表里关系主要与脏腑的属络有关，如手太阴肺经，属肺络大肠，手阳明大肠经，属大肠络肺，其特点是四肢内外侧相对的两条经互为表里。如手太阴肺经分布于上肢内侧前部，手阳明大肠经分布于上肢外侧前部。

（五）流注次序

手太阴肺经食指端，手阳明大肠经鼻翼旁，足阳明胃经足大趾端，足太阴脾经心中，手少阴心经小指端，手太阳小肠经目内眦，足太阳膀胱经足小指端，足少阴肾经胸中，手厥阴心包经无名指端，手少阳三焦经目外眦，足少阳胆经足大趾，足厥阴肝经肺中交于手太阴肺经。

三、奇经八脉

奇经八脉是督、任、冲、带、阴跷、阳跷、阴维、阳维脉的总称。其主要功能是加强十二经脉之间的联系，调节十二经脉气血，参与调节肝、肾、女子胞、脑、髓等重要脏器生理功能。其中督脉为阳脉之海，总督一身之阳经。任脉为阴脉之海，总督一身之阴经。冲脉为血海，调节十二经脉气血。

第二章 中医内科学的病因病机及诊断方法

第一节 病因病机

一、疾病的病因

病因是指能影响和破坏人体阴阳相对平衡协调状态，导致疾病发生的各种原因，又称致病因素。病因学说是研究致病因素的致病性质和特点，以及引起疾病后的典型临床表现的学说。

致病因素多种多样，诸如气候异常、疠气传染、七情内伤、饮食失宜、劳逸失度、持重努伤、跌仆金刃、外伤及虫兽所伤等，均可成为病因而导致疾病的发生。

在疾病发展过程中，原因和结果是相互作用的，某一病理阶段中的结果，可能会成为下一个阶段的致病因素，即病理产物可成为病因，如痰饮、瘀血是脏腑气血机能失调所形成的病理产物，当其形成后，又可导致新的病理变化而成为新的病因。

（一）六淫

1. 六淫的基本概念

（1）六淫。

六淫是指风、寒、暑、湿、燥、火六种外感性致病因素的总称。"淫"，有太过和浸淫之意。六淫可以理解为六气太过，或是令人发病的六气。六淫之名，首见于《三因极一病证方论》，可能是由医和的"淫生六疾"和《素问·至真要大论》的"风淫于内""热淫于内""湿淫于内""火淫于内""燥淫于内""寒淫于内"概括而来。

（2）六气。

六气是指风、寒、暑、湿、燥、火六种正常的气候变化。《素问·至真要大论》的"六气分治"，是指一岁之内，六气分治于四时。六气是万物生长变化的最基本条件，也是人体赖以生存的必要条件。六气对人体是无害的，六气一般不致病。《素问·宝命全形论》："人以天地之气生，四时之法成。"

（3）六气转化为六淫的条件。

六气异常变化：六气太过或不及，六气变化过于急骤，非其时而有其气，或"至而不至"，或"至而太过"，或"至而不及"等。正气不足：六气异常，若逢人体正气不足，抵抗力下降，就会侵犯人体，引起疾病发生而成为致病因素。

（二）六淫致病的共同特点

（1）六淫致病多与季节气候和居处环境有关。六淫为六气的太过或不及，而六气变化，有一定的季节性，所以，六淫致病与季节有关。如春季多风病，夏季多暑病，长夏多湿病，秋季多燥病，冬季多寒病。因六淫致病与时令气候变化有关，故又称"时令病"。此外，久居湿地或长期水中作业，则易患湿病；而长期高温环境下作业，则易患燥热或火邪为病。

（2）六淫邪气既可单独侵袭人体而致病，也可两种或两种以上共同侵犯人体而致病。如风寒感冒、湿热泄泻、暑湿感冒等为两种邪气共同致病，痹证则为风寒湿三邪相并侵犯人体而致病。

（3）六淫邪气侵犯人体后，病症的性质可随病情的发展和体质的不同而发生转化。如病情发展，寒邪入里化热，湿郁化火，暑湿日久化燥伤阴等。而体质不同，病性也可从阳化热，或从阴化寒。

（4）六淫邪气侵犯人体的途径为肌表或口鼻，因邪从外来，多形成外感病，故六淫又有"外感六淫"之称。

（三）六淫邪气各自的性质和致病特点

1. 风

风虽为春季主气，但四季皆可有风，故风邪引起的疾病虽以春季为多，但其他季节亦均可发生。

风邪的性质和致病特点如下：

（1）风为阳邪，其性开泄，易袭阳位：风性主动，具有升发向上的特性，所以风属于阳邪。其性开泄，是指风邪侵犯人体，留滞体内，易引起腠理疏泄开张，表现出汗出恶风的症状。阳位是指头面部，因风邪具有升发向上的特性，所以风邪侵袭，常伤及人体的头面部，出现头昏头沉、鼻塞流涕、咽痒咳嗽等症状。

《素问·风论》："风气藏于皮肤之间，内不得通，外不得泄。腠理开则洒然寒，闭则热而闷。"《素问·太阴阳明论》："故犯贼风虚邪者，阳先受之""伤于风者，上先受之。"

（2）风性善行而数变："善行"，是指风邪致病具有病位游移、行无定处的特性。例如，风邪偏盛所致的痹证，以游走性关节疼痛，痛无定处为特点，风邪为主引起的痹证又称为"行痹"或"风痹"。"数变"，是指风邪致病具有变幻无常和发病迅速的特性，如风疹就有皮肤红斑发无定处，此起彼伏，瘙痒难忍的特点。另外，由风邪所致的外感疾病，一般也多有发病急、传变快的特点。

《素问·风论》："风者，善行而数变。"《景岳全书·卷十二》："风气胜者为行痹。盖风者善行而数变，故其为痹，则走注历节，无有定所，是为行痹，此阳邪也。"

（3）风为百病之长：是指风邪为六淫病邪中最主要和最常见的致病因素。寒、暑、湿、燥、火诸邪多依附于风而侵犯人体，风邪为外邪致病的先导。另外，风邪致病可以全兼其他五邪，如兼寒为风寒，兼暑为暑风，兼湿为风湿，兼燥为风燥，兼火为风火，而其他五邪则不可全兼。

《素问·风论》："风者，百病之长也。至其变化，乃为他病也。无常方，然致有风气也。"

《临证指南医案·卷五》："盖六气之中，惟风能全兼五邪，如兼寒曰风寒，兼暑曰暑风，兼湿曰风湿，兼燥曰风燥，兼火曰风火。盖因风能鼓荡此五气而伤人，故曰百病之长也。其余五气，则不能互相全兼。"

2. 寒

寒为冬季主气，寒邪致病多见于严冬。但盛夏之时人们贪凉饮冷，所以也容易受到寒邪侵袭。寒邪为病有内寒与外寒之分。内寒是指阳气不足，温煦功能减退，寒由内生的病理变化。外寒指寒邪侵犯人体，寒从外来的病理变化。外寒又分为伤寒和中寒。伤寒是指寒邪损伤肌表，郁遏卫阳的病理变化；中寒是指寒邪直接侵犯脏腑，伤及脏腑阳气的病理变化。

外寒与内寒既有区别，又有联系。阳虚内寒之体，容易感受外寒；而外来寒邪侵入机体，日久不散，又能损伤阳气，导致内寒。

寒邪的性质及致病特点如下：

（1）寒为阴邪，易伤阳气：寒为自然界阴气盛的表现，故其性属阴。

（2）寒性凝滞：凝滞，凝结、阻滞之意。气血津液之所以能运行不息，通畅无阻，全赖一身阳和之气的温煦推动。阴寒之邪侵袭人体，损伤阳气，就会影响气血运行，导致气血阻滞不通，不通则痛故寒邪伤人多见疼痛症状。例如，寒邪偏盛所致的痹证，以关节剧烈疼痛为特点，寒邪为主引起的痹证又称为"痛痹""寒痹"。

《素问·痹论》："寒气胜者为痛痹。"寒邪侵犯肌表会出现全身疼痛，寒邪直中脾胃会出现脘腹冷痛。

《素问·举痛论》："经脉流行不止，环周不休。寒气入经而稽迟，泣（通涩）而不行，客于脉外则血少，客于脉中则气不通，故猝然而痛。"《素问·痹论》："痛者，寒气多也，有寒故痛也。"

（3）寒性收引：收引，收缩牵引之意。寒性收引是指寒邪侵袭人体，会引起气机收敛，腠理、经络、筋脉收缩挛急。

《素问·举痛论》："寒则气收。"例如，寒邪侵袭肌表，腠理闭塞，卫阳被遏不得宣泄，就会出现无汗发热；寒客血脉，则气血凝滞，血脉挛缩，可见头身疼痛，脉紧；寒客经络关节，经脉拘急收引，则可使肢体屈伸不利，或冷厥不仁。

3. 暑

暑为夏季的主气，为火热之气所化。《素问·五运行大论》："在天为热，在地为火，其性为暑。"暑邪致病有明显的季节性，《素问·热论》："先夏至日者为病温，后夏至日者为病暑。"

暑邪的性质及致病特点如下：

（1）暑为阳邪，其性炎热：暑为火热之气所化，具有酷热之性，火热属阳，故暑为阳邪。炎热是指温热上炎，所以暑邪伤人，多出现一系列阳热症状，如壮热、脉象洪大等。暑邪上扰于面，出现面赤；扰乱心神，出现心烦，甚则神昏。

（2）暑性升散，耗气伤津：暑为阳邪，阳性升发，暑邪侵犯人体，直入气分，可致腠理开泄，迫津外泄，所以暑邪侵犯人体可引起大汗出。汗为津液所化，汗出过多，则耗伤津液，津液亏损，可出现口渴喜饮、尿赤短少等。由于津能载气，在大量汗出的同时，气随汗泄，引起气虚，可出现气短乏力、声低懒言等。

（3）暑多夹湿：是指暑邪侵犯人体容易兼夹湿邪。盛夏之季，气候炎热，雨水较多，热蒸湿动，湿邪弥漫，故暑邪为病，常兼夹湿邪侵犯人体。其临床表现，除发热、心烦、口渴喜饮等暑邪致病的症状外，常兼见四肢困倦、胸闷呕恶、脘痞腹胀、大便溏泻不爽等湿阻症状。

4. 湿

湿为长夏主气。夏秋之交，阳热下降，水气上腾，氤氲熏蒸，潮湿弥漫，故湿邪致病多见于长夏季节。另外，久居湿地、涉水淋雨或长期水下作业，也易罹患湿病。

湿邪的性质及致病特点如下：

（1）湿为阴邪，易阻遏气机，损伤阳气：湿性类水，水为阴之征兆，故湿为阴邪。湿为有形之邪，侵及人体，留滞于脏腑经络，最易阻遏气机，使气机升降失常，经络阻滞不畅。湿邪侵犯人体，弥漫三焦。上焦气机不畅，可出现胸闷不适；中焦气机不畅，则见恶心呕吐，脘痞腹胀；下焦气机不畅，则见小便短涩、大便不爽等。由于湿为阴邪，阴胜则阳病，故其侵犯人体，最易损伤阳气。脾为阴土，喜燥而恶湿，故湿邪外感，留滞体内，常先困脾，而使脾阳不振，运化无权，水湿停聚，发为腹泻、尿少、水肿、腹水等。

（2）湿性重浊：重，沉重或重着之意。湿性重是指湿邪侵犯人体，可引起带有沉重感的症状。如头重如裹，周身困重，四肢酸懒沉重等。湿邪偏盛所致的痹证，以关节疼痛重着为特点，湿邪为主引起的痹证又称为"着痹"或"湿痹"。浊，秽浊或混浊之意。湿性浊是指湿病患者的分泌物、排泄物多秽浊不清。如面垢眵多、大便溏泻、下痢黏液脓血、小便浑浊、妇女白带过多、湿疹浸淫流水等。

（3）湿性黏滞：黏滞，即黏腻停滞。湿性黏滞，主要表现在两个方面：一是指湿病患者分泌物、排泄物的排出多黏滞不爽，如小便不畅、大便不爽等；二是指湿邪为病多缠绵难愈，病程较长或反复发作，如湿痹、湿疹、湿温等。

（4）湿性趋下，易袭阴位：阴位是指二阴和下肢。湿性类水，水曰润下，湿邪有趋下的特性，故湿邪为病多见下部的症状。如淋浊、带下、泻痢等病证，多由湿邪下注所致。

5. 燥

燥为秋季主气。秋气当令，天气敛肃，空气中缺乏水分濡润，因而出现秋凉而劲急干燥的气候。

由于燥邪兼夹的邪气不同，因此燥病有温燥、凉燥之分。初秋之时，有夏末之余热，燥与温热相合侵犯人体，则多见温燥病证；深秋之季，有近冬之寒气，燥与寒邪相合侵犯人体，故多见凉燥病证。

燥邪的性质及致病特点如下：

（1）燥性干涩，易伤津液：燥邪为干涩之邪，故外感燥邪最易耗伤人体的津液，造成阴津亏虚的病变。津液受损，滋润濡养功能减退，肌表孔窍失养，可见口鼻干燥、咽干口渴、皮肤干涩、毛发不荣、小便短少、大便干结等症。

（2）燥易伤肺：肺外合皮毛，开窍于鼻；肺为娇脏，喜润而恶燥。燥邪伤人，多从口鼻而入，燥与肺又同属金令，故燥邪袭人最易伤及肺脏，出现干咳少痰，或痰液胶黏难咯，或痰中带血，以及喘息胸痛等症。

6. 火

火、热、温三者均为阳盛所生，故火热温经常并称。火、热、温性质相同，程度有别。热为温之渐，火为热之极；热多属外淫，如风热、暑热、湿热之类；火多由内生，如心火上炎、肝火亢盛、胃火上炎之类。火热为病亦有内外之分，属外感者，多是直接感受温热邪气之侵袭；属内生者，多由脏腑阴阳气血失调，阳气亢盛而成。

火热邪气的性质和致病特点如下：

（1）火热为阳邪，其性炎上：火热之性，燔灼焚焰，升腾向上，故属于阳邪。火热伤人，多见高热、恶热、汗出、脉洪数等症。因其炎上，故火热阳邪常可上炎扰乱神明，出现心烦失眠、狂躁妄动、神昏谵语等症。火热病证，也多表现在人体的头面部位，如心火上炎出现口舌生疮，肝火上炎出现目赤肿痛，胃火上炎出现齿龈肿痛。

（2）火热易伤津耗气：伤津是指损伤津液。火热之邪，侵袭人体，迫津外泄，消灼阴液，使人体阴津耗伤，出现口渴喜饮、咽干舌燥、小便短赤、大便秘结等津伤之症。耗气是指损伤气。火热之邪，侵袭人体，阳热亢盛，"壮火食气"，所以火热之邪易于损伤气，出现气短乏力、懒言声低。

（3）火热易生风动血：生风又称动风，是指以动摇不定症状为主要临床表现的病理变化。火热之邪侵袭人体，燔灼肝经，劫耗阴液，筋脉失养，致肝风内动，称为"热极生风"，临床表现为高热、神昏谵语、四肢抽搐、目睛上视、颈项强直、角弓反张等。动血是指引起出血，火热之邪侵入血中，迫血妄行，灼伤脉络，可引起各种出血，如吐血、衄血、便血、尿血、皮肤发斑及妇女月经过多、崩漏等。

（4）火热易致肿疡：火热之邪入于血分，聚于局部，腐蚀血肉，致血腐肉烂，可发为痈肿疮疡。《医宗金鉴·外科心法要诀》："痈疽原是火毒生。"

（5）火热易扰心神：火热与心相应，心藏神，故火热邪气侵犯人体，易扰乱心神，引起神志不安、烦躁，或谵妄发狂，或昏迷等。

二、疠气

（一）疠气的概念
疠气是一类具有强烈传染性的外感病邪。疠气又称瘟疫之气、戾气、乖戾之气等。

（二）疠气的致病特点
发病急骤、病情较重、症状相似、传染性强、易于流行。

（三）疫疠发生与流行的因素

1. 气候因素

自然气候的反常变化，如久旱、酷热、湿雾瘴气等。

2. 环境和饮食

如空气、水源，或食物受到污染。

3. 没有及时做好预防隔离工作

4. 社会影响

三、内伤七情

（一）内伤七情的概念
七情是指喜、怒、忧、思、悲、恐、惊七种情志活动，是人体对客观事物的反映。正常的情志活动一般不会引起疾病，而突然、剧烈或长期持久的情志刺激，超过了人体的正常生理活动范围，使人体气机紊乱，脏腑阴阳气血失调，就会导致疾病的发生，而成为致病因素。

七情致病首先影响内脏，引起内脏的病变，是造成内伤病的主要致病因素，故称内伤七情。

（二）七情与内脏气血的关系
人体的情志活动与内脏有密切的关系，情志活动是以五脏精气为物质基础的。《素问·阴阳应象大论》说："人有五脏化五气，以生喜怒悲忧恐。"心在志为喜，肝在志为怒，脾在志为思，肺在志为忧，肾在志为恐。所以，五脏功能正常，情志活动就正常，五脏功能异常，情志活动就出现异常。当情志变化成为致病因素时，便会直接损伤内脏，引起内脏的病变，如"怒伤肝""喜伤心""思伤脾""忧伤肺""恐伤肾"。

气血是情志活动的物质基础，气血正常，情志活动就正常，气血异常，情志活动也会异常。如《素问·调经论》说："血有余则怒，不足则恐。"当情志变化成为致病因素时，就会影响气血，导致气血失常。

（三）内伤七情致病特点

1. 直接伤及内脏

七情与五脏有着密切的关系，所以七情内伤致病便会直接损伤内脏，影响脏腑功能。如《素问·阴阳应象大论》所说的"怒伤肝""喜伤心""思伤脾""忧伤肺""恐伤肾"等。

尽管不同的情志刺激对内脏有不同的影响，但人体是一个有机的整体，各种情志刺激都与心有关，心是五脏六腑之大主，为精神之所舍，为七情发生之处，所以情志刺激首先伤及心神，心神受损可涉及其他脏腑。

心主血脉，心主藏神；肝主藏血，肝主疏泄，促进气血运行，调畅情志活动；脾主运化，是气机升降的枢纽，为气血生化之源，故情志所伤的病证，以心、肝、脾三脏为多见。

2. 影响脏腑气机

怒则气上，是指过度愤怒可使肝气横逆上冲。临床见面红目赤，头胀头痛，呕血咯血，甚则昏厥猝倒。

喜则气缓，包括缓和紧张情绪和引起心气涣散两个方面。在正常情况下，喜能缓和紧张情绪，使营卫通利，心情舒畅。当暴喜过度，成为病因时，可使心气涣散，神不守舍，出现精神不集中，甚则失神狂乱等症状。

悲则气消，是指过度悲伤，可使肺气耗伤，出现气短神疲、乏力声低懒言等。

恐则气下，是指恐惧过度，可引起肾气不固，气泄以下，可见二便失禁、骨酸痿软、手足厥冷、遗精等。

惊则气乱，是指突然受惊，可导致心无所倚，神无所归，虑无所定，惊慌失措。

思则气结，是指思虑、焦虑过度，可伤神损脾导致气机郁结。思发于脾而成于心，故思虑过度既可耗伤心血，也会影响脾气，引起心脾两虚，出现心悸、健忘、失眠、多梦、纳呆、乏力、脘腹胀满、便溏等。

3. 情志异常波动

情志异常波动，可使病情加重，或使病情恶化。

四、饮食劳逸

（一）饮食失宜

饮食是人类生存和维持健康的必要条件。若饮食失宜、饥饱失常、饮食不洁，或饮食偏嗜便会影响人体生理功能，使气机紊乱或正气损伤，从而引起疾病的发生。饮食物的消化吸收主要与脾胃的功能有关，所以饮食失宜主要损伤脾胃，导致脾胃升降失常，又可聚湿、生痰、化热或变生它病。

1. 饥饱失常

饮食应以适量为宜，长期的饥饱失常可引起疾病发生。过饥则摄食不足，气血生化之源匮乏，久之则气血衰少，正气虚弱，抵抗力降低，易于产生疾病。过饱则饮食摄入过量，超过了脾胃的消化、吸收和运化能力，可导致饮食物阻滞脾胃损伤，出现脘腹胀满、嗳腐泛酸、厌食、吐泻等食伤脾胃病证。因小儿脏腑娇嫩，脾胃之气较成人为弱，故过饱引起的病证更多见于小儿。婴幼儿食滞日久还可以酿成疳积，出现手足心热、心烦易哭、脘腹胀满、面黄肌瘦等症。经常饮食过量，还可影响气血流通，使筋脉瘀滞，引起痢疾或痔疮。过食肥甘厚味，易于化生内热，甚至引起痈疽疮毒等病证。

2. 饮食不洁

进食不洁，可引起多种疾病，出现腹痛、吐泻、痢疾等。

3. 饮食偏嗜

饮食适宜，才能使人体获得较为全面的营养。若有所偏嗜，过寒过热，或五味偏嗜，则可导致阴阳失调而发生疾病。

（1）饮食偏寒偏热：如多食生冷寒凉，可损伤脾胃阳气，导致寒湿内生，引起腹痛泄泻等症；若偏食辛温燥热，引起胃肠积热，可引起口渴、腹满胀痛、便秘或酿成痔疮。

（2）饮食五味偏嗜：五味与五脏，各有其亲和性，《素问·至真要大论》说："夫五味入胃，各归所喜攻，酸先入肝，苦先入心，甘先入脾，辛先入肺，咸先入肾。"

如果偏嗜某种食物，日久使该脏机能偏盛，损伤内脏，便可发生多种病变。《素问·至真要大论》："久而增气，物化之常也。气增而久，夭之由也。"《素问·生气通天论》："味过于酸，肝气以津，脾气乃绝；味过于咸，大骨气劳，短肌，心气抑；味过于甘，心气喘满，色黑，肾气不衡；味过于苦，脾气不濡，胃气乃厚；味过于辛，筋脉沮弛，精神乃央。"

《素问·五藏生成篇》："多食咸，则脉凝泣而变色；多食苦，则皮槁而毛拔；多食辛，则筋急而爪枯；多食酸，则肉胝皱而唇揭；多食甘，则骨痛而发落。"

（二）劳逸所伤

适度的劳动和锻炼，有助于气血流通和脾胃的运化，有增强体质、强身去病的作用。必要的休息，可以消除疲劳，恢复体力，有利于健康。所以，《素问》提出了既要"不妄作劳"，又要"常欲小劳"的养生之道。若长时间的过度劳累，或过度安逸，影响脏腑功能和气血运行，就会成为致病因素而使人发病。

1. 过劳

过劳是指过度劳累，包括劳力过度、劳神过度和房劳过度三个方面。

（1）劳力过度，是指较长时间的体力劳动太过。劳力过度则伤气，久之则气少力衰，神疲消瘦。《素问·举痛论》的"劳则气耗"和《素问·宣明五气篇》的"久立伤骨，久行伤筋"，即指此而言。

（2）劳神过度，是指较长时间的脑力劳动太过。由于脾在志为思，而心主血藏神，因此劳神过度，可耗伤心血、损伤脾气，引起心脾两虚，出现心神失养的心悸、健忘、失眠、多梦及脾不健运的纳呆、乏力、腹胀、便溏等。

（3）房劳过度，是指较长时间的性生活不节，房事过度。由于肾为封藏之本，主藏精，主生殖，因此房劳过度会耗泄肾精，引起腰膝酸软、眩晕耳鸣、精神萎靡、性功能减退、遗精、早泄、阳痿等。

2. 过逸

过逸是指长时间不进行身体活动，过度安闲。适当的身体活动，可以增强脾胃运化功能，使气血生化有源，并促进气血运行。若长期不从事体育锻炼，不仅影响脾胃运化，导致气血乏源，还可影响气血运行，使气血郁滞不畅。气血是构成人体和维持生命活动的基本物质，气血失和，便可继发多种疾病。

五、痰饮瘀血

（一）痰饮

1. 痰饮的概念

痰饮是水液代谢障碍形成的病理产物，一般以较稠浊的为痰，清稀的为饮。痰可分为有形之痰和无形之痰。有形之痰是指咯吐出来有形可见的痰液。无形之痰是指瘰疬、痰核和停滞在脏腑经络等组织中而未见咯吐痰液的病证。饮形成后停留于人体的局部，因其停留的部位及症状不同而有不同的名称，如《金匮要略》的"痰饮""悬饮""溢饮""支饮"等。

2. 痰饮的形成

痰饮是水液代谢障碍形成的病理产物，水液代谢是一个复杂的生理过程，与肺、脾、肾、三焦以及肝、膀胱等脏腑的功能活动有关。因为肺主宣降，通调水道，敷布津液；脾主运化，运化水液；肾阳主水液蒸化；三焦为水液代谢之道路，所以水液代谢与肺、脾、肾及三焦的关系尤为密切。若外感六淫、内伤七情或饮食劳逸等致病因素侵犯人体，使肺、脾、肾及三焦等脏腑气化功能失常，影响及水液代谢，引起水液代谢障碍，便可形成痰饮。

3. 痰饮的病证特点

痰饮形成之后，由于停滞的部位不同，病证特点也各不相同。阻滞于经脉的，可影响气血运行和经络的生理功能。停滞于脏腑的，可影响脏腑的功能和气的升降。

痰的病证特点：痰滞在肺，可见喘咳咳痰；痰阻于心，影响及心血，则心血不畅，可见胸闷胸痛；影响及心神，若痰迷心窍，则可见神昏、痴呆；若痰火扰心，则可见狂乱；痰停于胃，胃失和降，可见恶心呕吐，胃脘痞满；痰在经络筋骨，则可致瘰疬痰核，肢体麻木，或半身不遂，或成阴疽流注等；痰浊上犯于头，可致头晕目眩；痰气交阻于咽，则形成咽中如有物阻，吐之不出，咽之不下的"梅核气"。

饮的病证特点：饮在肠间，则肠鸣沥沥有声；饮在胸胁，则胸胁胀满，咳唾引痛；饮在胸膈，则胸闷、咳喘，不能平卧，其形如肿；饮溢肌肤，则见肌肤水肿，无汗，身体疼重。

（二）瘀血

1. 瘀血的概念

瘀血是指血行不畅，或停滞于局部，或离经之血积存体内不能及时消散所形成的病理产物。

2. 瘀血的形成

因为血液运行与五脏、气、津液、温度等很多因素有关，所以引起瘀血的原因也是较为复杂的，主要有以下五个方面：

（1）气虚引起血瘀，气为血帅，血液的运行必须依赖着气的推动作用。气虚行血无力，血行迟缓而瘀滞。

（2）气滞引起血瘀，气停留阻滞于局部，不能行血，血液因之而停滞，从而形成瘀血。

（3）血寒引起血瘀，血液得温则行，遇寒则凝。寒性凝滞，侵入血中，则血行迟缓或停滞于局部，形成瘀血。

（4）血热引起血瘀，热入血中，灼伤津液，使得血行迟缓，形成瘀血。或热邪损伤血络，迫血妄行，引起实用临床中医内科诊断治疗学出血，而形成瘀血。

（5）外伤引起血瘀跌扑损伤，造成血离经脉，积存于体内不得消散而形成瘀血。

3. 瘀血病证的共同特点

（1）疼痛，其性质多为刺痛，痛处固定不移，拒按，夜间痛甚。

（2）肿块，外伤肌肤局部，可见青紫肿胀；瘀积于体内，久聚不散，则可形成癥积，按之有痞块，固定不移。

（3）出血，血色多呈紫黯色，并夹有血块。

（4）望诊方面，久瘀可见面色黧黑，肌肤甲错，唇甲青紫，舌质暗紫，舌边尖部有瘀点、瘀斑。

（5）脉象多见细涩、沉弦或结代等。

4. 瘀血的病证特点

瘀血的病证特点因瘀阻的部位和形成瘀血的原因不同而异。常见者为：瘀阻于心，影响心主血脉，可见心悸，胸闷胸痛，口唇指甲青紫；瘀血攻心，影响心神，可致发狂；瘀阻于肺，可见胸痛，咯血；瘀阻胃肠，可见呕血，大便色黑如漆；瘀阻于肝，可见胁痛痞块；瘀阻胞宫，可见少腹疼痛，月经不调，痛经，闭经，经色紫黯成块，或见崩漏；瘀阻肢体末端，可成脱骨疽；瘀于肢体肌肤局部，可见局部肿痛青紫。

六、疾病的基本病机

病机，即疾病发生、发展与变化的机制。基本病机是指机体对于致病因素侵袭所产生的最基本的病理变化，是病机变化的一般规律。基本病机主要包括邪正盛衰、阴阳失调和精气血津液的病理变化，内生"五邪"是在上述病变基础上产生的常见病理状态，有重要临床意义，故一并介绍。

（一）邪正盛衰

邪正盛衰，是指在疾病过程中，机体的抗病能力与致病邪气之间相互斗争中所发生的盛衰变化。

邪气侵犯人体后，正气和邪气即相互发生作用，一方面是邪气对机体的正气起着损害作用；另一方面是正气对邪气的抗御、驱除作用，及正气的康复功能。邪正双方不断斗争的态势和结果，不仅关系着疾病的发生，而且直接影响着疾病的发展和转归，同时也决定病证的虚实变化。从一定意义上来说，疾病过程就是邪正斗争及其盛衰变化的过程。

1. 邪正盛衰与虚实变化

在疾病过程中，正气和邪气是在其不断斗争的过程中，发生的消长盛衰变化。一般地说，正气增长而旺盛，则促使邪气消退；反之，邪气增长而亢盛，则会损耗正气。随着体内邪正的消长盛衰变化，形成了疾病的虚实病机变化。

（1）虚实病机：《素问·通评虚实论》说："邪气盛则实，精气夺则虚。"虚和实是相比较而言的一对病机概念。实，指邪气盛，是以邪气亢盛为矛盾主要方面的一种病理状态。虽然邪气强盛，而正气未衰，能积极与邪抗争，故正邪相搏，斗争剧烈，反应明显，临床上出现一系列病理性反映比较剧烈的、有余的证候，并表现相应的、典型的症状，称为实证。

虚，指正气不足，是以正气虚损为矛盾主要方面的一种病理反映。亦即机体的正气虚弱，防御能力和调节能力低下，对于致病邪气的斗争无力，而邪气已退或不明显，故难以出现邪正斗争剧烈的病理反映，临床上表现一系列虚弱、衰退和不足的证候，称为虚证。

（2）虚实变化：邪正的消长盛衰，不仅可以产生比较单纯的虚或实的病理变化，而且在某些病程较长、病情复杂的疾病中，还会出现虚实之间的多种变化，主要有虚实错杂、虚实转化及虚实真假。

①虚实错杂：指在疾病过程中，邪盛和正虚同时存在的病理状态。邪盛正伤，或疾病失治、误治，以致病邪久留，损伤人体正气；或因虚体受邪，正气无力祛邪外出；或本已正虚，又兼内生水湿、痰饮、瘀血等病理产物凝结阻滞，都可形成正虚邪实的虚实错杂病变。细分之下，虚实错杂又有虚中夹实和实中夹虚两种情况。

虚中夹实：是指病理变化以正虚为主，又兼有实邪为患的病理状态。如临床上的脾虚湿滞证，由于脾气不足，运化无权，而致湿邪内生，阻滞中焦。临床上既有属脾气虚弱的神疲肢倦、饮食少思、食后腹胀、大便不实等症状，又兼见属湿滞病变的口黏、脘痞、舌苔厚腻等表现。

实中夹虚：指病理变化以邪实为主，又兼有正气虚损的病理状态。如在外感热病发展过程中，由于热邪伤阴，可形成邪热炽盛、阴气受伤的病证。临床表现既有高热气粗、心烦不安、面红目赤、尿赤便秘、苔黄脉数等实热见症，又兼见口渴引饮、气短心悸、舌燥少津等阴气不足症。

另外，从病位来分析虚实错杂的病机，尚有表里、上下等虚实不同的错杂证候，如表实里虚、里实表虚、上实下虚、下实上虚等。

②虚实转化：指在疾病过程中，由于邪气伤正，或正虚而邪气积聚，发生病机性质由实转虚或因虚致实的变化。

③虚实真假：指在某些特殊情况下，疾病的临床表现可见与其病机的虚实本质不符的假象，主要有真实假虚和真虚假实两种情况。

真实假虚：是指病机的本质为"实"，但表现出"虚"的临床假象。一般是由于邪气亢盛，结聚体内，阻滞经络，气血不能外达所致，故真实假虚又称为"大实有羸状"。如热结胃肠的里热炽盛证，一方面有大便秘结、腹痛硬满、谵语等实热症状，同时因阳气被郁，不能四布，而见面色苍白、四肢逆冷、精神委顿等状似虚寒的假象。再如小儿食积而出现的腹泻，妇科瘀血内阻而出现的崩漏下血等，也属此类。

真虚假实：是指病机的本质为"虚"，但表现出"实"的临床假象。一般是由于正气虚弱，脏腑经络之气不足，推动、激发功能减退所致，故真虚假实证又称为"至虚有盛候"。如脾气虚弱，运化无力，可见脘腹胀满、疼痛（但时作时减）等假实征象。再如老年或大病久病，因气虚推动无力而出现的便秘（大便不干不硬，但排泄无力），也属此类。

2. 邪正盛衰与疾病转归

在疾病的发生、发展过程中，由于邪正双方的斗争，其力量对比不断发生消长盛衰的变化，这种变化对疾病转归起着决定性的作用。一般而论，正胜邪退，疾病趋向于好转和痊愈；邪胜正衰，则疾病趋向于恶化，甚则导致死亡；若邪正力量相持不下，则疾病趋向迁延或慢性化。

（1）正胜邪退：正胜邪退，是指在疾病过程中，正气奋起抗邪，正气渐趋强盛，而邪气渐趋衰减，疾病向好转和痊愈方向发展的一种病理变化，也是在许多疾病中最常见的一种转归。这是由于患者的正气比较充盛，抗御病邪的能力较强，或因为邪气较弱，或因及时、正确的治疗，邪气难以进一步发展，进而促使病邪对机体的侵害作用消失或终止，精气血津液等的耗伤和机体的脏腑、经络等组织的病理性损害逐渐得到康复，机体的阴阳两个方面在新的基础上又获得了相对平衡，疾病即告痊愈。

（2）邪胜正衰：邪胜正衰，是指在疾病过程中，邪气亢盛，正气虚弱，机体抗邪无力，疾病向恶化、危重，甚至向死亡方面转归的一种病理变化。这是由于机体的正气虚弱，或由于邪气的炽盛，或因失于治疗，或治疗不当，机体抗御病邪的能力日趋低下，不能制止邪气的侵害作用，邪气进一步发展，机体受到的病理性损害日趋严重，则病情因而趋向恶化和加剧。若正气衰竭，邪气独盛，脏腑经络及精血津液的生理功能衰惫，阴阳离决，则机体的生命活动亦告终止。例如，在外感病过程中，"亡阴""亡阳"等证候的出现，即是正不敌邪、邪胜正衰的典型表现。

（3）邪正相持：邪正相持，是指在疾病过程中，机体正气不甚虚弱，而邪气亦不亢盛，则邪正双方势均力敌，相持不下，病势处于迁延状态的一种病理过程。此时，由于正气不能完全祛邪外出，因而邪气可以稽留于一定的部位，病邪既不能消散，亦不能深入传变，故又称之为"邪留"或"邪结"。一般说来，邪气留结之处，即是邪正相搏、病理表现明显之所。疾病随邪留部位的不同而有不同的临床表现。

若正气大虚，余邪未尽，或邪气深伏伤正，正气无力驱尽病邪，致使疾病处于缠绵难愈的病理过程，称为正虚邪恋。正虚邪恋，可视为邪正相持的一种特殊病机，一般多见于疾病后期，且是多种疾病由急性转为慢性，或慢性病久治不愈，或遗留某些后遗症的主要原因之一。

（二）阴阳失调

阴阳失调，是由于邪气侵犯人体导致阴阳失去平衡协调而出现的阴阳偏胜、偏衰、互损、格拒、亡失等一系列病理变化。同时，阴阳失调又是脏腑、经络、营卫等相互关系失调及气机升降出入运动失常的概括。本节着重讨论阴阳失调的阴阳偏胜、阴阳偏衰、阴阳互损、阴阳格拒、阴阳亡失机制。

1. 阴阳偏胜

阴阳偏胜，是指人体阴阳双方中的某一方的病理性亢盛状态，属"邪气盛则实"的实证。

阳邪侵入人体，机体阴气与之相搏，邪胜则病成，可形成阳偏胜；阴邪侵入人体，机体阳气与之抗争，邪胜则病成，可形成阴偏胜。机体的精气血津液代谢失常，"邪"自内生，亦可分阴阳两类，如内寒内湿属阴而内火内热属阳，从而表现为阴偏胜或阳偏胜的病理变化。《素问·阴阳应象大论》说："阳胜则热，阴胜则寒。"明确地指出了阳偏胜和阴偏胜病机的临床表现特点。

（1）阳偏胜，即是阳盛，是指机体在疾病过程中，所出现的一种阳气病理性偏盛，功能亢奋，机体反应性增强，热量过剩的病理状态。一般地说，其病机特点多表现为阳盛而阴未虚的实热证。

阳气的病理性亢盛，则以热、动、燥为其特点，故阳气偏胜可见壮热、烦渴、面红、目赤、尿黄、便干、苔黄、脉数等症。若病情发展，阳热亢盛且明显耗伤机体阴气，病则从实热证转化为实热兼阴亏证；若阴气大伤，病可由实转虚而发展为虚热证。

（2）阴偏胜，即是阴盛，是指机体在疾病过程中所出现的一种阴气病理性偏盛，功能抑制，热量耗伤过多，病理性代谢产物积聚的病理状态。一般地说，其病机特点多表现为阴盛而阳未虚的实寒证。

阴气的病理性亢盛，则以寒、静、湿为其特点，如形寒、肢冷、蜷卧、舌淡而润、脉迟等，即是阴气偏胜的具体表现。由于阴寒内盛多伤阳气，故在阴偏胜时，常同时伴有程度不同的阳气不足，形成实寒兼阳虚证，若阳气伤甚，病可由实转虚，发展为虚寒证。

2. 阴阳偏衰

阴阳偏衰，是指人体阴阳双方中的一方虚衰不足的病理状态，属"精气夺则虚"的虚证。

阴气或阳气的某一方减少或功能减退时，则不能制约对方而引起对方的相对亢盛，形成"阳虚则阴盛""阳虚则寒"（虚寒）"阴虚则阳亢""阴虚则热"（虚热）的病理变化。

（1）阳偏衰即是阳虚，是指机体阳气虚损，功能减退或衰弱，代谢减缓，产热不足的病理状态。一般地说，其病机特点多表现为机体阳气不足，阳不制阴，阴气相对偏亢的虚寒证。

形成阳偏衰的主要原因，多由于先天禀赋不足，或后天失养，或劳倦内伤，或久病损伤阳气所致。人体阳气虚衰，突出地表现为温煦、推动和兴奋功能减退。

（2）阴偏衰即是阴虚，是指机体阴气不足，阴不制阳，导致阳气相对偏盛，功能虚性亢奋的病理状态。一般地说，其病机特点多表现为阴气不足，阳气相对偏盛的虚热证。

形成阴偏衰的主要原因，多由于阳邪伤阴，或因五志过极，化火伤阴，或因久病伤阴所致。阴偏衰时，主要表现为凉润、抑制与宁静的功能减退，从而出现虚热、失润及虚性亢奋的症状。所谓阴虚则热，即是指阴气不足，不能制阳，阳气相对亢盛，从而形成阴虚内热、阴虚火旺和阴虚阳亢等多种表现。如五心烦热、骨蒸潮热、面红升火、消瘦、盗汗、咽干口燥、舌红少苔、脉细数等，即是阴虚则热的表现。阴虚则热与阳胜则热的病机不同，其临床表现也有所区别：前者是虚而有热；后者是以热为主，虚象并不明显。

3. 阴阳互损

阴阳互损，是指在阴或阳任何一方虚损的前提下，病变发展影响及相对的一方，形成阴阳两虚的病机。在阴虚的基础上，继而导致阳虚，称为阴损及阳；在阳虚的基础上，继而导致阴虚，称为阳损及阴。阴阳双方之间本来存在着相互依存、相互资生、互为化源和相互为用的关系，一方亏虚或功能减退，不能资助另一方或促进另一方的化生，必然导致另一方的虚衰或功能减退。如唐代王冰注《素问·四气调神大论》说："阳气根于阴，阴气根于阳，无阴则阳无以生，无阳则阴无以化。"

（1）阴损及阳，是指由于阴精或阴气亏损，累及阳气生化不足或无所依附而耗散，从而在阴虚的基础上又导致了阳虚，形成了以阴虚为主的阴阳两虚病理状态。例如肝阳上亢一证，其病机主要为肝肾阴虚，水不涵木，阴不制阳的阴虚阳亢，但病情发展，亦可进一步耗伤肝肾精血，影响肾阳化生，继而出现畏寒、肢冷、脉沉细等肾阳虚衰症状，转化为阴损及阳的阴阳两虚证。

（2）阳损及阴，系指由于阳气虚损，无阳则阴无以生，从而在阳虚的基础上又导致了阴虚，形成以阳虚为主的阴阳两虚病理状态。例如肾阳亏虚、水泛为肿一证，其病机主要为阳气不足，气化失司，水液代谢障碍，津液停聚而水湿内生，溢于肌肤所致。但其病变发展，则又可因阳气不足而导致阴气化生无源而亏虚，出现日益消瘦，烦躁升火，甚则阳升风动而抽搐等肾阴亏虚之征象，转化为阳损及阴的阴阳两虚证。

4. 阴阳格拒

阴阳格拒，是在阴阳偏盛基础上由阴阳双方相互排斥而出现寒热真假病变的一类病机，包括阴盛格阳和阳盛格阴两方面。阴阳相互格拒的机制，在于阴阳双方的对立排斥，即阴或阳的一方偏盛至极，壅遏于内，将另一方排斥格拒于外，迫使阴阳之间不相维系，从而出现真寒假热或真热假寒的复杂病变。

（1）阴盛格阳，又称格阳，系指阴寒偏盛至极，壅闭于内，逼迫阳气浮越于外一而相互格拒的一种病理状态。阴寒内盛是疾病的本质，由于排斥阳气于外，可在原有面色苍白、四肢逆冷、精神萎靡、畏寒蜷卧、脉微欲绝的阴气壅盛于内表现的基础上，又出现面红、烦热、口渴、脉大无根等假热之象，故称其为真寒假热证。

（2）阳盛格阴，又称格阴，系指阳热偏盛至极，深伏于里，阳气被遏，郁闭于内，不能外达于肢体而将阴气排斥于外的一种病理状态。阳盛于内是疾病的本质，但由于格阴于外，可在原有壮热、面红、气粗、烦躁、舌红、脉数大有力等邪热内盛表现的基础上，又四肢厥冷、脉象沉伏等假寒之象，故称为真热假寒证。

5. 阴阳亡失

阴阳的亡失，包括亡阴和亡阳两类，是指机体的阴气或阳气突然大量地亡失，导致生命垂危的一种病理状态。

（1）亡阳是指机体的阳气发生突然大量脱失，而致全身功能严重衰竭的一种病理状态。

一般地说，亡阳多由于邪气太盛，正不敌邪，阳气突然脱失所致；也可因汗出过多，吐、利无度，津液过耗，阳随阴泄，阳气外脱；或由于素体阳虚，劳伤过度，阳气消耗过多所致；亦可因慢性疾病，长期大量耗散阳气，终至阳气亏损殆尽，而出现亡阳。

阳气暴脱，多见大汗淋漓、心悸气喘、面色苍白、四肢逆冷、畏寒蜷卧、精神萎靡、脉微欲绝等生命垂危的临床征象。

（2）亡阴是指由于机体阴气发生突然大量消耗或丢失，而致全身功能严重衰竭的一种病理状态。

一般地说，亡阴多由于热邪炽盛，或邪热久留，大量煎灼津液，或逼迫津液大量外泄而为汗，以致阴气随之大量消耗而突然脱失。也可由于长期大量耗损津液和阴气，日久导致亡阴者。

阴气脱失，多见手足虽温而大汗不止、烦躁不安、心悸气喘、体倦无力、脉数疾躁动等危重征象。

亡阴和亡阳，在病机和临床征象等方面虽然有所不同，但由于机体的阴和阳存在着互根互用的关系，阴亡，则阳无所依附而散越；阳亡，则阴无以化生而耗竭。故亡阴可以迅速导致亡阳，亡阳也可继而出现亡阴，最终导致"阴阳离决，精气乃绝"，生命活动终止而死亡。

综上所述，阴阳失调的病机，是以阴阳的属性，阴和阳之间所存在着的对立制约、互根互用以及相互消长、转化等理论，来阐释、分析、综合机体病变的机制。因此，阴阳失调的各种病机，并不是固定不变的，而是随着病情的进退和邪正盛衰等情况的改变而变化，在阴阳的偏胜和偏衰之间，亡阴和亡阳之间，都存在着内在的密切联系。

（三）气血失常

1. 气的失常

气的失常，主要包括两个方面：一是气的生化不足或耗散太过，形成"气虚"的病理状态；二是气的运动失常，出现气滞、气逆、气陷、气闭或气脱等"气机失调"的病理变化。

（1）气虚指一身之气不足及其功能低下的病理状态。

气虚的原因：主要由于先天禀赋不足，或后天失养，或肺脾肾的功能失调而致气的生成不足。也可因劳倦内伤、久病不复等，使气过多消耗而致。

气虚的共同症状特点是：劳累后加重，休息后减轻。气虚的常见临床表现：精神委顿、倦怠乏力、眩晕、自汗、易于感冒、舌淡、脉虚等症状。偏于元气虚者，可见生长发育迟缓、生殖功能低下等症；偏于宗气虚者，可见动则心悸、呼吸气短等症。营卫气虚和脏腑、经络气虚的病机，则各有特点，临床表现亦各有不同。

（2）气机失调是指气的升降出入失常而引起的气滞、气逆、气陷、气闭、气脱等病理变化。

①气滞：气滞，是指气的流通不畅，郁滞不通的病理状态。

气滞，主要由于情志抑郁，或痰、湿、食积、热郁、瘀血等的阻滞，影响到气的流通；或因脏腑功能失调，如肝气失于疏泄、大肠失于传导等，皆可形成局部或全身的气机不畅或郁滞，从而导致某些脏腑、经络的功能障碍。气滞一般属于邪实为患，但亦有因气虚推动无力而滞者。

②气逆：气逆，指气升之太过，或降之不及，以脏腑之气逆上为特征的一种病理状态。

气逆，多由情志所伤，或因饮食不当，或因外邪侵犯，或因痰浊壅阻所致，气逆于上，以实为主，亦有因虚而气机上逆者。

③气陷：气陷，指气的上升不足或下降太过，以气虚升举无力而下陷为特征的一种病理状态。

气陷多由气虚病变发展而来，尤与脾气的关系最为密切。若素体虚弱，或病久耗伤，致脾气虚损，清阳不升，或中气下陷，从而形成气虚下陷的病变。

④气闭：气闭，即气机闭阻，外出严重障碍，以致清窍闭塞，出现昏厥的一种病理状态。气闭，多由情志刺激，或外邪、痰浊等闭塞气机，使气不得外出而闭塞清窍所致。

⑤气脱：气脱，即气不内守，大量向外亡失，以致功能突然衰竭的一种病理状态。

2. 血的失常

血的失常，一是因血液的生成不足或耗损太过，致血的濡养功能减弱而引起的血虚；二是血液运行失常而出现的血瘀、出血等病理变化。

（1）血虚是指血液不足，血的濡养功能减退的病理状态。

失血过多，新血不能生成补充；或因脾胃虚弱，饮食营养不足，血液生化乏源；或因血液的化生功能障碍；或因久病不愈，慢性消耗等因素而致营血暗耗等，均可导致血虚。脾胃为气血生化之源；肾主骨生髓，输精于肝，皆可化生血液，故血虚的成因与脾胃、肾的关系较为密切。

全身各脏腑、经络等组织器官，都依赖于血的濡养而维持其正常的生理功能，所以血虚就会出现全身或局部的失荣失养，功能活动逐渐衰退等虚弱证候。血虚者气亦弱，故血虚除见失于滋荣的证候外，多伴气虚症状，常见面色淡白或萎黄、唇舌爪甲色淡无华、神疲乏力、头目眩晕、心悸不宁、脉细等临床表现。

心主血、肝藏血，血虚时心、肝两脏的症状比较多见。心血不足常见惊悸怔忡、失眠多梦、健忘、脉细涩或歇止等心失血养的症状。肝血亏虚见两目干涩、视物昏花，或手足麻木、关节屈伸不利等症。若肝血不足，导致冲任失调，又可出现妇女经少，月经愆期，闭经诸症。

（2）血运失常：血液运行失常出现的病理变化，主要有血瘀和出血。

①血瘀：血瘀是指血液的循行迟缓，流行不畅，甚则血液停滞的病理状态。

血瘀主要表现为血液运行郁滞不畅，或形成瘀积，可以为全身性病变，亦可瘀阻于脏腑、经络、形体、官窍的某一局部，从而产生不同的临床表现。但无论病在何处，均易见疼痛，且痛有定处，甚则局部形成肿块，触之较硬，位置比较固定，如肿块生于腹内，称为"癥积"。另外，唇舌紫黯以及舌有瘀点、瘀斑，皮肤赤丝红缕或青紫，肌肤甲错，面色黧黑等，也是血液瘀滞的征象。

导致血瘀的病机，主要有气虚、气滞、痰浊、瘀血、血寒、血热等，此处只介绍血寒。

血寒，是指血脉受寒，血流滞缓，乃至停止不行的病理状态。多因外感寒邪，侵犯血分，形成血寒；亦可因阳气失于温煦所致。

血寒的临床表现，除见一般的阴寒证候外，常见血脉瘀阻而引起的疼痛和手足、爪甲、皮肤及舌色青紫等表现。若寒凝心脉，心脉血气痹阻，可发生真心痛；寒凝肝脉，肝经血气瘀滞，可见胁下、少腹、阴部冷痛，或妇女痛经、闭经等。寒阻肌肤血脉，则见冻伤等症。寒瘀互结酿毒于内，可生癥积。

②出血：出血，是指血液逸出血脉的病理状态。逸出血脉的血液，称为离经之血。若此离经之血不能及时消散或排出，蓄积于体内，则称为瘀血。瘀血停积体内，又可引起多种病理变化。若突然大量出血，可致气随血脱而引起全身功能衰竭。

导致出血的病机，主要有血热、气虚、外伤及瘀血内阻等。此处仅叙述血热。

血热，即热入血脉之中，使血行加速，脉络扩张，或迫血妄行而致出血的病理状态。血热多由于热入血分所致，如温邪、疠气入于血分，或其他外感病邪入里化热，伤及血分。另外，情志郁结，五志过极化火，内火炽盛郁于血分，或阴虚火旺，亦致血热。

血热病变，除一般热盛的证候外，由于血行加速，脉络扩张，可见面红目赤，肤色发红，舌色红绛，经脉异常搏动等症状。血热炽盛，灼伤脉络，迫血妄行，常可引起各种出血，如吐血、衄血、尿血、皮肤瘢疹、月经提前量多等。心主血脉而藏神，血热则心神不安，可见心烦，或躁扰不安，甚则神昏、谵语、发狂等症。血热的临床表现，以既有热象，又有动血为其特征。

因为血液主要由营气和津液组成，热入血脉不仅可以耗伤营气、津液而致血虚，而且可由热灼津伤，使其失去润泽流动之性，变得浓稠，乃至干涸不能充盈脉道，血液运行不畅而为瘀。

3. 气血失调

（1）气滞血瘀是指因气的运行郁滞不畅，导致血液运行障碍，继而出现血瘀的病理状态。

气滞血瘀的形成多因情志内伤、抑郁不遂、气机阻滞而致血瘀。肝主疏泄而藏血，肝气的疏泄作用在气机调畅中起着关键作用，因而气滞血瘀多与肝失疏泄密切相关，与心肺也有关。

临床上多见胸胁胀满疼痛，瘕聚、癥积等病证。肺主气，调节全身气机，辅心运血，若邪阻肺气，宣降失司，日久可致心、肺气滞血瘀，而见咳喘、心悸、胸痹、唇舌青紫等表现。

气滞可导致血瘀，血瘀必兼气滞。由于气滞和血瘀互为因果，多同时并存，常难以明确区分孰先孰后。如闪挫外伤等因素，就是气滞和血瘀同时形成。但无论何种原因所致的气滞血瘀，辨别气滞与血瘀的主次则是必要的。

（2）气虚血瘀是指因气对血的推动无力而致血行不畅，甚至瘀阻不行的病理状态。

气虚血瘀的形成较多见于心气不足、运血无力而致的血行不畅，甚至瘀阻不行的病理状态。

（3）气不摄血是指由于气虚不足，统摄血液的生理功能减弱，血不循经，逸出脉外，而导致各种出血的病理状态气不摄血的形成主要由于脾主统血功能失司，与心、肝、肺、肾、胃等脏腑功能不足有关。

（4）气随血脱是指在大量出血的同时，气也随着血液的流失而急剧散脱，从而形成气血并脱的危重病理状态。

各种大失血皆可导致气随血脱，较常见的有外伤失血、呕血和便血，或妇女崩中、产后大出血等因素。血为气之载体，血脱则气失去依附，故气亦随之散脱而亡失。

（5）气血两虚，即气虚和血虚同时存在的病理状态。

气血两虚多因久病消耗，气血两伤所致；或先有失血，气随血耗；或先因气虚，血化障碍而日渐衰少，从而形成气血两虚。气血两虚，则脏腑经络、形体官窍失之濡养，各种功能失之推动及调节，故可出现不荣或不用的病证。

（四）津液代谢失常

津液代谢是一个复杂的生理过程，必须由多个脏腑的相互协调才能维持正常，诸如肺的宣发和肃降，脾的运化转输，肾与膀胱的蒸腾气化，三焦的通调，以及肝的疏泄功能都参与其中，以肺、脾、肾三脏的作用尤为重要，而其核心是气对津液的作用。因此，气的运动及其维持的气化过程，调节着全身的津液代谢。

因此，如果肺、脾、肾等有关脏腑生理功能异常，气的升降出入运动失去平衡，气化功能失常，均能导致津液生成、输布或排泄的失常，包括津液不足及津液在体内滞留的病理变化。

1. 津液不足

津液不足，是指津液在数量上的亏少，进而导致内则脏腑，外而孔窍、皮毛，失于濡润、滋养，而产生一系列干燥枯涩的病理状态。

导致津液不足的原因主要有三方面：一是热邪伤津，如外感燥热之邪，灼伤津液；或邪热内生，如阳亢生热、五志化火等耗伤津液。二是丢失过多，如吐泻、大汗、多尿及大面积烧伤等，均可损失大量津液。三是生成不足，如体虚久病，脏腑气化功能减退，可见津液生成不足。另外，慢性疾病耗伤津液，亦致津液亏耗。

伤津常见于吐、泻之后。如夏秋季节，多有饮食伤中而致呕吐、泄泻或吐泻交作，损失大量津液者，如不及时补充，可出现目陷、螺瘪、尿少、口干舌燥、皮肤干涩而失去弹性；甚则见目眶深陷、啼哭无泪、小便全无、精神委顿、转筋等症。严重者，因血中津少而失其滑润流动之性，气随津泄而推动无力，血液运行不畅，而见面色苍白、四肢不温、脉微欲绝的危象。另外，炎夏、高热、多汗也易伤津，常见口渴引饮、大便燥结、小便短少色黄；气候干燥季节，常见口、鼻、皮肤干燥等均属于伤津为主的临床表现。

伤液见于热病后期或久病伤阴，所见到的形瘦骨立，大肉尽脱，肌肤毛发枯槁，或手足震颤、唇裂、舌光红无苔或少苔，则属于脱液的临床表现。必须指出，津和液本为一体，伤津和脱液，在病机和临床表现方面虽有区别亦有联系。一般而论，伤津主要是丢失水分，伤津未必脱液；脱液不但丧失水分，更损失精微营养物质，故脱液必兼津伤。从病情轻重而论，脱液重于伤津，可以说津伤乃液脱之渐，液脱乃津伤之甚。津易伤亦易补充，而液一般不易损耗，一旦亏损则较难恢复。但津伤可暴急发生而突然陷于气随津泄，甚至气脱的重危证候，则又非脱液可比。

2. 津液输布排泄障碍

津液的输布和排泄是津液代谢中的两个重要环节。二者虽有不同，但其结果都能导致津液在体内不正常的停滞，成为内生水湿痰饮等病理产物的根本原因。

津液的输布障碍，是指津液得不到正常的转输和布散，导致津液在体内环流迟缓，或在体内某一局部发生滞留。因而津液不化，可致水湿内生，酿痰成饮。引起津液输布障碍的原因很多，如肺失宣发和肃降，津液不得正常布散；脾失健运，运化水液功能减退，可致水饮不化；肝失疏泄，气机不畅，气滞津停；三焦的水道不利，不仅直接影响津液的环流，而且影响津液的排泄，凡此均致津液输布障碍而生痰饮水湿之患。上述多种成因中，以脾气的运化功能障碍具有特殊意义。因脾主运化，不仅对津液的输布起重要作用，而且在津液的生成方面具主导作用。脾失健运不但使津液的输布障碍，而且水液不归正化，变生痰湿为患。故《素问·至真要大论》说："诸湿肿满，皆属于脾。"

津液的排泄障碍，主要是指津液转化为汗液和尿液的功能减退，而致水液贮留体内，外溢于肌肤而为水肿。津液化为汗液，有赖肺气的宣发功能；津液化为尿液，有赖肾气的蒸化功能。肺和肾的功能减弱，虽然均可引起水液贮留，发为水肿，但肾气的蒸化作用失常则起着主导作用。这是因为，肾阳肾阴为五脏阴阳之本，能推动和调节各脏腑的输布和排泄水液功能，而且水液主要是通过尿液而排泄的。

（1）湿浊困阻：多由脾虚运化功能减退，津液不能转输布散，聚为湿浊。湿性重浊黏滞，易于阻遏中焦气机，而见胸闷、脘痞、呕恶、腹胀、便溏、苔腻等症。

（2）痰饮凝聚：多因脾、肺等脏腑功能失调，津液停而为饮，饮凝成痰。痰随气的升降，无处不到，病及脏腑经络，滞留于机体的不同部位而有多种的病理变化和多变的临床表现。饮停之部位比较局限，如停于胸胁的"悬饮"，饮留于肺的"支饮"，等等。

（3）水液贮留：多由肺、脾、肾、肝等脏腑功能失调，气不行津，津不化气，津液代谢障碍，贮留于肌肤或体内，发为水肿或腹水。

3. 津液与气血关系失调

（1）水停气阻：指津液代谢障碍，水湿痰饮停留导致气机阻滞的病理状态。

因水湿痰饮皆有形之邪，易阻碍气的运行，即导致了水停气阻的形成。

其临床表现因水液停蓄的部位不同而异。如水饮阻肺，肺气壅滞，宣降失职，可见胸满咳嗽，喘促不能平卧；水饮凌心，阻遏心气，则可见心悸、心痛；水饮停滞中焦，阻遏脾胃气机，可致清气不升，浊气不降，而见头昏困倦，脘腹胀满，纳化呆滞；水饮停于四肢，则可使经脉气血阻滞，故除见水肿外，尚可见肢体沉重胀痛等临床表现。

（2）气随津脱：主要指津液大量丢失，气失其依附而随津液之外泄出现暴脱亡失的病理状态。

气随津脱多由高热伤津，或大汗伤津，或严重吐泻耗伤津液等所致。吐下之余，定无完气。

频繁而大量的呕吐、泄泻，皆可使气随津液的耗伤而脱失，出现面色苍白，神昏晕厥，汗出不止，目闭口开手撒，甚则二便失禁，脉微欲绝等症。

（3）津枯血燥：主要指津液亏乏枯竭，导致血燥虚热内生或血燥生风的病理状态。

因高热伤津，或烧伤引起津液损耗，或阴虚痨热，津液暗耗，均会导致津枯血燥。

临床表现为心烦、鼻咽干燥、肌肉消瘦，皮肤干燥，或肌肤甲错、皮肤瘙痒或皮屑过多、舌红少津等临床表现。

（4）津亏血瘀：主要指津液耗损导致血行瘀滞不畅的病理状态。

因高热、烧伤，或吐泻、大汗出等因素，致使津液大量亏耗，则血量减少，血液循行滞涩不畅，从而发生血瘀之病变。临床表现除见原有津液不足的表现外，还出现舌质紫绛，或有瘀点、瘀斑，或见斑疹显露等症。

（5）血瘀水停：指因血脉瘀阻导致津液输布障碍而水液停聚的病理状态。

血中有津、脉外之津液可从脉络渗入血中，血瘀则津液环流不利；另外，血瘀必致气滞，也导致津停为水，故血瘀常伴水停。临床上表现为心阳亏虚、运血无力、血脉瘀阻，除见心悸、气喘、口唇爪甲青紫、舌有瘀点或瘀斑，甚则胁下痞块等症外，亦见下肢、面目浮肿，即属此候。

（五）内生"五邪"

内生"五邪"，是指在疾病的发展过程中，由于脏腑经络及精气血津液的功能失常而产生的化风、化寒、化湿、化燥、化火等病理变化。因病起于内，又与风、寒、湿、燥、火外邪所致病证的临床征象类似，故分别称为"内风""内寒""内湿""内燥"和"内火"，统称为内生"五邪"。

1. 风气内动

（1）概念：风气内动，即是"内风"。由于"内风"与肝的关系较为密切，故又称肝风内动或肝风。

（2）形成和表现：内风是指疾病发展过程中，主要因为阳盛，或阴虚不能制阳，阳升无制，出现动摇、眩晕、抽搐、震颤等类似风动的病理状态。《素问·至真要大论》说："诸暴强直，皆属于风。""诸风掉眩，皆属于肝。"即指明了内风的临床表现，不仅与外风为病相类似，而且指出了与肝的密切关系。

风气内动，主要是体内阳气亢逆变动所致。《临证指南医案》指出："内风乃身中阳气之变动。"内风的病机，主要有肝阳化风、热极生风、阴虚风动、血虚生风等。

肝阳化风：多由于情志所伤，肝气郁结，郁久化火而亢逆，或暴怒伤肝，肝气亢逆，或操劳过度，耗伤肝肾之阴，阴虚不能制阳，水亏不得涵木，肝阳因之浮动不潜，升而无制，亢逆之阳气化风，形成风气内动。

热极生风：又称热甚动风，多见于热性病的极期，由于火热亢盛，化而为风，并因邪热煎灼津液，伤及营血，燔灼肝经，筋脉失其柔顺之性，而出现痉厥、抽搐、鼻翼煽动、目睛上吊等临床表现，常伴有高热、神昏、谵语。

阴虚风动：多见于热病后期，津液和阴气大量亏损，或由于久病耗伤，津液及阴气亏虚所致。主要病机是津液枯竭，阴气大伤，失其凉润柔和之能，既对筋脉失之滋润，又不能制阳而致阳气相对亢盛，因而产生手足蠕动等动风症状，并见低热起伏、舌光少津、脉细如丝等阴竭表现。

血虚生风：多由于生血不足或失血过多，或久病耗伤营血，肝血不足，筋脉失养，或血不荣络，则虚风内动。临床见肢体麻木不仁，筋肉跳动、甚则手足拘挛不伸等症。

2. 寒从中生

寒从中生，又称"内寒"，是指机体阳气虚衰，温煦气化功能减退，虚寒内生，或阴寒之气弥漫的病理状态。

阳气虚衰，不能温煦血脉，反生内寒以收引血脉，血脉收缩则血流迟缓不畅，重者可致血液停积于血脉和脏腑之中，形成瘀血。

"内寒"与"外寒"之间区别是："内寒"的临床特点主要是虚而有寒，以虚为主；"外寒"的临床特点是以寒为主，亦可因寒邪伤阳而兼虚象。两者之间的主要联系是：寒邪侵犯人体，必然会损伤机体阳气，而最终导致阳虚；而阳气素虚之体，则又因抗御外邪能力低下，易感寒邪而致病。

3. 湿浊内生

湿浊内生，又称"内湿"，是指由于脾的运化功能和输布津液的功能障碍，从而引起湿浊蓄积停滞的病理状态。由于内生之湿多因脾虚，故又称之为脾虚生湿。

脾主运化有赖于肾阳的温煦气化。因此，内湿不仅是脾阳虚津液不化而形成的病理产物，在肾阳虚衰时，亦必然影响及脾之运化而导致湿浊内生。反之，由于湿为阴邪，湿胜则可损伤阳气，故湿浊内困，久之必损及脾阳肾阳，而致阳虚湿盛之证。另外，湿浊可以聚而为痰，留而为饮，积而成水，变生多种病患。

此外，外感湿邪与内生湿浊在其形成方面虽然有所区别，但二者亦常相互影响。湿邪外袭每易伤脾，脾失健运又滋生内湿。故临床所见，脾失健运，内湿素盛之体，易外感湿邪而发病。

4. 津伤化燥

津伤化燥，又称"内燥"，是指机体津液不足，人体各组织器官和孔窍失其濡润，而出现干燥枯涩的病理状态。

内燥病变可发生于各脏腑组织，以肺、胃及大肠为多见。内燥因津液枯涸，失去滋润濡养作用所致。津液枯涸则阴气化生无源而虚衰，阴虚则阳相对偏亢则生内热，故内燥常伴虚热证的表现。临床常见肌肤干燥不泽，起皮脱屑，甚则皲裂，口燥咽干唇焦，舌上无津，甚或光红龟裂，鼻干目涩少泪，爪甲脆折，大便燥结，小便短赤等症。如以肺燥为主，还兼见干咳无痰，甚则咯血；以胃燥为主时，可见食少、舌光红无苔；若系肠燥，则兼见便秘等症。故金代刘完素《素问玄机原病式·六气为病》说："诸涩枯涸，干劲皲揭，皆属于燥。"

5. 火热内生

（1）概念：火热内生，又称"内火"或"内热"，是指由于阳盛有余，或阴虚阳亢，或由于气血郁滞，或由于病邪郁结而产生的火热内扰、功能亢奋的病理状态。

邪郁化火：包括两方面的内容：一是外感六淫病邪，在疾病过程中，皆可郁滞而从阳化热化火，如寒郁化热、湿郁化火等；二是体内的病理性代谢产物（如痰、瘀血、结石等）和食积、虫积等，亦能郁而化火。邪郁化火的主要机制，实质上是由于这些因素导致人体之气的郁滞，气郁则生热化火。

五志过极化火：又称为"五志之火"，多指由于情志刺激，影响了脏腑精气阴阳的协调平衡，造成气机郁结或亢逆。气郁日久则可化热，气逆自可化火，因之火热内生。如情志内伤，抑郁不畅，则常能导致肝郁气滞，气郁化火，发为肝火；而大怒伤肝，肝气亢逆化火，亦可发为肝火。阴虚火旺：此属虚火，多由于津液亏虚，阴气大伤，阴虚不能制阳，阳气相对亢盛，阳亢化热化火，虚热虚火内生。

（2）表现：内生火热，主要有心火、肝火、相火（肾火）及胃火等证，其临床表现则随其发病机制和病位的差异而各有不同。凡阳盛、邪郁化热化火及五志化火，多为实热实火，可见高热、烦渴、面红目赤、尿赤、便干、唇舌生疮等。若阴虚内热多见全身性的虚热征象，如五心烦热、骨蒸潮热、面部烘热、消瘦、盗汗、咽干口燥、舌红少苔、脉细数无力等；阴虚火旺，多集中于机体某一部位的火热征象，如虚火上炎所致的牙痛、齿衄、咽痛、升火颧红等。

七、疾病传变

传变，是指疾病在机体脏腑经络组织中的传移和变化。从本质上讲，即是疾病在其发展过程中的不同时间和不同层次上人体脏腑经络及精气血津液等各种病理改变的复杂联系和变化。疾病传变，就是阐明疾病过程中各种病理变化的演变、发展规律。

（一）疾病传变的形式

疾病传变不外两种形式：一是病位的传移，二是病性的变化。

1. 病位传变

病位，即疾病所在的部位。人是一个有机的整体，机体的表里之间、内脏之间，均有经络相互沟通联络，气血津液循环贯通。因此，某一部位的病变，可以向其他部位波及扩展，从而引起该部位发生病变，这就是病位的传变。常见的病位传变包括表里之间与内脏之间的传变，而外感病和内伤病的传变又各有特点。

《素问·阴阳应象大论》说："邪风之至，疾如风雨，故善治者治皮毛，其次治肌肤，其次治筋脉，其次治六腑，其次治五脏。治五脏者半死半生也。"说明了掌握疾病传变规律，实施早期治疗的重要性。

（1）表里出入：表与里，是一个相对的概念，所指的病变部位并不是固定的。以整体而言，则病在皮肤、毛窍、肌肉、经络等为外属表，在脏腑、骨髓等组织器官为内属里。如以皮毛与经络相对而言，则皮毛属表，经络属里；以三阴三阳经而言，则三阳经为表，三阴经为里；以脏与腑相对而言，则腑为表，脏为里。

由于疾病表里的传变，意味着病邪的表里出入变化，故疾病的表里传变，亦称邪之表里出入。

表病入里：亦即表邪入里，指外邪侵袭人体，首先停留于机体的肌肤卫表层次而后内传入里，病及脏腑的病理传变过程。常见于外感疾病的初期或中期，是疾病向纵深发展的反映。多由于机体正气受损，抗病能力减退，正气不能制止病邪的致病作用，病邪得以向里发展，或因邪气过盛，或因失治、误治等因素，以致表邪不解，迅速传变入里而成。如外感风寒证，可出现恶寒、发热、无汗等寒邪在表病变。若在表的风寒之邪不解，可由肌表而内传入里，影响肺、胃功能，发展为高热、口渴、喘咳、便秘等症，此即由表寒证转化成了里热病变。

里病出表：里病出表，是指病邪原本位于脏腑等在里层次，而后由于正邪斗争，病邪由里透达于外的病理传变过程。如温热病变，内热炽盛，见高热、烦渴、胸闷、咳逆等症，继则汗出而热邪外解，脉静身凉，症状缓解，或热疹等透发于外，以及伤寒三阴病变转化为三阳病变等，均属里病出表之病理过程。

人体表里是相对的，而且是多层次的。所以，病变在表里出入的传变中，可以有介于表里之间的阶段，即半表半里。伤寒的少阳病机，温病的邪伏募原病机，都称之为半表半里，皆出现介于表与里之间的见证，其发展趋势既可达表也可入里，此为其特点。

（2）外感病传变：一般而论，外感病发于表，发展变化过程是自表入里、由浅而深的传变。故外感病基本是表里传变，但内传入里后，亦见脏腑间的传变。不同的外感病，其病位传变的形式又有所区别，主要有六经传变、卫气营血和三焦传变。

①六经传变：六经指三阴、三阳，实即十二经脉。六经传变是指疾病的病位在六经之间的相对转移。东汉张机的《伤寒杂病论》，在《内经》所论外感热病的传变规律的基础上，创立了"六经传变"理论。

六经传变，实际上是对伤寒热病六个不同发展阶段的病变规律和本质的概括。

经脉是运行气血的通路，能"内属于腑脏，外络于肢节"，把人体各部的组织器官联结成一个有机的整体。

六经由表入里传变的基本形式是由阳入阴，即先太阳、阳明、少阳，而后太阴、少阴、厥阴的六个层次，说明阳气由盛而衰，疾病由轻到重的发展过程。反之，由阴出阳，则说明正气由衰而盛，疾病由重到轻的好转过程。若正气不支，邪气亢盛，也可不经阳经而直接侵犯阴经，称为直中三阴，其中以直中少阴为多。六经的具体传变形式尚有阴阳经传变、表里经传变、手足经传变等。另外，因为经脉与脏腑有属络关系，所以六经病变实际上与相应的脏腑功能失常有关。

②三焦传变：是指病变部位循上、中、下三焦而发生传移变化。此三焦是人体上、中、下部位的划分，也是诸气与水液上下运行的通路，因而也可作为病位转移的途径。温病的三焦传变，是对温热病三个不同发展阶段的病变规律和本质的阐释，由部位三焦的概念延伸而来。

三焦传变是温病的主要传变形式。温热病邪，多自口鼻而入，首先侵犯上焦肺卫。病邪深入，则从上焦传入中焦脾胃，再入下焦肝肾。这是疾病由浅入深，由轻而重的一般发展过程，故称之为顺传。如果病邪从肺卫直接传入心包，病情发展恶化，超越了一般传变规律，故称为逆传。即如吴塘所说："肺病逆传，则为心包。上焦病不治，则传中焦，胃与脾也；中焦病不治，即传下焦，肝与肾也。始上焦，终下焦。"（《温病条辨·卷二》）疾病之所以顺传和逆传，主要取决于正邪双方力量的对比和病邪的性质。若疾病好转向愈，则可由下焦向上焦传变。

③卫气营血传变：是指温热病过程中，病变部位在卫、气、营、血四个阶段的传移变化。卫分是温病的初期阶段，病位在肺卫；气分为温病的中期，病位在胃、肠、脾及肺、胆；营分是温病的严重阶段，病位在心包及心；血分属温病的晚期，病位在肝、肾及心。

卫气营血传变，一般从卫分开始，发展传为气分，再入营分，而血分。反映病邪由浅入深，病势由轻而重的发展过程，称为"顺传"。若邪入卫分后，不经过气分阶段，而直接深入营分或血分，称为"逆传"，反映了传变过程渐进与暴发之不同。

此外，卫气营血传变，还有初起即不见卫分阶段，而径入气分、营分者；亦有卫分证未罢，又兼见气分证而致"卫气同病"者；或气分证尚存，同时出现营分、血分证而成"气营两燔""气血两燔"者；更有严重者为邪热充斥表里，遍及内外，出现卫气营血同时累及的局面。

（3）内伤病传变：内伤病是内脏遭到某些病因损伤所导致的一类疾病。因此，内伤病的基本病位在脏腑。

人体是以脏腑为核心的有机整体，脏腑之间在生理上密切相关，在病理上则可通过经络、精气血津液等的相互影响，以及位置相邻，而在脏腑之间发生传变。所以，内伤病的基本传变形式是脏腑传变。另外，脏腑与形体官窍之间，在生理上相互联系，在病理上亦相互影响，故内伤病也可在脏腑与形体官窍之间传变。

①脏与脏传变，即指病位传变发生于五脏之间，这是内伤病最主要的病位传变形式。

五脏之间通过经络相互联系，在生理功能上密切相关而又协调平衡，在精气血津液的生化、贮藏、运行、输布等方面存在相互依存、相互为用又相互制约的关系。因而，某一脏的病变，常常影响到他脏而发生传变。例如心与肺、心与脾、心与肝、心与肾之间，其病变都可以相互影响。心与肺同居上焦胸中，心主血脉，肺主气，而宗气"贯心脉而行呼吸"。所以，疾病在心与肺的两脏之间的传变，主要是心血与肺气病变的相互影响。临床上，心运血功能失常，可以导致肺气郁滞，宣降失司，而见咳喘不得平卧。肺病日久，吸清呼浊功能异常，气病及血，可致肺气胀满，心血瘀阻，发生心悸、胸闷、口唇爪甲青紫等症。另外，心与脾之间，主要是心血、心神与脾气运化病变的相互影响；心与肝之间，主要是心血与肝血、心神与肝失疏泄情志病变的相互影响；心与肾之间，主要是心肾阴阳不交与精血亏损病变的相互影响。于此可知，由于两脏之间生理功能的联系各不相同，因此其病理传变情况也各不一样。

②脏与腑传变，是指病位传变发生于脏与腑之间，或脏病及腑，或腑病及脏。其具体传变形式则是按脏腑之间表里关系而传。如《素问·咳论》说："五脏之久咳，乃移于六腑。脾咳不已，则胃受之……

肺咳已，则大肠受之。"这是由于心与小肠、肝与胆、脾与胃、肺与大肠、肾与膀胱等表里相合脏腑之间，有经脉直接属络，从而使病气得以相互移易。如肺与大肠表里相合，脏腑气化相通，大肠得肺肃降之气而后传导排便。若肺气壅滞于上，肃降失职，则可致大肠腑气不通而发生便秘；而大肠实热，积滞不通，亦反过来影响肺气的肃降，从而发生气逆喘咳。故肺病可传至大肠，大肠病又可累及于肺。他如心火移热于小肠；小肠有热，循经上熏于心；脾运失职，影响胃的受纳与和降；食滞于胃，导致脾失健运等，均为脏腑表里相传的疾病传变。

应当指出，脏腑表里相合关系的传变，并不是脏与腑之间病位传变的唯一形式，如肝气横逆犯胃；寒凝肝脉导致小肠气滞等，虽是由脏传腑，但不属于表里相合传变。

③腑与腑传变，即是指病变部位在六腑之间发生传移变化。六腑生理功能各有不同，但都参与饮食物的受纳、消化、传导和排泄，以及水液的输送与排泄，并始终维持着虚实更替的动态变化。若其中某一腑发生病变，则势必影响及另一腑，导致其功能失常。如大肠传导失常，腑气不通，下游闭塞，则可导致胃气上逆，出现嗳气、呕恶等症状；若胃中湿热蕴结，熏蒸于胆，则又可引起"胆热液泄"，而出现口苦、黄疸等症。可以看出，任何一腑的气滞或气逆，均可破坏六腑整体"实而不能满""通而不宜滞"的生理特性，从而使病变部位在六腑中发生相应的传变。

④形脏内外传变，包括病邪通过形体而内传相关之脏腑，及脏腑病变影响形体。

外感病邪侵袭肌表形体，由经脉传至脏腑，是内伤病发作、加重的重要原因。如风寒之邪侵袭肌表，客于皮毛，然后内合于肺。至于其内合于肺的机制，则是"外内合邪"。因已有过食寒凉生冷饮食，损伤脾胃阳气，手太阴肺经起于中焦（相当于胃的中脘部），胃寒阳衰，可通过经脉影响于肺，而致肺阳不足，宣发失职，若再有风寒之邪外袭，则因肺阳虚衰，卫外功能减退，因而客肺而发生咳嗽、喘促等病变。

2. 病性转化

（1）寒热转化：指疾病过程中，病机性质由寒转化为热，或由热转化为寒的病理变化，实际是由阴阳的消长和转化所致。

①由寒化热是指病证的性质本来属寒，继而又转变成热性的病理过程。

寒证有实寒证与虚寒证，而热证亦有实热证与虚热证。临床所见，由寒化热主要有两种形式：一是实寒证转为实热证，以寒邪化热入里为常见。如太阳表寒证，疾病初起恶寒重，发热轻，脉浮紧，以后继则出现阳明里热证，而见壮热，不恶寒反恶热，心烦口渴，脉数。另外，阴邪内聚，也可从热而化，转化为实热证。如哮喘病开始不发热，咳嗽，痰稀而白；继则转见发热，咳嗽，胸痛，痰黄而黏稠，即表示病性已由寒而化热。二是虚寒证转化为虚热证。这是基于"阳损及阴"的道理，在阴阳互损病机中已有论及。

至于实寒证转化为虚热证，因为寒邪难以直接伤阴，则少有直接转化者。但若实寒证化热，日久亦可伤阴而转化为虚热证。虚寒证转化为实热证，亦有所见，可因重感于邪、邪郁化热、过用辛热药物等因素所致。

②由热转寒是指病证的性质本来属热，继而转变成为寒性的病理过程。

由热转寒，主要有三种形式：一是实热证转化为虚寒证，一般因伤阳所致。如外感高热患者，由于大汗不止，阳从汗脱；或因吐泻过度，阳随津脱，病机就由实热转为虚寒的亡阳危证，出现冷汗淋漓、体温骤降、四肢厥冷、面色苍白、脉细微欲绝等症。又如内伤便血病人，初起便血鲜红，肛门灼热，口干舌燥，大便秘结或不爽。若日久不愈，血去正伤，阳气虚衰，继则转见血色紫黯或色淡，脘腹隐痛，痛时喜按喜温，并见畏寒肢冷，大便清溏，则表明其病性已由热而转寒。二是实热证转化为实寒证。比如风湿热邪痹阻肢体关节的热痹证，或因治疗用药，或素体阳虚，可热去而从寒化为风寒湿邪痹阻的寒痹证。三是虚热证转化为虚寒证，机制为"阴损及阳"，见阴阳互损病机。至于虚热证转化为实寒证，则较为少见。如果虚热证转化为虚寒证，因阴邪内聚，或感受寒邪，亦可发展为实寒证。

（2）虚实转化：疾病过程中，正邪双方处于不断的斗争和消长之中，当正邪双方力量对比发生变化，则疾病的虚实性质亦会发生转变，或由实而转虚，或因虚而致实。

①由实转虚，指疾病或病证本来是以邪气盛为矛盾主要方面的实性病变，继而转化为以正气虚损为

矛盾主要方面的虚性病变的过程。

②因虚致实，指病证本来是以正气亏损为矛盾主要方面的虚性病变，转变为邪气盛较突出的病变过程。

（二）影响疾病传变的因素

1. 体质因素

体质主要从两方面对疾病的传变发生作用。一是在较大程度上影响正气之强弱，从而影响发病与传变的迟速。如素体盛者，一般不易感受病邪，一旦感邪则发病急速，但传变较少，病程亦较短暂；素体虚者，则易于感邪，且易深入，病势较缓，病程缠绵而多传变。二是在邪正相争过程中，对病邪的"从化"具有重要的决定作用。一般而论，素体阳盛者，则邪多从火化，疾病多向阳热实证演变；素体阴盛者，则邪多从寒化，疾病多向寒实或虚寒等证演变。例如，同为湿邪，阳热之体得之，则湿从阳而化热，形成"湿热"；若阴寒之体得之，则湿从阴而寒化，成为"寒湿"。

2. 病邪因素

病邪是影响疾病传变的重要因素，在传变的迟速以及病位、病性的传变方面都受到邪气的影响。传变的迟速与邪气的性质直接相关。如外感六淫病邪，一般阳邪传变较快，特别是火（热）邪、风邪、暑邪；阴邪传变较慢，特别是湿邪黏滞而较少传变。疠气则传变急速。湿、痰、水饮及瘀血内生，传变一般迟于外邪。另外，邪盛则传变较快，邪微则传变缓慢。

各种不同的病邪，其伤人的途径不同，病位传变的路径亦有较大的差异。外感病因以表里传变为主，伤寒多六经传变，而温病多卫气营血、三焦传变。内伤病因主要是脏腑传变，亦可表里相及。疠气致病力强，则各有相对特殊的传变途径。外伤对疾病的传变也有重要影响。病邪从化主要由体质因素决定，但病性的变化与病邪的属性亦有一定联系。如燥为阳邪，较易从热而化；湿为阴邪，较易从寒而化。

3. 地域因素和气候因素

地域因素的长期作用，形成不同地理环境人群的体质特征和疾病谱的差异，同时亦影响疾病的传变。比如，居处高燥地域的人群，感邪后较易化热、化燥，伤阴耗津；而居处卑湿之地者，病变较易化湿，伤气伤阳。时令气候对疾病的影响颇大，其中包括对疾病传变的影响。比如，在冬春寒冷季节，寒哮一证，容易出现外寒入里引动内饮而发病，发生表里的传变；而阳盛之躯，则可因寒邪外束腠理，阳气不得发越而暴亢，乃至化火生风，发生厥仆之变，此又属脏腑经络的传变。

4. 生活因素

生活因素主要包括情志、饮食、劳逸等，主要是通过对正气发生作用而影响疾病的传变进程。概而言之，良好的心情，合理的饮食，劳逸得当使疾病趋向好转康复。相反，恶劣的心境，饮食不当以及劳逸失度则使疾病发展生变。

第二节　发病机制

发病机制是指疾病的发生或复发。发病学是研究疾病发生的基本原理、途径、类型和影响疾病发生的因素的理论。

一、发病原理

疾病发生的机制错综复杂，可是概括而论，不外是正气与邪气两种力量的相互抗争的过程。因此，正邪相搏是疾病发生、发展、变化、预后全过程的最基本最核心的机制。

（一）正与邪的含义和作用

1. 正气的含义与作用

正气是机体脏腑、经络、气血津液等生理功能的综合作用，包括脏腑、经络、官窍和精气血津液神的功能活动，以及防御、抗病、祛邪、修复、再生、康复、自我调控、适应等能力，简称"正"。

正气的强弱取决于三个基本要素：一是人体脏腑、经络、官窍等组织的结构形质的完整性，二是精气血津液等生命物质的充盈程度，三是各种生理功能的正常与否及其相互和谐有序的状态。精气血津液是产生正气的物质基础,脏腑经络等组织器官的生理功能活动是正气存在的表现。因此,精气血津液充沛,脏腑经络等组织器官的功能正常,人体之气才能强盛。

2. 邪气的含义与作用

邪气泛指一切致病因素,简称"邪",包括来自外部环境中的自然、社会等多种因素,诸如六淫、七情、疫气、饮食、劳逸、寄生虫、意外伤害等;其次是来自体内的具有致病作用的因素,诸如水湿、痰饮、瘀血、结石等。《儒门事亲·汗下吐三法该尽治病诠》云:"夫病之一物,非人身素有之也。或自外而入,或自内而生,皆邪气也。"邪气概念首见于《内经》,《素问·调经论》云:"夫邪之生也,或生于阴,或生于阳。其生于阴者,得之风雨寒暑;其生于阳者,得之饮食居处、阴阳喜怒。"明确将邪气分为自然因素和社会文化因素。这些邪气都具有损伤脏腑、经络、器官等组织,破坏阴阳平衡,损耗精气血津液神等,从而导致正气受损,发生疾病。

(二)正邪在发病中的作用

发病学认为,任何疾病的发生都有其一定的原因,这些原因不外乎机体功能状态与致病因素两个方面。《灵枢·顺气一日分为四时》云:"夫百病之所生者,必起于燥湿、寒暑、风雨、阴阳、喜怒、饮食、居处。气合而有形,得藏而有名。"所谓"气合而有形"即指正气与邪气相互作用,方能呈现一定的病形。

任何疾病的发生都是在一定的条件下,正邪相争,正不胜邪的结果。发病是人体在某种条件下,生理功能状态、抗病能力、修复能力与致病因素相互抗争的过程。中医学认为正气虚是发病的基础,邪气盛是发病的条件。

1. 正气不足是发病的内在根据

(1)正气存内,邪不可干:发病学特别重视人体正气的动态,认为在通常情况下,人体正气旺盛或邪气毒力较弱,则正气足以抗邪,邪气不易侵犯机体,或虽有侵袭,亦不能导致发病。人体脏腑、经络、器官、精气血津液神等生理功能活动和变化尚在常态范围,即正能御邪,故不发病。

《素问·遗篇·刺法论》云:"正气存内,邪不可干。"反之,如果机体脏腑、经络、器官等生理功能失常,超越了常态范围,导致正气虚衰,抗病能力低下,不足以抵御邪气,或邪气乘虚而入,即正不胜邪而发病。

(2)邪之所凑,正气必虚:正气虚弱是发病的必要条件。所谓正气虚弱不外乎两种情形:一是机体脏腑组织的生理功能低下,抗邪防病和修复、再生能力不足;二是由于邪气的致病毒力异常过强,超越了正气的抗病能力,使正气表现为相对虚弱。在这两种状态下,均可导致邪气入侵机体,使脏腑、经络、气血等功能失常而发生疾病。疾病的发生,涉及正气与邪气两个方面,但是起决定性作用的仍然是正气,邪气必须借助正气不足才有可能侵入发病。

《灵枢·百病始生》云:"风雨寒热不得虚,邪不能独伤人。卒然逢疾风暴雨而不病者,盖无虚,故邪不能独伤人。此必因虚邪之风,与其身形,两虚相得,乃客其形。"正气的虚损或不足是人体是否发病的内在根据。《素问·评热病论》概括为:"邪之所凑,其气必虚。"

2. 邪气侵袭是发病的重要条件

发病学强调正气在发病中的主导作用的同时,也极为重视邪气在发病中的特殊作用。邪气作为发病的重要因素,与疾病发生的关系极为密切。

其一,邪气是导致发病的外因。通常发病是邪气入侵人体引起正邪抗争的结果。因而,邪气是导致疾病发生的重要因素。

其二,邪气是决定和影响发病的性质、特征、证型的原因之一。不同的邪气侵犯人体,必然表现出不同的发病的方式、特征、证候类型等。通常六淫外邪致病、发病急骤、病程较短,初期多为表证,又有外感风、寒、暑、湿、燥、火等不同的证型。内伤七情,发病缓慢,病程较长,发病方式多见直中脏腑,病理损害以气机紊乱为特征。饮食劳倦,多伤脾胃,或伤精耗气等。意外伤害,多损伤皮肤、肌肉、骨骼或关节等。

其三,影响病位及病情、预后等。邪气的性质与致病特征、受邪的轻重与发病的部位、病势的轻重、预后的良好与否高度相关。通常外感六淫，侵犯肌表，病情较轻，预后较好；若由表入里，则病位较深，病势较重，预后不良。七情内伤，直中脏腑，病位较深，病势较重，病程缠绵，预后不佳。其次，感邪轻重，病位多表浅，多为表证，临床症状较轻；受邪重者，病位多深，都为里证，症状较重，预后不良。最后，在某些特殊的情形中，邪气在发病中还起主导作用。在邪气的毒力或致病性特别强盛，而正气不虚，但是也难于抗御的情况下，邪气在发病的过程中可以起到决定性的主导作用。例如，疫气的传播到瘟疫的爆发和流行，或高湿、高温、高压、电击、战伤、溺水、虫兽伤等，即便正气强盛，也不可避免而发生疾病。故《素问·遗篇·刺法论》强调应该"避其毒气"，或如《素问·上古天真论》云："虚邪贼风，避之有时。"

3. 邪正相争的变化决定发病与否

邪正相争是正气与邪气之间的相互对抗与交争。邪正相搏贯穿于疾病的全过程，不仅影响疾病的发生，而且还关系疾病的发展和预后。

正胜邪却则不发病。邪气侵袭人体，正气即刻抗邪，若正气充足，抗邪有力，则病邪难以入侵，或侵入后被正气祛除于外，机体免受邪气干扰，不产生病理损害，不出现临床症状或体征，即不发病。实际上，自然环境中每时每刻都有致病因素的产生，可是大部分人群并不发病，此即正胜邪却的缘故。

邪胜正负则发病。在正邪相争的过程中，正气虚弱，抗邪无力；或邪气强盛，超过正气的抗邪能力，正气相对不足，邪胜正负，从而使脏腑、经络等功能失常，精气血津液神失调，气机逆乱，便可导致疾病的发生。

发病学的基本原理为：发病是正邪相互抗争、相互博弈的结果。疾病发生的根本原因，不在于致病邪气，而在于体内正气的状态。正气是发病的内在依据，邪气是发病的必要条件。

二、影响发病的因素

疾病的发生与机体的内、外环境密切相关。外环境主要是指人类赖以生存的自然和社会环境。自然环境包括地域、地形、地貌、大气、气候以及人类生活、居住、活动的场所。社会环境包括人的政治地位、经济状况、文化层次、社会交往等。内环境主要是指机体的解剖结构、生理功能、心理特质等。正气的强弱、体质特征、心理特质等都直接关系内环境的动态。疾病的发生不仅与人体内环境的正气、体质、心理等因素相关，还与外环境的气候、地理、社会文化等因素息息相关。

（一）气候因素与发病

四时气候的形成主要是地球大气层的年节律的变化。大气层是人类赖以生存的自然环境之一。早在《内经》成书之前就认识到生命节律和周期现象与大气气候的变化密切相关，尤其是气候变化对发病的影响。《素问·八正神明论》云："天温日明，则人血淖液而卫气浮，故血易泻，气易行；天寒日阴，则人血凝涩而卫气沉。"

首先，四时气候各自不同的特点，容易引起相应部位的疾病。《灵枢·四时气》云："四时之气，各不同形，百病之起，皆有所生。"这是四时气候变化与疾病部位相关的基本原则。这与四时气候变化之中，阴阳二气的消长变化相对应。通常春季发病多在经络，夏季发病多在孙脉，秋季发病多在六腑，冬季发病多在五脏。

其次，在四时气候变化的影响下，容易发生季节性的多发病或常见病。《素问·金匮真言论》云："春病善鼽衄，仲夏善病胸胁，长夏善病洞泄、寒中，秋善病风疟，冬善病痹厥。"春季易伤风热，夏季易中暑、胸胁胀满、腹泻，秋季多发疟疾，冬季多发痹病、厥证等，说明常见病、多发病都与四时气候变化有关。特别是四时气候的异常变化，是滋生和传播邪气，导致疾病发生的重要因素。

《素问·六微旨大论》云："其有至而至，有至而不至，有至而太过……至而至者和；至而不至，来气不及也；至而太过，来气有余也。"气候变化有应时而至的，有时至而气候不至的，有先时而至的。应时而至的六气是正常气候，时至而气候不至的，或时未至而气候先至的，都是非时之六气，属于异常气候变化。异常气候变化，常表现为久旱、水涝、暴热、暴冷等，既可伤及正气，又常有疫疠暴发和流行。诸如麻疹、猩红热、水痘等多在冬季暴发和流行。在异常气候变化下发生的多发病和常见病或流行病、传染病，往往与气候因素（六气）的阴阳变化五行属性相关。

（二）地域因素与发病

发病学认为，人与自然息息相关，人体受地域环境的直接影响和间接影响，可以反映出各种相应的生理和病理变化，易导致带有地域特征的常见病或多发病。《灵枢·邪客》云："人与天地相应。"《素问·宝命全形论》又云："人以天地之气生。"发病学不仅要研究社会文化因素与发病的关系，更要研究地域环境等自然因素与发病的关系。因此，《素问·气交变大论》强调："上知天文，下知地理，中知人事。"

地域不同，有不同的地理、地形、地貌、水土性质等差异，存在着常见或多发的地方病。《素问·异法方宜论》指出：东部地区，地势低凹，滨海傍水，食鱼嗜咸，人易患痈疽；西部地区，山高险峻，大漠砂石，干燥多风，多食酥酪、牛羊，人易多患饮食、情志疾病；北方地区，地势高陵，风寒冰冽，多游牧而乳食，人易患脏寒、腹泻；南方地区，地势低洼，沼泽湖泊，雾露瘴气，多嗜酸食腐，人易患挛痹；中原地区，地势平坦，湿润多雨，食杂而恶劳，人最易罹患痿厥、寒热。地域差异，饮食行为不同，致病因素迥异，所以有地域性多发病和流行病。

（三）体质因素与发病

体质是生命个体的形体结构、生理功能及心理活动的特征，是个体在遗传因素的基础上，受后天环境的影响，所形成的形体结构、生理功能和心理活动过程中相对稳定的特质，是先天因素和后天习得因素相互作用的综合反映。这种特质往往决定着人体对某些致病因素的易感性及其所产生证候类型的倾向性。《灵枢·寿夭刚柔》云："人之生也，有刚有柔，有弱有强，有短有长，有阴有阳。"体质作为人体内环境的体现，与正气密切相关。

首先，体质决定和影响着正气的强弱动态变化。通常禀赋充盛，体质强壮，意味着脏腑经络等器官功能活动旺盛，精气血津液神充足，正气强盛，抗病能力强，不易发病或发病易自愈；若禀赋不足，体质虚弱，则脏腑经络等器官功能活动减退，精气血津液神不足，正气衰弱，抗病能力弱，易发病，甚至预后不良。

不同的体质特征，对某些邪气具有易感性。脏腑经络和精气血津液神在解剖形态、生理功能上的特性，是产生体制差异的根源。一般阳虚体质易感受寒邪，阴虚体质易感受火热。婴幼儿处于生长发育的最快时期，可使脏腑娇嫩，形气未充，功能不全，易感外邪，或伤于饮食，或受邪后易化热生风，或易患先天性发育不良等疾病。老年人群，功能处于衰退时期，脏腑减弱，精气神不足，调节能力和抗病康复能力均下降，易感受外邪，易化虚化寒，病程缠绵，预后不良。体形肥胖或痰湿偏盛者，易感寒湿阴邪；体形瘦弱或阴虚体质者，易感燥热阳邪。

体质差异决定和影响发病的倾向性。脏腑、经络、气血在生理功能上的特殊性，导致个体的差异性，因而决定和影响发病的倾向性以及证候类型的特殊性。《灵枢·五变》云，"肉不坚，腠理疏，则善病风"，"五脏皆柔弱者，善病消瘅""小骨弱肉者，善病寒热"，"粗理而肉不坚者，善病痹"。诸如女子以血为本，具有经、带、胎、产的生殖生理特征，发病具有特异性，而且证候类型常涉及肝郁、血虚、血瘀等要素；男子以精为本，精气易失难守，易患肾中精气亏虚之候。《妇科玉尺》云："男子之为道也，以精；妇女之为道也，以血。"因此，"盖男子之病，多由伤精；女子之病，多由伤血"。

相同的病邪侵犯，可因体质差异，形成不同的证候类型。同样感受风寒之邪，卫气盛者，或阳盛之体，易成为表实证；卫气虚者，或阳虚之体，易形成表虚证。同遇湿气，阳盛体质易化热形成湿热证，阴盛之体则易寒化成为寒湿证。反之，体质趋同或接近的人，尽管感受不同的邪气，可表现出相同或相近的证候类型。如阳盛之体，无论感受阳热之邪或阴寒之邪，大多形成热证、实证、表证。

人的体质特异性在很大程度上，决定和影响着疾病的发生、发展、预后以及治疗上的难易程度。体质足人体内环境真实和直接的反映，是构成人体正气的重要内涵。体质因素决定了正气的强弱动态变化，影响着对邪气的易感性、发病的倾向性、证候类型差异性以及疾病的整个演变过程，是发病学的重要内容。

（四）情志因素与发病

情志因素是七情和五志的总称，都是对客观事物的体验和反映，概括了人类的全部心理活动过程。

正常的情志状态是人体内环境与外环境和谐、有序的反映，同时又能促进人体生理功能的正常发挥。故情志舒畅，精神愉快，气机调畅，气血调和，脏腑生理功能协调，则正气旺盛，不易发病。可是，长期持续的不良的情志状态和心理冲突，或突然强烈的情志刺激，超越了心神的可调节和可控制范围，可以导致阴阳失调、脏腑功能紊乱、气机运动障碍，或精气血津液代谢失常，从而正气减弱，易发疾病。

情志因素是影响疾病发生、发展、预后的重要因素，一方面取决于情志变化刺激的强度、频率和时限，另一方面又取决于对情志变化刺激的敏感性和耐受性。更重要的是，情志变化刺激导致的正气强弱的变化，因而具有重要的临床意义。

三、疾病发生、发展的一般规律

中医的发病学认为，疾病在"正邪相争""正不胜邪"的发生、发展过程中，由于邪气侵入机体有其一定的途径，"正"与"邪"两者之间的力量对比亦有其盛衰消长的变化，因此在整个疾病的发生发展过程中就产生了各个不同的发展阶段，而在发病途径、病变部位以及疾病的传变等方面，都存在着发生、发展的一般规律。

（一）发病途径及病变部位

中医发病学认为，疾病的发生途径，大致有如下几方面。

1. 病由外入

病由外入主要是指病邪由外侵袭机体，其侵袭途径则有由皮毛而经络而脏腑，或由口鼻而入。所谓病邪由皮毛而侵袭机体，即如《素问·调经论》所论："风雨之伤人也，先客于皮肤，传入于孙脉，孙脉满则传入于络脉。"《素问·皮部论》也说："络脉满则注于经脉，经脉满则入舍于脏腑也。"伤寒病的"六经传变"，即是由表入里，由皮毛而经络入脏腑而发病，并以太阳、阳明、少阳、太阴、少阴、厥阴顺序进行传变。而病邪由口鼻而入，常是温热病的发病途径。如叶天士《温热论》说："温邪上受，首先犯肺。"指出了现代临床常见的多种呼吸道或消化道传染病的传染途径。

（1）空气相染：古代医家已经认识到被病邪污染的空气，常可经呼吸将病邪传染于人。

（2）饮食相染：系指进食陈腐不洁并被疫邪所污染的食物，经口而入，则病邪即可直犯胃肠而发病，如霍乱、痢疾等。

（3）接触相染：吴又可在《温疫论》中指出："疠气，若众人触之者，即病。"此即指接触传染而言。

同时，古代医家还认识到能够影响染易的因素，除了疫病病邪致病毒力的强弱、正气的盛衰外，还与气候的反常有关。目前，由于现代工业和现代农业的发展、人口的增加、人类活动范围的增大，所带来的环境的污染和破坏，也将成为引起疾病的原因和途径。

2. 病由内生

病由内生主要是指精神刺激、饮食、房事、劳逸所伤，以及年老体衰等因素作用于机体，导致机体对周围环境的适应能力低下，从而使脏腑组织阴阳气血的功能发生失调、紊乱或减退，因而导致病由内生。

3. 外伤致病

外伤致病主要即是指跌仆、刀枪、虫兽伤等意外损伤，则可使机体皮肉、经络破损，气血亏耗，同样亦可以导致脏腑组织阴阳气血功能紊乱而发病。

（二）疾病的发展与传变

中医发病学认为，人体皮表肌肉与内脏之间、各脏腑组织器官之间，都是通过经络系统作为联络通路而发生影响的。因此，在疾病的发展过程中，发生于机体任何一个部位的病变，都可以通过经络发生表里、上下及脏腑之间的传变。

1. 表里相传

病邪侵入机体，常由皮毛肌表通过经络而由表传里，再传至脏腑；另一方面，体内脏腑发生病变后，其病邪亦可由里达表，在体表皮肤出现各种不同的病理反应。例如，麻疹病证之皮疹外透，即是疹毒由里达表的体现。

2. 上下相传

不同性质的外邪，常由机体或上或下的不同部位，循其不同途径而侵袭机体。如《灵枢·百病始生》说："清湿袭虚，则病起于下；风雨袭虚，则病起于上。"但是，人体是一个有机整体，邪侵部位虽有不同，但是依然可以通过经络发生上下传变，反映出整体的病理反应和证候。故《素问·太阴阳明论》说："阳病者，上行极而下；阴病者，下行极而上。故伤于风者，上先受之；伤于湿者，下先受之。"

3. 脏腑相传

所谓脏腑病变，主要即是脏腑功能的失调或障碍，主要反映为功能的太过或不及两方面。脏腑病变又可通过经络的联系，彼此发生影响，一般有如下几种可能。

（1）脏功能太过可以影响相关脏腑，从而使该脏腑功能失调：如肝气亢逆易于乘袭脾土，而使脾运化功能失调，出现腹痛、泄泻等症，临床上则称之为肝气犯脾。同样，也可以因为一脏功能太过，而促使另一脏腑功能偏亢。如肝气亢盛，化热化火，从而引发心火偏亢，出现心烦、少寐等症。临床则称之为肝火引动心火，或心肝火旺。

（2）脏功能不足可以使另一脏功能失调或不足：如脾气虚损，可以导致肺气不利，宣肃失职，甚至肺气虚弱，从而出现气短、语声低弱、咳嗽、咳痰等症，临床上称之为脾虚及肺。也可以由于一脏功能不足，制约它脏能力减退，从而导致另一脏功能偏亢。如肾阴不足，则肾精不能滋养肝阴，肝肾阴亏，不能制约肝阳，则肝阳偏亢，因而出现肝风上扰证候，如眩晕、耳鸣、抽搐、震颤等症，临床上则称之为阴虚肝旺，即水不涵木，肝风内动。

（3）一脏病变可循经传于与其互为表里的脏腑，从而使该脏功能也发生紊乱：如心火可以循经下移于小肠；脾虚可以导致胃纳失职；肺失肃降则大肠传导功能失常；肾气虚衰则气化失司，膀胱贮尿排尿功能紊乱等，皆属此类传变。

应当认识到，疾病是人体跟来自外界环境或身体内部有害因素做斗争的复杂过程，即"正邪相争"。疾病的发生，即是由于正邪相争，从而引起机体阴阳、气血、脏腑经络的功能失调所致。一般而言，正气的强弱不仅决定着疾病的发生，而且疾病的发展和传变，也主要取决于正气的盛衰变化。

第三节 诊断方法

一、望诊

望诊，是医生运用视觉观察病人的神色形态、局部表现、舌象、分泌物和排泄物色质的变化来诊察病情的方法。望诊应在充足的光线下进行，以自然光线为佳。

（一）全身望诊

全身望诊主要是望病人的精神、面色、形体、姿态等，从而对病性的寒热虚实、病情的轻重缓急形成总体的认识。

1. 望神

神，广义是指高度概括的人体生命活动的外在表现，狭义是指神志、意识、思维活动。望神即是通过观察人体生命活动的整体表现来判断病情。

（1）得神：多见精力充沛，神志清楚，表情自然，言语正常，反应灵敏，面色明润含蓄，两目灵活明亮，呼吸顺畅，形体壮实，肌肉丰满等。

（2）少神：多见于神气不足，精神倦怠，动作迟缓，气短懒言，反应迟钝，面色少华等。

（3）失神：多见于神志昏迷，或烦躁狂乱，或精神萎靡；目睛呆滞或晦暗无光，转动迟钝；形体消瘦，或全身浮肿；面色晦暗或鲜明外露；还可见到呼吸微弱，或喘促鼻煽，甚则猝然仆倒，目闭口开，手撒遗尿，或搓空理线，寻衣摸床等。

（4）假神：多见大病、久病、重病之人，精神萎靡，面色暗晦，声低气弱，懒言少食，病未好转，突然见精神转佳，两颊色红如妆，语声清亮，喋喋多言，思食索食等，也称"回光返照"。

2. 望色

望色是指通过观察皮肤色泽变化以了解病情的方法。能了解脏腑功能状态和气血盛衰、病邪的性质及邪气部位。

（1）常色：正常的面色与皮肤色，包括主色与客色。

①主色：终生不变的色泽。

②客色：受季节、气候、生活和工作环境、情绪及运动的因素影响所致气色的短暂性改变。

（2）病色：病色包括五色善恶与五色变化。五色善恶主要通过色泽变化反映出来，明润光泽而含蓄为善色，晦暗枯槁而显露为恶色。五色变化主要表现有青、赤、黄、白、黑五色，主要反映主病、病位、病邪性质和病机。

①青色：主寒证、痛证、惊风、血瘀。

②赤色：主热。

③黄色：主湿、虚、黄疸。

④白色：主虚、寒、失血。

⑤黑色：主肾虚、水饮、瘀血。

2. 望形体

形体指病人的外形和体质。

（1）胖瘦：主要反映阴阳气血的偏盛偏衰的状态。

（2）水肿：面浮肢肿而腹胀为水肿证；腹胀大如裹水，脐突、腹部有青筋是臌胀之证。

（3）瘦瘪：大肉削瘦，肌肤干瘪，形肉已脱，为病情危重之恶病质。小儿发育迟缓，面黄肌瘦，或兼有胸廓畸形，前囟迟闭等，多为疳积之证。

3. 望动态

动态指病人的行、走、坐、卧、立等体态。

（1）动静：阳证、热证、实证者多以动为主，阴证、寒证、虚证者多以静为主。

（2）咳喘：呼吸气粗，咳嗽喘促，难于平卧，坐而仰首者，是肺有痰热，肺气上逆之实证；喘促气短，坐而俯首，动则喘甚，是肺虚或肾不纳气；身肿心悸，气短咳喘，喉中痰鸣，多为肾虚水泛，水气凌心射肺之证。

（3）抽搐：多为动风之象。手足拘挛，面颊牵动，伴有高热烦渴者，为热盛动风。伴有面色萎黄，精神萎靡者为血虚风动；手指震颤蠕动者，多为肝肾阴虚，虚风内动。

（4）偏瘫：猝然昏仆，不省人事，偏侧手足麻木，运动不灵，口眼歪斜，为中风偏枯。

（5）痿痹：关节肿痛，屈伸不利，沉重麻木或疼痛者多是痹证；四肢痿软无力，行动困难，多是痿证。

（二）局部望诊

局部望诊是对病人的某些局部进行细致的观察，而了解病情的方法。

1. 望头面

头部过大过小均为异常，多由先天不足而致；囟门陷下或迟闭，多为先天不足或津伤髓虚；面肿者，或为水湿泛溢，或为风邪热毒；腮肿者，多为风温毒邪，瘀阻少阳；口眼㖞斜者，或为风邪中络，或为风痰阻络，或为中风。

2. 望五官

（1）望眼：眼部内应五脏，可反映五脏的情况。其中目眦血络属心，白睛属肺，黑睛属肝，瞳子属肾，眼胞属脾。望眼主要包括望眼神、色泽、形态的变化以了解人体气血盛衰的变化。

（2）望耳：主要反映肾与肝胆情况。

（3）望鼻：主要反映肺与脾胃的情况。

（4）望口唇：主要反映脾胃的情况。

（5）望齿龈：主要反映肾与胃的情况。

3. 望躯体

见瘿瘤者，为肝气郁结，气结痰凝；见瘰疬者，为肺肾阴虚，虚火灼津，或感受风火时毒，郁滞气血；项强者，为风寒外袭，经气不利，或为热极生风；鸡胸者，多为先天不足，或为后天失养；腹部深陷，多为久病虚弱，或为新病津脱；腹壁青筋暴露者，多属肝郁血瘀。

4. 望皮肤

主要观察皮肤的外形变化及斑疹、痘疮、痈疽、疔疖等情况。

5. 望毛发

主要为色泽、分布及有无脱落等情况。

（三）望排出物

包括望排泄物和分泌物。如痰、涎、涕、唾，呕吐物，大小便等，通过观察性状、色泽、量的多少等辨别疾病的寒热虚实，脏腑的盛衰和邪气的性质。

（四）望小儿指纹

望小儿指纹适用于3岁以内的小儿，与成人诊寸口脉具有相同的诊断意义。小儿指纹是手太阴肺经的分支，按部位可分为风、气、命三关。示指第一节为风关，第二节为气关，第三节为命关。正常指纹为红黄隐隐于示指风关之内。其临床意义可概括为纹色辨寒热，即红紫多为热证，青色主惊风或疼痛，淡白多为虚证；淡滞定虚实，即色浅淡者为虚证，色浓滞者为实证；浮沉分表里，即指纹浮显者多表证，指纹深沉者多为里证；三关测轻重，即指纹突破风关，显至气关，甚至显于命关，表明病情渐重，若直达指端称为"透关射甲"，为临床危象。

（五）望舌

望舌时应注意光线充足，以自然光线为佳。病人应自然伸舌，不可太过用力。并注意辨别染苔。正常舌象可概括为淡红舌，薄白苔，即舌质淡红明润，胖瘦适中，柔软灵活；舌苔薄白均匀，干湿适中，不黏不腻，揩之不去。

1. 望舌质

（1）舌色：

①淡白舌：舌色红少白多，色泽浅淡，多为阳气衰弱或气血不足，为血不盈舌，舌失所养而致。主虚证、寒证。

②红舌：舌色鲜红或正红，多由热邪炽盛，迫动血行，舌之血脉充盈所致。主热证。

③绛舌：舌色红深，甚于红舌。主邪热炽盛，主瘀。

④青紫舌：色淡紫无红者为青舌，舌深绛而暗是紫舌，二者常常并见。青舌主阴寒，瘀血；紫舌主气血壅滞，瘀血。

（2）望舌形：

①老嫩：舌质粗糙，坚敛苍老，主实证或热证，多见于热病极期；浮胖娇嫩，或边有齿痕，主虚证或寒证，多见于疾病后期。

②胖瘦：舌体肥大肿胀为胖肿舌，舌体瘦小薄瘪为瘦瘪舌。

③芒刺：舌乳头增生、肥大高起，状如草莓星点，为热盛之象。

④裂纹：舌面有裂沟，深浅不一，浅如划痕，深如刀割，常见于舌面的前半部及舌尖侧，多因阴液耗伤。

⑤齿印：舌边有齿痕印记称为齿痕舌，多属气虚或脾虚。

⑥舌疮：以舌边或舌尖为多，形如粟粒，或为溃疡，局部红痛，多因心经热毒壅盛而成。

⑦舌下络脉：舌尖上卷，可见舌底两侧络脉，呈青紫色。若粗大迂曲，兼见舌有瘀斑瘀点，多为有瘀血。

（3）望舌态：

①痿软：舌体痿软无力，伸卷不灵，多为病情较重。

②强硬：舌体板硬强直，活动不利，言语不清，称舌强。

③震颤：舌体震颤抖动，不能自主。常因热极生风或虚风内动所致。

④歪斜：舌体伸出时，舌尖向左或向右偏斜，多为风中经络，或风痰阻络而致。

⑤卷缩：舌体卷缩，不能伸出，多为危重之证。
⑥吐弄：舌体伸出，久不回缩为吐舌。舌体反复伸出舐唇，旋即缩回为弄舌，为心脾经有热所致。
⑦麻痹：舌体麻木，转动不灵称舌麻痹。常见于血虚风动或肝风挟痰等证。
⑧舌纵：舌体伸出，难以收回称为舌纵，多属危重凶兆。

2. 望舌苔

（1）苔质：

①厚薄：透过舌苔能隐约见到舌质者为薄，不见舌质者为厚。苔质的厚薄可反映病邪的浅深和轻重。苔薄者多邪气在表，病轻邪浅；苔厚者多邪入脏腑，病较深重。由薄渐厚，为病势渐增；由厚变薄，为正气渐复。

②润燥：反映津液之存亡。苔润表示津液未伤；太过湿润，水滴欲出者为滑苔，主脾虚湿盛或阳虚水泛。苔燥多为津液耗伤，或热盛伤津，或阴液亏虚。舌质淡白，口干不渴，或渴不欲饮，多为阳虚不运，津不上承。

③腐腻：主要反映中焦湿浊及胃气的盛衰情况。颗粒粗大，苔厚疏松而厚，易于刮脱者，称为腐苔，多为实热蒸化脾胃湿浊所致；颗粒细小，状如豆腐渣，边缘致密而黏，中厚或糜点如渣，多为湿热或痰热所致；苔厚，刮之不脱者，称为腻苔，多为湿浊内蕴，阳气被遏所致。

（2）苔色：

①白苔：多主表证、寒证、湿证。
②黄苔：多主里证、热证。黄色越深，热邪越重。
③灰苔：多主痰湿、里证。
④黑苔：主里证，多见于病情较重者。苔黑干焦而舌红，多为实热内炽；苔黑燥裂，舌绛芒刺，为热极津枯；苔薄黑润滑，多为阳虚或寒盛。

（3）苔形：

舌苔布满全舌者为全苔，分布于局部者为偏苔，部分剥脱者为剥苔。全苔主痰湿阻滞；偏苔，多属肝胆病证；苔剥多处而不规则称花剥苔，主胃阴不足；小儿苔剥，状如地图者，多见于虫积；舌苔光剥，舌质绛如镜面，为肝肾阴虚或热邪内陷。

二、闻诊

闻诊是通过听声音和嗅气味来诊察疾病的方法。

（一）听声音

1. 声音

实证和热证，声音重浊而粗、高亢洪亮、烦躁多言；虚证和寒证，声音轻清、细小低弱、静默懒言。

2. 语言

（1）谵语　神志不清，语无伦次，语意数变，声音高亢。多为热扰心神之实证。
（2）郑声　神志不清，声音细微，语多重复，时断时续。为心气大伤，精神散乱之虚证。
（3）独语　喃喃自语，喋喋不休，逢人则止。属心气不足之虚证，或痰气郁结清窍阻蔽所致。
（4）狂言　精神错乱，语无伦次，不避亲疏。多为痰火扰心。
（5）言謇　舌强语謇，言语不清。多为中风证。

2. 呼吸

（1）呼吸：主要与肺肾病变有关。呼吸声高气粗而促，多为实证和热证；呼吸声低气微而慢，多为虚证和寒证。呼吸急促而气息微弱，为元气大伤的危重证候。

（2）气喘：呼吸急促，甚则鼻翼扇动，张口抬肩，难以平卧，多为肺有实邪或肺肾两虚所致。

（3）哮：呼吸时喉中有哮鸣音。哮证有冷热之别，多时发时止，反复难愈，多为缩痰内伏，或外邪所诱发。

（4）上气：气促咳嗽，气逆呕呃。多为痰饮内停，或阴虚火旺，气道壅塞而致。

（5）太息：时发长呼短叹，以呼气为主。多为情志抑郁，肝不疏泄。

3. 咳嗽

有声无痰为咳，有痰无声为嗽，有痰有声为咳嗽。暴咳声哑为肺实；咳声低弱而少气，或久咳喑哑，多为虚证。

4. 呕吐

胃气上逆，有声有物自口而出为呕吐，有声无物为干呕，有物无声为吐。虚证或寒证，呕吐来势徐缓，呕声低微无力；实证或热证，呕吐来势较猛，呕声响亮有力。

5. 呃逆

气逆于上，自咽喉出，其声呃呃，不能自主，俗称"打呃"。虚寒者，呃声低沉而长，气弱无力；实热者，呃声频发，高亢而短，响而有力。

（二）嗅气味

1. 口气

酸馊者，是胃有宿食；臭秽者，是脾胃有热，或消化不良；腐臭者，可为牙疳或内痈。

2. 汗气

汗有腥膻味为湿热蕴蒸；腋下汗臭者，多为狐臭。

3. 痰涕气味

咳唾浊痰脓血，味腥臭者为肺痈；鼻流浊涕，黄稠有腥臭为肺热鼻渊。

4. 二便气味

大便酸臭为肠有积热，大便溏薄味腥为肠寒，失气奇臭为宿食积滞；小便臭秽黄赤为湿热，小便清长色白为虚寒。

5. 经带气味

白带气味臭秽，多为湿热；带下清稀腥臊，多为虚寒。

三、问诊

问诊包括询问一般情况、主诉、既往史、个人生活史、家族史并围绕主诉重点询问现在证候等。

（一）问寒热

（1）恶寒发热：恶寒与发热同时出现，多为外感病初期，是表证的特征。

（2）但寒不热：多为里寒证。新病畏寒为寒邪直中，久病畏寒为阳气虚衰。

（3）但热不寒：高热不退，为壮热，多为里热炽盛；按时发热，或按时热盛为潮热，日晡潮热者，为阳明腑实证；午后潮热，入夜加重，或骨蒸痨热者，为阴虚。

（4）寒热往来：恶寒与发热交替而发，为正邪交争于半表半里，见于少阳病和疟疾。

（二）问汗

主要诊察有是否汗出，汗出部位、时间、性质、多少等。

（1）表证辨汗：表实无汗，多为外感风寒；表证有汗，为表虚证或表热证。

（2）里证辨汗：汗出不已，动则加重者为自汗，多因阳气虚损，卫阳不固；睡时汗出，醒则汗止为盗汗，为阴虚内热；身大热大汗出，为里热炽盛，迫津外泄；汗热味咸，脉细数无力，为亡阴证；汗凉味淡，脉微欲绝者，为亡阳证。

（3）局部辨汗：头汗可因阳热或湿热；半身汗出者，多无汗部位为病侧，可因痰湿或风湿阻滞，或中风偏枯；手足心汗出甚者，多因脾胃湿热，或阴经郁热而致。

（三）问疼痛

1. 疼痛的性质

新病疼痛，痛势剧烈，持续不解而拒按者为实证；久病疼痛，痛势较轻，时痛时止而喜按者为虚证。

2. 疼痛的部位

头痛，痛连项背，病在太阳经；痛在前额或连及眉棱骨，病在阳明经；痛在两颞或太阳穴附近，为少阳经病；头痛而重，腹满自汗，为太阴经病；头痛连及脑齿，指甲微青，为少阴经病；痛在巅顶，牵引头角，气逆上冲，甚则作呕，为厥阴经病。

（四）问饮食口味

主要问食欲好坏、食量多少、口渴饮水、冷热喜恶、呕吐与否等情况，以判断胃气有无及脏腑虚实寒热。

（五）问睡眠

主要有失眠与嗜睡。不易入睡，或睡而易醒不能再睡，或睡而不酣，易于惊醒，甚至彻夜不眠者为失眠，为阳不入阴，神不守舍所致。时时欲睡，眠而不醒，头沉困倦者为嗜睡，多见于痰湿内盛、困阻清阳、阳虚阴盛或气血不足。

（六）问二便

主要了解二便的次数、便量、性状、颜色、气味以及便时有无疼痛、出血等方面。

（七）问小儿及妇女

1. 问小儿

主要应了解出生前后的情况，及预防接种和传染病史和传染病接触史，小儿常见致病因素有易感外邪、易伤饮食、易受惊吓等。

2. 问妇女

应了解月经的初潮、月经周期、行经天数、经量、经色、经质、末次月经，或痛经、带下、妊娠、产育以及有无经闭或绝经年龄等情况。

四、切诊

（一）脉诊的部位和方法

脉诊的常用部位是手腕部的寸口脉，并分为寸、关、尺三部。其临床意义大致为左手寸候心、关候肝胆，右手寸候肺、关候脾胃，两手尺候肾。

以中指定关位，示指切寸位，环指（无名指）切尺位。诊脉时用轻力切在皮肤上称为浮取或轻取；用力不轻不重称中取；用重力切按筋骨间称为沉取或重取。诊脉时，医生的呼吸要自然均匀，以医生正常的一呼一吸的时间去计算病人的脉搏数。切脉的时间必须在50 s以上。

（二）正常脉象

正常脉象：三部有脉，沉取不绝，一息4至（每分钟70～80次），不浮不沉，从容和缓，流畅有力。临床所见斜飞脉、反关脉均为脉道位置的变异，不属于病脉。

（三）常见病脉及主病

1. 浮脉

（1）脉象：

轻取即得，重按反减；举之有余，按之稍弱而不空。

（2）主病：

主表证，为卫阳与邪气交争，脉气鼓动于外而致。也见于虚证，多因精血亏损，阴不敛阳或气虚不能内守，脉气浮散于外而致。内伤里虚见浮脉，为虚象严重。

2. 洪脉

（1）脉象：

脉形宽大，状如波涛，来盛去衰。

（2）主病：

气分热盛。证属实证，乃邪热炽盛，正气抗邪有力，气盛血涌，脉道扩张而致。

3. 大脉

（1）脉象：

脉体阔大。但无汹涌之势。

（2）主病：

邪盛病进，又主正虚。根据脉之有力与无力，辨别邪正的盛衰。

4. 沉脉

（1）脉象：

轻取不应，重按始得。

（2）主病：

里证。里实证可见于气滞血瘀、积聚等，为邪气内郁，气血困阻，阳气被遏，不能浮应于外而致，多脉沉而有力按之不衰。里虚证，为气血不足，阳气衰微，不能运行营气于脉外所致，多脉沉无力。

5. 弱脉

（1）脉象：

轻取不应，重按应指细软无力。

（2）主病：

气血不足，元气耗损。阳气衰微鼓动无力而脉沉。阴血亏虚，脉道空豁而脉细无力。

6. 迟脉

（1）脉象：

脉来缓慢，一息脉动不足四至。

（2）主病：

寒证。脉迟无力，为阳气衰微的里虚寒证。脉迟有力，为里实寒证。

7. 缓脉

（1）脉象：

一息4至，应指徐缓。

（2）主病：

湿证、脾虚，亦可见正常人。

8. 结脉

（1）脉象：

脉来缓中时止，止无定数。

（2）主病：

主阴盛气结，寒痰瘀血，气血虚衰。实证者脉实有力，迟中有止，为实邪郁遏，心阳被抑，脉气阻滞而致。虚证者脉虚无力，迟中有止，为气虚血衰，脉气不相顺接所致。

9. 数脉

（1）脉象：

脉来急促，一息5至以上。（每分钟90次以上）

（2）主病：

热证。若数而有力，多因邪热鼓动，气盛血涌，血行加速而致。数而无力，多因精血亏虚、虚阳外越、致血行加速、脉搏加快。

10. 促脉

（1）脉象：

往来急促，数而时止，止无定数。

（2）主病：

实证多为阳盛热实或邪实阻滞，见脉促有力。

11. 虚脉

（1）脉象：

举之无力，按之空虚，应指软弱。

（2）主病：

虚证，多见于气血两虚。因气虚则血行无力，血少则脉道空虚而致。

12. 细脉

（1）脉象：

脉细如线，应指明显，按之不绝。

（2）主病：

主气血两虚，诸虚劳损；又主伤寒、痛甚及湿证。虚证因营血亏虚，脉道不充，血运无力而致。实证因暴受寒冷或疼痛，则脉道拘急收缩，细而弦紧。湿邪阻遏脉道，则见脉象细缓。

13. 代脉

（1）脉象：

脉来迟缓力弱，时发歇止，止有定数。

（2）主病：

虚证多脉代而无力，为脏气衰微，脉气不复所致。实证多脉代而有力，多为痹证、痛证、七情内伤、跌打损伤等邪气阻遏脉道，血行涩滞而致。

14. 实脉

（1）脉象：

脉来坚实，三部有力，来去俱盛。

（2）主病：

实证。乃邪气亢盛，正气不衰，正邪剧烈交争，气血涌盛，脉道坚满而致。若虚证见实脉则为真气外越之险候。

15. 滑脉

（1）脉象：

往来流利，应指圆滑，如盘走珠。

（2）主病：

痰饮、食积、实热。为邪正交争，气血涌盛，脉行通畅所致。脉滑和缓者，可见于青壮年的常脉和妇人的孕脉。

16. 弦脉

（1）脉象：

形直体长，如按琴弦。

（2）主病：

肝胆病、诸痛、痰饮、疟疾。弦为肝脉，以上诸因致使肝失疏泄，气机失常，经脉拘急而致；老年人脉象多弦硬，为精血亏虚，脉失濡养而致。此外，春令平脉亦见弦象。

17. 紧脉

（1）脉象：

脉来绷紧有力，屈曲不平，左右弹指，如牵绳转索。

（2）主病：

寒证、痛证、宿食。乃邪气内扰，气机阻滞，脉道拘急紧张而致。

18. 濡脉

（1）脉象：

浮而细软。

（2）主病：

主诸虚，又主湿。

19. 涩脉

（1）脉象：

脉细行迟，往来艰涩不畅，如轻刀刮竹。

（2）主病：

气滞血瘀，伤精血少，痰食内停。

五、按诊

按诊是医生用手直接触摸或按压病人某些部位，以了解局部冷热、润燥、软硬、压痛、肿块或其他异常变化，从而推断疾病部位、性质和病情轻重等情况的一种诊病方法。

（1）按胸胁：主要了解心、肺、肝的病变。

（2）按虚里：虚里位于左乳下心尖搏动处，反映宗气的盛衰。

（3）按脘腹：主要检查有无压痛及包块。腹部疼痛，按之痛减，局部柔软者为虚证；按之痛剧，局部坚硬者为实证。

（4）按肌肤：主要了解寒热、润燥、肿胀等内容。肌肤灼热为热证，清冷为寒证。

（5）按手足：诊手足的冷暖，可判断阳气的盛衰。

（6）按俞穴：通过按压某些特定俞穴以判断脏腑的病变。

第四节 辨证方法

一、脏腑辨证

脏腑辨证是根据脏腑的生理功能、病理表现，对疾病证候进行分析归纳，判断病变部位、性质、正邪盛衰等情况的一种辨证方法，是临床各科的诊断基础，是中医辨证体系中的重要组成部分。

脏腑辨证包括脏病辨证、腑病辨证、脏腑兼病辨证三个部分，其中脏病辨证是脏腑辨证的重要内容。

（一）心与小肠病辨证

心的病证有虚有实。虚证多由于久病伤正、禀赋不足、思虑伤心等因素，导致心气、血、阴、阳的不足；实证多由于痰阻、火扰、寒凝、血瘀、气郁等引起。

1. 心气虚、心阳虚

心气虚、心阳虚是指心气不足、心阳虚衰所表现出的证候。本证多由于禀赋不足，久病体虚，或年高脏气亏虚所致。

证候：心悸、气短，活动时加重，自汗，脉细弱或结代，为其共有症状。若兼面色无华，体倦乏力，舌淡、苔白则为心气虚；若兼形寒肢冷，心胸憋闷，舌淡胖或紫暗、苔白滑则为心阳虚。

2. 心血虚、心阴虚

心血虚是心血亏虚、心失濡养所表现出的证候；心阴虚是心阴血不足、虚热内扰所表现出的证候。本证多由久病耗伤阴血，或失血过多，或阴血不足，或情志不遂，耗伤心血、心阴所致。

证候：心悸失眠，健忘多梦为其共有症状。若见面白无华，眩晕，唇舌色淡，脉细为心血虚；若见颧红，五心烦热，潮热盗汗，舌红少津，脉细数为心阴虚。

3. 心火亢盛

心火亢盛证是心火炽盛、扰乱心神所表现出的证候。本证常因七情郁结、气郁化火，或六淫内郁化火，或嗜肥腻厚味以及烟酒所致。

证候：心胸烦热，失眠多梦，面赤口渴，便干溲赤，舌尖红苔黄，脉数有力；或口舌生疮，舌体糜烂疼痛；或狂躁谵语；或吐血衄血；或肌肤生疮，红肿热痛等。

4. 心脉痹阻

心脉痹阻是指心脏在各种致病因素作用下导致闭阻不通所反映出的证候，常见的因素有瘀血、痰浊阻滞心脉、寒凝、气滞等。

证候：心悸怔忡，心胸憋闷疼痛，痛引肩背内臂，时发时止。若痛如针刺、舌紫暗或见瘀点瘀斑、脉细涩或结代，为瘀血阻滞心脉；若体胖痰多、身重困倦、闷痛较甚、舌苔白腻、脉沉滑，为痰阻心脉；若剧痛暴作，得温痛缓，畏寒肢冷、舌淡红或黯红、苔白、脉沉迟或沉紧，为寒凝；若心胸胀痛，其发作与情志因素相关，舌淡红或黯红、苔薄白，脉弦为气郁。

5. 痰迷心窍

痰迷心窍是痰浊蒙闭心神所表现出的证候。本证多由七情所伤，肝气郁结，气郁生痰；或感受湿浊邪气，阻滞气机，使气结痰凝，痰浊闭阻心神所致。

证候：面色晦滞，脘闷作恶，意识模糊，语言不清，喉有痰声，甚则昏不知人，舌苔白腻，脉滑；或精神抑郁，表情淡漠，神志痴呆，喃喃自语，举止失常；或突然仆地，不省人事，口吐痰涎，喉中痰鸣，两目上视，手足抽搐，口中作猪羊叫声。

6. 痰火扰心

痰火扰心是指痰火扰乱心神所出现的证候。

证候：发热气粗，面红目赤，痰黄稠，喉间痰鸣，躁狂谵语，舌红、苔黄腻，脉滑数；或见失眠心烦，痰多胸闷，头晕目眩；或神志错乱，哭笑无常，狂妄躁动，打人毁物。

7. 小肠实热

小肠实热是心火炽盛，移热小肠所表现出的证候。

证候：发热口渴，心烦失眠，口舌生疮，小便涩赤不畅，尿道灼痛，尿血，舌红、苔黄，脉数。

(二) 肺与大肠的辩证

1. 肺气虚

肺气虚是指肺功能减退所表现出的证候。本证多因久病咳喘或气的生化不足所致。

证候：咳喘无力，动则气短，痰液清稀，声音低怯，面色淡白，神疲体倦；或自汗畏风，易于感冒，舌淡、苔白，脉虚。

2. 肺阴虚

肺阴虚证是肺阴不足，虚热内生所反映出的证候。本证多由久咳伤阴，或痨虫伤肺，或热病后期，肺阴损伤所致。

证候：干咳无痰，或痰少而黏，口燥咹干，形体消瘦，午后潮热，五心烦热，盗汗颧红，甚则痰中带血，声音嘶哑。舌红少津，脉细数。

3. 风寒束肺

风寒束肺证是感受风寒，肺气被束所表现出的证候。

证候：咳嗽痰稀色白，鼻塞流清涕；或兼恶寒发热，无汗，头身痛，舌苔薄白，脉浮紧。

4. 风热犯肺

风热犯肺证是由风热之邪侵犯肺系，卫气受病所表现出的证候。

证候：咳嗽，痰黄稠，鼻塞流黄浊涕，口干咽痛，发热，微恶风寒，舌尖红、苔薄黄，脉浮数。

5. 燥邪犯肺

燥邪犯肺证是燥邪侵犯肺卫所表现出的证候。多因秋令燥邪犯肺，耗伤肺津所致。

证候：干咳无痰，或痰少而黏不易咳出，唇、舌、鼻、咽处干燥欠润，大便干结，或身热恶寒，胸痛咯血。舌红或干、苔白或黄，脉数或浮数。

6. 热邪壅肺

热邪壅肺证是热邪内壅于肺，肺失宣肃所表现出的证候。多由温热之邪从口鼻而入，或风寒、风热之邪入里化热，内壅于肺所致。

证候：咳嗽气喘，呼吸气粗，甚则鼻翼煽动，咳痰黄稠，或痰中带血，或咳吐腥臭血痰，发热，胸痛，烦躁不安，口渴，小便短赤，大便秘结，舌红、苔黄腻，脉滑数。

7. 痰湿阻肺

痰湿阻肺证是痰湿阻滞肺系所表现出的证候。常因脾气亏虚、水湿停聚，或久咳伤肺、肺不布津，或感受寒湿之邪，肺失宣降，水湿停聚所致。

证候：咳嗽痰多，痰黏色白易咯出，胸闷，甚则气喘痰鸣，舌淡、苔白腻，脉滑。

8. 大肠湿热

大肠湿热证是湿热侵犯大肠所表现出的证候。多因感受湿热外邪，或饮食不节或不洁，暑湿热毒侵犯大肠所致。

证候：腹痛，泻泄秽浊；或下痢脓血，里急后重；或暴注下泄，色黄臭。伴见肛门灼热，小便短赤，口渴；或有恶寒发热，或但热不寒，舌红苔黄腻，脉滑数。

（三）脾胃病辨证

脾和胃的病证，有寒热虚实之不同。脾病以阳气虚衰、运化失调、水湿痰饮内生、不能统血、气虚下陷为常见病变；胃病以受纳腐熟功能障碍、胃气上逆为主要病变。

1. 脾气虚

脾气虚证是脾气不足，运化失健所表现出的证候。本证多由饮食不节，或饮食失调，过度劳倦以及其他急慢性疾病耗伤脾气所致。

证候：食少纳呆，口淡无味，腹胀便溏，少气懒言，肢体倦怠，面色萎黄，或浮肿，或消瘦，舌淡苔白，脉缓弱。

2. 脾阳虚

脾阳虚证是脾阳虚弱，阴寒内盛所表现出的证候。本证多由脾气虚发展而来。

证候：腹胀纳少，脘腹冷痛，喜暖喜按，形寒肢冷，大便溏薄或清稀，或肢体困重浮肿，或白带清稀量多，舌淡胖、苔白滑，脉沉迟无力。

3. 中气下陷

中气下陷证是指脾气亏虚，升举无力而反下陷所表现出的证候。本证多由脾气虚发展而来，或久泻久痢、劳累过度所致。

证候：脘腹重坠作胀，食后益甚；或便意频数，肛门坠重；或久痢不止，甚或脱肛；或内脏下垂；或小便混浊如米泔。伴头晕，气短乏力，肢体倦怠，食少便溏。舌淡苔白，脉虚弱。

4. 脾不统血

脾不统血证是指脾气虚不能统摄血液所表现出的证候。本证多由久病，或劳倦伤脾，使脾气虚弱所致。

证候：便血、尿血、肌衄、鼻衄、齿衄，或妇女月经过多、崩漏等，常伴有头晕，神疲乏力，气短懒言，面色无华，食少便溏。舌淡，脉细弱。

5. 寒湿困脾

寒湿困脾证是指寒湿内盛，脾阳受困而表现出的证候。本证多由饮食不节，过食生冷，淋雨涉水，居处潮湿，或内湿素盛所致。

证候：脘腹胀闷，食少便溏，泛恶欲吐，口黏不爽，头身困重；或肌肤面目发黄，黄色晦暗；或肢体浮肿，小便短少。舌淡胖苔白滑，脉濡缓。

6. 脾胃湿热

脾胃湿热证是湿热蕴结脾胃所表现出的证候。常因感受湿热外邪，或过食肥甘厚味，使湿热蕴结脾胃，受纳运化失职所致。

证候：脘腹痞闷，恶心欲吐，口黏而甜，肢体困重，大便溏泻，小便短赤不利；或面目肌肤发黄，色泽鲜明如橘皮；或皮肤发痒；或身热起伏，汗出热不解。舌红、苔黄腻，脉濡数。

7. 胃阴虚

胃阴虚证是胃阴亏虚所表现出的证候。多由于胃病久延不愈，或热病后期阴液未复，或素食辛辣积热于胃，或情志不遂，气郁化火等，使胃阴耗伤所致。

证候：胃脘部隐痛，饥不欲食，口燥咽干，大便干结；或脘痞不舒；或干呕呃逆。舌红少津，脉细数。

8. 胃火炽盛

胃火炽盛证是胃中火热炽盛所表现出的证候。多由素食辛辣油腻，化火生热；或情志不遂，气郁化火；或邪热内犯等所致。

证候：胃脘部灼热疼痛，吞酸嘈杂；或食入即吐，渴喜冷饮，消谷善饥；或牙龈肿痛溃烂，齿衄，口臭，大便秘结，小便短赤。舌红、苔黄，脉滑数。

9. 寒滞胃脘

寒滞胃脘证是阴寒凝滞胃脘所表现出的证候。多由于脘腹部受凉，或过食生冷，或劳倦伤中，复感寒邪，以致寒凝胃脘所致。

证候：胃脘冷痛，痛势较剧，遇冷加重，得热则减，口泛清水，畏寒肢冷，舌淡、苔白滑，脉迟或紧。

10. 食滞胃脘

食滞胃脘证是饮食物停滞胃脘不能腐熟所表现出的证候。多因饮食不节、暴饮暴食，或过食不易消化的食物，致宿食停滞胃脘，阻滞气机所致。

证候：胃脘胀闷，甚则疼痛，嗳腐吞酸，或呕吐酸腐食物，吐后胀痛得减，厌食；或矢气便溏，泻下物酸腐臭秽，舌苔厚腻，脉滑。

（四）肝与胆病辨证

肝的病证有虚实之分，虚证多见于肝阴、肝血的不足；实证多见于气郁火盛及寒邪、湿热等侵犯。至于肝阳上亢、肝风内动，则多为虚实夹杂之证。

1. 肝气郁结

肝气郁结证是肝失疏泄，气机郁滞所表现出的证候。多因情志抑郁，或突然的精神刺激等因素，导致肝的疏泄功能失常所致。

证候：情志抑郁易怒，胸胁脘腹胀闷窜痛，善太息；或咽部有梗阻感；或胁下痞块；妇女可见乳房作胀疼痛，痛经，月经不调，甚或闭经，脉弦。

2. 肝火上炎

肝火上炎证是肝经气火上逆所表现出的证候。多因情志不遂，肝郁化火，或外感火热之邪所致。

证候：头晕胀痛，面红目赤，急躁易怒，口苦咽干，失眠多梦，胁肋灼痛，耳鸣如潮，尿黄便秘，或吐血衄血，舌红苔黄，脉弦数。

3. 肝血虚

肝血虚证是指因肝藏血不足，导致肝血亏虚所表现出的证候。多因脾肾亏虚，生化之源不足；或慢性病耗伤肝血；或失血过多所致。

证候：眩晕耳鸣，面白无华，爪甲不荣，夜寐多梦，两目干涩，视力减退或雀盲；或见肢体麻木，筋脉拘挛，手足震颤；妇女常见月经量少色淡，闭经，舌淡、苔白，脉细。

4. 肝阴虚

肝阴虚证是指肝阴不足，虚热内扰所表现出的证候。多由情志不遂，气郁化火，或肝病、温热病后期耗伤肝阴所致。

证候：头晕耳鸣，两目干涩，胁肋隐痛，视物模糊，五心烦热，潮热盗汗，咽干口燥，舌红少津，脉弦细数。

5. 肝阳上亢

肝阳上亢证是指肝失疏泄，肝气亢奋，或肝肾阴虚，阴不潜阳，肝阳偏亢，上扰头目所表现出的证候。多因肝肾阴虚，肝阳失潜，或恼怒焦虑，气郁化火，暗耗阴津，以致阴不制阳所致。

证候：头晕耳鸣，头目胀痛，面部烘热，急躁易怒，面红目赤，失眠多梦，口苦咽干，便秘，尿黄，舌红，脉弦有力或弦数。

6. 肝风内动

肝风内动证是指患者出现眩晕欲仆、抽搐震颤等具有"动摇"特点的症状。临床常见的有肝阳化风、热极生风和血虚生风。

（1）肝阳化风：

肝阳化风证是肝阳亢逆无制而表现动风的证候。多因肝肾阴虚日久，肝阳失潜而暴发。

证候：眩晕欲仆，头摇而痛，项强肢颤，语言謇涩，手足麻木，步履不稳；或猝然昏倒，不省人事，口眼㖞斜，半身不遂，舌强不语，喉中痰鸣，舌红，脉弦有力。

（2）热极生风：

热极生风证是热邪亢盛引动肝风所引起的抽搐等动风的证候。多由外感温热之邪，邪热鸱张，燔灼肝经所致。

证候：高热烦渴，躁扰不宁，手足抽搐，颈项强直，甚则角弓反张，两目上翻，牙关紧闭，神志不清，舌红或绛，脉弦数。

（3）血虚生风：

血虚生风证是指血虚筋脉失养所表现出的动风证候。多由急慢性出血过多，或久病血虚所引起。

本证的证候、证候分析见"肝血虚"。

7. 肝胆湿热

肝胆湿热证是湿热蕴结肝胆所表现出的证候。多由感受湿热之邪，或过食肥甘厚腻，化湿生热所致。

证候：胁肋部胀痛或灼热，口苦厌食，呕恶腹胀，大便不调，小便短赤，舌红苔黄腻，脉弦数；或寒热往来；或身目发黄；或阴囊湿疹，瘙痒难忍；或睾丸肿胀热痛；或带下黄臭，外阴瘙痒等。

8. 寒滞肝脉

寒滞肝脉证是指寒邪凝滞肝脉所表现出的证候。多因外感寒邪侵袭肝经，使气血凝滞而发病。

证候：少腹胀痛，睾丸坠胀，或阴囊收缩，痛引少腹，遇寒加重，得热则缓，舌苔白滑，脉沉弦或迟。

（五）肾与膀胱病辨证

肾为先天之本，内藏元阴元阳，只宜固藏，不宜泄露。肾为人体生长发育之根，脏腑机能活动之本，一有耗伤，则诸脏皆病；同时任何疾病发展到严重阶段，都可累及到肾。所以肾病多虚证。肾病常见的有肾阳虚、肾气不固、肾不纳气、肾虚水泛、肾阴虚、肾精不足等证，膀胱则多见膀胱湿热证。

1. 肾阳虚

肾阳虚证是肾脏阳气虚衰所表现出的证候。多由素体阳虚，或年高肾亏，房劳伤肾等因素引起。

证候：腰膝酸软，畏寒肢冷，尤以下肢为甚，头目眩晕，神疲乏力，面色苍白或黧黑；或阳痿不育，宫寒不孕；或大便溏泄，完谷不化；或尿少浮肿，腰以下为甚，甚则全身浮肿；舌淡胖、苔白，脉沉弱。

2. 肾气不固

肾气不固证是肾气亏虚，固摄无权所表现出的证候。多因年高肾气亏虚，或年幼肾气未充，或房劳过度，或久病伤肾所致。

证候：小便频数清长，或小便失禁，或尿后余沥不尽，或遗尿，或夜尿频多，滑精早泄，白带清稀，或胎动易滑；伴腰膝酸软，面白神疲；舌淡、苔白，脉沉弱。

3. 肾不纳气

肾不纳气证是肾气虚衰，气不归元所表现出的证候。多由久病咳嗽、肺虚及肾，或年老体衰，肾气不足，或劳伤肾气等因素所致。

证候：久病咳嗽，呼多吸少，气不得续，动则喘息益甚，自汗神疲，声音低怯，腰膝酸软，舌淡、苔白，脉沉弱。

4. 肾阴虚

肾阴虚证是肾脏阴液不足所表现出的证候。多由久病伤肾，或禀赋不足，房事过度，或过服温燥之品，或情志内伤，耗伤肾阴等因素所致。

证候：腰膝酸痛，头晕耳鸣，失眠多梦，男子遗精，女子经少或经闭，或见崩漏，咽干舌燥，形体消瘦，潮热盗汗，五心烦热，溲赤便干，舌红少津，脉细数。

5. 肾精不足

肾精不足证是肾精亏损所表现出的证候。多因禀赋不足、先天元气不充，或后天调养失宜，或房事过度，或久病伤肾所致。

证候：发育迟缓，身材矮小，智力和动作迟钝，囟门迟闭，骨骼痿软；或男子精少不育，女子经闭不孕，性机能减退；或成人早衰，发脱齿摇，耳鸣耳聋，健忘恍惚，足痿无力，精神呆钝等。

6. 膀胱湿热

膀胱湿热证是湿热蕴结膀胱所表现出的证候。多由外感湿热之邪，或饮食不节，内生湿热，下注膀胱所致。

证候：尿频，尿急，尿道灼热疼痛，尿黄赤短少；或尿混浊，或尿血，或尿有砂石，可伴有发热腰痛，舌红、苔黄腻，脉数。

（六）脏腑兼病辨证

人体各脏腑之间在生理上是相互滋生、相互制约的。当某一脏或腑发生病变时，不仅表现出本脏腑的证候，同时，还时常影响到其他脏腑，致使多脏腑同时发生病变。凡两个以上脏腑相继或同时发生病变时，即为脏腑兼病。脏腑病证的传变，一般以具有表里、生克、乘侮关系的脏腑兼病容易发生。掌握脏腑病证的一般传变规律，对临床分析判断病情的发展变化具有重要意义。

1. 心肺气虚

心肺气虚证是心肺两脏气虚所表现出的证候。多由久病咳嗽，耗伤心肺，或禀赋不足，年高体弱等因素引起。

证候：心悸咳喘，气短乏力，动则尤甚，胸闷，咳痰清稀，面白无华，头晕神疲，自汗声怯，舌淡、苔白。

2. 心脾两虚

心脾两虚证是心血不足，脾气虚弱所表现出的证候。多由久病失调，或劳倦思虑，或慢性出血，以致心血耗伤，脾气受损。

证候：心悸健忘，失眠多梦，食欲不振，腹胀便溏，神疲乏力，面色萎黄，或皮下出血，月经量少色淡，或崩漏，或经闭，舌淡，脉细弱。

3. 心肾不交

心肾不交证是心肾水火既济失调所表现出的证候。多由久病伤阴，或房事不节，或思虑太过，情志郁而化火，或外感热病心火独亢等因素所致。

证候：心烦失眠，心悸健忘，头晕耳鸣，咽干口燥，腰膝酸软，多梦遗精，五心烦热，舌红、少苔，脉细数。

4. 心肾阳虚

心肾阳虚证是心肾两脏阳气虚衰、阴寒内盛，失于温煦所表现出的虚寒证候，多由久病不愈，或劳倦内伤所致。

证候：心悸怔忡，畏寒肢冷，小便不利，肢面浮肿，下肢为甚，或唇甲淡暗青紫，舌青紫淡暗、苔白滑，脉沉细微。

5. 肺脾气虚

肺脾气虚证是肺脾两脏气虚所表现出的证候。多由久病咳嗽，肺虚及脾，或饮食不节，劳倦伤脾不能输精于肺所致。

证候：久咳不止，痰多稀白，气短而喘，食欲不振，腹胀便溏，声低懒言，疲倦乏力，面色无华，甚则面浮足肿，舌淡、苔白，脉细弱。

6. 肺肾阴虚

肺肾阴虚证是肺肾两脏阴液不足所表现出的证候。多因久咳肺阴受损，肺虚及肾；或肾阴亏虚，或房事伤肾，肾虚及肺所致。

证候：咳嗽痰少，或痰中带血，口燥咽干或声音嘶哑，腰膝酸软，形体消瘦，五心烦热，潮热盗汗，或遗精，月经量少，舌红、少苔，脉细数。

7. 肝火犯肺

肝火犯肺证是肝火炽盛，上逆犯肺所表现出的证候。多因情志郁结，肝郁化火，肝经热邪上逆犯肺，肺失肃降所致。

证候：胸胁灼痛，急躁易怒，咳嗽阵作，痰黏量少色黄，甚则咯血，头晕目赤，烦热口苦，舌红、苔薄黄，脉弦数。

8. 肝脾不调

肝脾不调证是肝失疏泄，脾失健运所表现出的证候。多由情志不遂，郁怒伤肝，或饮食不节，劳倦伤脾所致。

证候：胁肋胀满窜痛，情志抑郁或急躁易怒，善太息，纳呆腹胀，便溏，肠鸣矢气，或腹痛欲泻，泻后痛减，舌苔白腻，脉弦。

9. 肝胃不和

肝胃不和证是肝失疏泄，胃失和降所表现出的证候。多由情志不遂，肝郁化火，横逆犯胃；或饮食伤胃，胃失和降，影响了肝的疏泄功能所致。

证候：胸胁胃脘胀满疼痛，嗳气呃逆，嘈杂吞酸，烦躁易怒，舌红、苔薄黄，脉弦。

10. 肝肾阴虚

肝肾阴虚证是肝肾两脏阴液不足所表现出的证候。多由久病失调，房事不节，情志内伤所致。

证候：头晕耳鸣，视物模糊，失眠健忘，腰膝酸软，胁痛，咽干口燥，五心烦热，颧红盗汗，遗精，月经不调，舌红、少苔，脉细数。

11. 脾肾阳虚

脾肾阳虚证是脾肾两脏阳气亏虚所表现出的证候。多由脾肾久病，或久泻、久痢，或水湿久居等耗气伤阳所致。

证候：面色苍白，畏寒肢冷，腰膝或小腹冷痛，久泻，久痢；或五更泄泻，下利清谷；或小便不利，面浮肢肿，甚则出现腹水。舌淡胖、苔白滑，脉沉细。

二、八纲辨证

八纲，即阴、阳、表、里、寒、热、虚、实八类证候。八纲辨证是根据四诊所收集的资料，进行分析、综合，以概括病变的大体类别、部位、性质以及邪正盛衰等方面的情况，从而将疾病归纳为阴证、阳证、表证、里证、寒证、热证、虚证、实证八类基本证候。八纲是分析疾病共性的辨证方法，是各种辨证的总纲，在诊断疾病的过程中，起着执简驭繁、提纲挈领的作用，它是根据病人整体证候表现的总和概括出来的辨证规律。

（一）表里辨证

表里是辨别疾病病位内外和病势深浅的两个纲领，它是一个相对的概念。一般皮毛、肌腠、经络在外，属表；五脏六腑在内，属里。外邪犯表，多为疾病初起，一般比较轻浅；脏腑受病，多是病邪深入，一般比较深重。

1. 表证

表证是六淫邪气经皮毛、口鼻侵入机体，病邪浅在肌肤的证候。表证是外感病邪的初期阶段，多具有起病急、病程短、病位浅的特点。

证候：发热恶寒（或恶风寒），舌苔薄白，脉浮。常兼鼻塞流涕，头身痛，咳嗽等症状。

2. 里证

里证是疾病深入于里（脏腑、气血、骨髓）所表现出的一类证候。多由表邪不解，内传于里，或外邪直中脏腑，或七情内伤、饮食劳倦等，使脏腑气血功能失调所致。里证病程长，不恶风寒，脉象不浮，多有舌质、舌苔的变化，可以此与表证相鉴别。具体内容将在脏腑辨证部分介绍。

3. 表证和里证的关系

（1）表里同病：表证和里证同时在一个病人身上出现，多见于表证未解，邪已入里；或旧病未愈，复感外邪；或先见外感，又伤饮食；或病邪同时侵犯表里。临床表现出既有发热、恶寒、头痛、无汗等表证，又有腹胀、便秘、小便黄等里证。

（2）表里转化：在一定条件下，表证、里证可以互相转化，即"由表入里"和"由里出表"，这主要取决于正邪斗争的结果。机体正气不足，抵抗力减弱，或邪气过盛，或护理不当，或失治误治等均可使表邪入里。若治疗及时，或护理得当，使正气渐复，抵抗力增强，则邪气也可由里出表。凡病邪由表入里，表示病势加重；病邪由里出表，则表示病势减轻。

（二）寒热辨证

寒热是辨别疾病性质的两个纲领。寒证与热证反映了机体阴阳的偏盛与偏衰，辨寒热就是辨阴阳之盛衰。

1. 寒证

寒证是感受寒邪，或阳虚阴盛，机体机能活动减退所表现出的证候。

证候：各类寒证表现不尽一致，但一般都会出现恶寒喜暖，面色苍白，肢冷蜷卧，口淡不渴，小便清长，大便稀溏，痰、涎、涕等分泌物清稀，舌淡、苔白而润滑，脉迟或紧等。

2. 热证

热证是感受热邪，或阳盛阴虚，人体机能活动亢进所表现出的证候。

证候：各类热证表现不尽一致，但一般都会出现恶热喜凉，口渴喜冷饮，面红目赤，烦躁不宁，痰、涕黄稠，大便干结，小便短赤，舌红、苔黄而干，脉数等。

3. 寒证与热证的鉴别

寒证与热证，不能孤立地根据某一症状作出判断，应对疾病的全部表现进行综合观察，尤其是寒热的喜恶、口渴与不渴、面色的赤白、四肢的温凉以及二便、舌脉等方面的变化进行辨别（表2-1）。

表 2-1 寒证、热证鉴别表

证型	寒热	口渴	面色	四肢	大便	小便	舌象	脉象
寒证	恶寒喜热	不渴	苍白	冷	大便清稀	小便清长	舌淡苔白腻	迟或紧
热证	恶热喜冷	渴喜冷饮	红赤	热	大便干结	小便短赤	舌红苔黄干	数

4. 寒证与热证的关系

寒证与热证虽有阴阳盛衰的本质区别，但又相互联系，它们既可在病人身上同时出现，表现为寒热错综复杂的证候，又可以在一定条件下互相转化，出现寒证化热、热证转寒，在疾病危重阶段，还会出现假象。寒证与热证同时并存，称为寒热错杂。临床可表现为上热下寒、上寒下热、表寒里热、表热里寒等。如患者既见胸中烦热、频欲呕吐，又见腹痛喜暖、大便稀薄等症即为上有热、下有寒的上热下寒证。

在疾病的过程中，一般其本质与所反映的症状是一致的，即热证见热象，寒证见寒象。但在疾病发展到危重阶段，有时会出现与疾病的本质相反的一些假象，如"寒极似热""热极似寒"，即所谓的真寒假热、真热假寒的证候，这些假象常出现在病人生死存亡的关键时刻，如不细察，易导致误诊。

真热假寒是内有真热而外见假寒的证候。其产生机理是内热过盛、格阴于外，也称"阳盛格阴"。临床表现为四肢厥冷、脉沉等似属寒证，但身寒不喜加衣被，脉沉而有力，并且见口渴喜冷饮、咽干口臭、谵语、小便短赤、大便燥结等热象。说明内热炽盛是真，外见寒象是假。

真寒假热是内有真寒而外见假热的证候。其产生机理是阴寒内盛、格阳于外，也称"阴盛格阳"。临床表现为身热、面红、口渴、脉大等似属热，但身热反欲盖衣被，口渴喜热饮，饮亦不多，脉大而无力，并且还可见到四肢厥冷、大便稀溏、小便清长、舌淡、苔白等寒象。说明阴寒内盛是真，外见热象是假。

（三）虚实辨证

虚实是辨别邪气强弱和正气盛衰的两个纲领。虚指正气不足，实指邪气盛实。虚证主要取决于正气虚方面，实证主要取决于邪气盛方面。正如《素问·通评虚实论篇》所说，"邪气盛则实，精气夺则虚"。辨别疾病的虚实，是治疗疾病时确定扶正或祛邪的依据。

1. 虚证

虚证是指人体正气不足，脏腑生理功能衰退所表现出的证候。虚证的形成，有先天不足和后天失调两个方面，但以后天失调为主。根据气血阴阳虚损的程度不同，临床又分为气虚、血虚、阴虚、阳虚等。

（1）气虚证。

气虚证是机体元气不足，全身或某一脏腑机能减退所表现出的证候。

证候：疲倦乏力，少气懒言，语声低微，自汗，动则诸症加重，舌淡，脉虚弱无力。

（2）血虚证。

血虚证是指血液亏虚，不能濡养脏腑、经脉、组织、器官而出现的证候。

证候：面色无华或萎黄，唇色淡白，爪甲苍白，头晕眼花，心悸失眠，手足麻木，妇女月经量少或闭经，舌质淡，脉细无力。

（3）阴虚证。

阴虚证是指机体阴精亏虚、阴不制阳、虚热内生所表现出的证候。

证候：午后潮热，盗汗，颧红，咽干，五心烦热，小便短黄，大便干结，舌红、少苔，脉细数。

（4）阳虚证。

阳虚证是机体阳气不足，失于温煦推动，脏腑机能活动减退所表现出的证候。

证候：形寒肢冷，面色苍白，神疲乏力，自汗，口淡不渴，小便清长或尿少浮肿，大便稀溏，舌淡胖、苔白，脉沉迟。

2. 实证

实证是指邪气过盛，脏腑功能活动亢盛所表现出的证候。实证的形成多由于外感六淫之邪亢盛，正邪剧争；或脏腑功能失调，致使痰湿、瘀血、宿食等病理产物停滞所致。

证候：一般常表现出发热，形体壮实，声高气粗，精神烦躁，胸胁脘腹胀满，疼痛拒按，大便秘结或热痢下重，小便不利或淋漓涩痛，舌苔厚腻，脉实有力等。

3. 虚证与实证的鉴别

辨别虚实，主要看病人的形体盛衰、精神好坏、声音气息强弱、痛处喜按与拒按以及二便、舌脉的变化（表2-2）。

表2-2 虚证、实证鉴别表

证型	病程	体质	声息	形态	疼痛	二便	舌象	脉象
虚证	久病	虚弱	声低息微	精神萎靡 身倦乏力 气弱懒言	疼痛喜按	大便稀溏 小便清长	舌淡胖、少苔	虚细无力
实证	新病	壮实	声高息粗	精神兴奋 声高气粗	疼痛拒按	大便干结 小便短赤	苔厚腻	实而有力

4. 虚证与实证的关系

疾病是一个复杂的过程，由于体质、治疗、护理等诸因素的影响，使虚证与实证发生虚实夹杂、虚实转化等证候表现。凡虚证与实证同时出现者，称为虚实夹杂。临床上有以实证为主而夹有虚证的，也有以虚证为主而夹有实证的，还有虚证与实证并重的。如肝硬化腹水的病人，可见腹部胀大、青筋暴露、二便不利等实证表现，又有形体消瘦、气短乏力、脉沉细弦等虚证表现，这即是虚实夹杂证。

在疾病发展过程中，由于正邪相争，在一定的条件下，虚证和实证还可相互转化，实证转化为虚证，虚证也可转化为实证。实证失治误治，或邪气久留、过盛伤及正气，可使实证转化为虚证。如外感热证，见高热、口渴、烦躁、脉洪大等实证，若日久不愈，邪气久留损伤正气，可见气短乏力、面色苍白、消瘦、脉细弱等虚证。虚证转化为实证，临床比较少见。主要由于正气虚，脏腑功能减退，致痰、食、血、水等病理产物凝结阻滞，而因虚致实。如心脾气虚证，见心悸气短，若久治未愈，可突然心痛不止，成为气虚血滞、心脉瘀阻的虚中夹实证。

（四）阴阳辨证

阴阳是概括病证类别的一对纲领。阴阳是八纲辨证的总纲，即表、热、实属阳，里、寒、虚属阴。一切病证尽管千变万化，但总起来不外阴证与阳证两大类。

1. 阴证与阳证

阴证是体内阳气虚衰，或寒邪凝聚的证候，其病属寒、属虚。机体反映多呈衰退的表现。

阳证是体内热邪壅盛，或阳气亢盛的证候，其病属热、属实。机体反映多呈亢盛的表现。

2. 亡阴证与亡阳证

亡阴证与亡阳证是疾病过程中的危重证候，一般在高热大汗，或发汗太过，或吐泻过度，或失血过多等阴液或阳气迅速亡失的情况下发生。

亡阴证是指体内阴液过度消耗而表现出的阴液衰竭的病变和证候。临床主要表现为汗出而黏，呼吸短促，身热，手足温，烦躁不安，渴喜冷饮，面色潮红，舌红而干，脉细数无力。

亡阳证是指体内阳气严重消耗而表现出的阳气虚脱的病变和证候。临床主要表现为大汗淋漓，面色苍白，精神淡漠，身畏寒，手足厥逆，气息微弱，口不渴或渴喜热饮，舌淡，脉微欲绝。

亡阴可迅速导致亡阳，亡阳之后也可出现亡阴，只是先后主次不同而已。

（五）八纲之间的相互关系

八纲在临床应用时，虽然每一纲各有其独特的内容，但八纲之间又是相互联系而不能分割的。如表证有表寒、表热、表虚、表实之别，里证同样有里寒、里热、里虚、里实之分，表里辨证还有表寒里热及表实里虚等错综复杂的变化。另外，表里、虚实、寒热在一定条件下，又是可以互相转化的。因此，在应用八纲辨证时，只有掌握八纲各自不同的证候特点，注意八纲之间的相兼、转化、夹杂、真假等情况。

三、气血津液辨证

气血津液是脏腑正常生理活动的产物，受脏腑支配，同时它们又是人体生命活动的物质基础，一旦气血津液发生病变，它不仅会影响脏腑的功能，亦会影响人体的生命活动。反之，脏腑发生病变，必然也会影响气血津液的变化。气血津液辨证可分为气病辨证、血病辨证和津液病辨证。

（一）气病辨证

气病的常见证候，可以概括为气虚证、气陷证、气滞证和气逆证。

1. 气虚证

气虚证是指体内营养物质受损或脏腑功能活动衰退所出现的证候。

（1）症状：头晕目眩、少气懒言、疲倦乏力、自汗、活动时诸症加剧、舌淡、脉虚无力。

（2）病因病机：多由久病、饮食失调，或年老体弱等因素引起。

2. 气陷证

气陷证是气虚病变的一种，以气虚无力升举为主的证候。

（1）症状：头昏眼花、少气倦怠、腹部有坠胀感、脱肛或子宫脱垂等，舌淡苔白，脉虚弱。

（2）病因病机：气虚则脏腑功能衰减，出现清阳不升，气陷于下，升举无力，内脏下垂。

3. 气滞证

气滞证指体内某些部位或某一脏腑气机阻滞、运行不畅引起的病变证候。

（1）症状：闷胀、疼痛、时重时轻、走窜不定、得嗳气或矢气后胀痛减轻。

（2）病因病机：外感六淫，或内伤七情，或饮食劳倦，或跌仆闪挫等皆可引起气机不畅，出现气滞证。

4. 气逆证

气逆证是指气上逆不顺而出现的病变证候，一般多见肺胃肝之气上逆。

（1）症状：肺气上逆主要以咳嗽喘息为特征，胃气上逆主要以呃逆、嗳气、恶心呕吐为特征，肝气上逆主要以头痛、眩晕、昏厥、呕血为特征。

（2）病因病机：外邪犯肺，或痰浊壅肺等致肺失宣降，故上逆为咳喘。外邪犯胃，或饮食积滞，或气郁等而致胃失和降，其气上逆，则呃逆、嗳气、呕吐。情志不遂，郁怒伤肝，肝气上逆，火随气升，故头痛、眩晕、昏厥，甚则呕血。

（二）血病辨证

血病的常见证候，可概括为血虚证、血瘀证和血热证。

1. 血虚证

血虚证是指机体内血液亏虚或其功能下降所引起的症状。

（1）症状：面色萎黄或苍白、唇色淡白、神倦乏力、头晕眼花、心悸失眠、手足麻木、妇女经量少、衍期甚或闭经，舌质淡、脉细无力。

（2）病因病机：久病耗伤，或病失血（吐、衄、便、溺血、崩漏等），或后天脾胃虚弱，生化不足等诸因皆能令人血虚。

2. 血瘀证

凡体内血行受阻，血液瘀滞，或血离于经而瘀阻于体内所引起的病变证候，均属血瘀证。

（1）症状：局部痛如针刺，部位固定，拒按，或有肿块，或见出血，血色紫暗，有血块，面色晦暗，口唇及皮肤甲错，舌质紫暗，或有瘀斑、脉涩等。

（2）病因病机：因气滞而血凝，或血受寒而脉阻，或热与血而相结，或外伤等血溢于经，导致瘀血内停，出现血瘀证。

3. 血热证

即血分有热，或热入血分的症状。

（1）症状：心烦，躁扰发狂，口干喜饮，身热以夜间为甚，舌红绛，脉细数，或见吐、衄、便、尿血及斑疹等，妇女月经提前、量多、色深红等。

（2）病因病机：外感热邪侵入，或五志郁火等所致。血分热盛，心神受扰，故烦躁，甚则发狂；血属阴，热入于内，入夜交争甚，所以发热至夜尤甚；阴血受灼，则口干喜饮；热盛血耗，不能充盈于脉，故脉细数；热迫血妄行，血络受损，必见出血，妇人月经亦必见量多而提前等。

（三）津液病辨证

各种原因所致水液代谢障碍，或津液耗损证候，均可称之为津液病。津液病变，一般可概括为津液不足和水液停聚两方面。

1. 津液不足证

津液不足证又称津伤证，是指津液受劫所致的病变证候。

（1）症状：唇、舌、咽喉、皮肤干燥，肌肉消瘦，口渴，便秘，尿少，舌红少津、苔薄黄，脉细数。

（2）病因病机：多因大汗、出血、吐泻、多尿以及燥热灼伤津液等所致。

2. 水液停聚证

多由肺、脾、肾和三焦等脏腑功能失常，使津液代谢发生障碍，造成水湿潴留，而形成痰、饮、水肿等病证。积水成饮，饮凝成痰；痰者稠黏，饮者清稀。虽二者皆由津液停聚而致，但痰与饮临床表现却颇多差异。

（1）痰。

痰证一般又分风痰、热痰、寒痰、湿痰和燥痰，临床表现各有特征。

①风痰：阴虚阳亢，风阳内动，嗜食肥甘，痰涎内盛，痰盛而动风。症见头晕目眩，喉中痰鸣，突然仆倒，口眼歪斜，舌强不语，四肢麻木，偏瘫等。

②热痰：热邪入侵或阳气亢盛，炼液成痰，痰热互结而成。症见烦热，咳痰黄稠，喉痹，便秘，或发癫狂，苔黄腻，脉滑数等。

③寒痰：感受寒邪，或阴盛阳衰，水津结而成寒痰，或痰与寒结为病。症见畏寒厥冷，咳吐稀白痰，四肢不举，或骨痹刺痛，脉沉迟等。

④湿痰：脾虚不运，湿聚成痰，痰湿并而为病。症见胸痞，纳少，呕恶，痰多，身重困倦，脉濡滑，舌苔厚腻等。

⑤燥痰：燥邪内干，或热灼伤津化燥，炼液而成痰，燥与痰合而为病。症见咯痰黏稠如块如珠如线，

量少，难咯，甚或痰中带血丝，口鼻干燥，咽干痛，便秘，脉细数而滑，舌干少津。

（2）饮。

饮证可分为痰饮、悬饮和溢饮。

①痰饮：中阳不振，水湿内停聚而成饮，留于胃肠。症见胸胁支满，胃脘有振水声，呕吐痰涎清稀，口不渴或渴不多饮，头目眩晕，心悸短气，苔白滑，脉弦滑等。

②悬饮：阳不化水，水饮留于胁肋。症见胁痛，咳唾更甚，转则呼吸牵引而痛，肋间胀满，气短息促，脉沉而弦。

③溢饮：阳气不振，脾肺输布失职，水湿成饮，流溢于四肢肌肉。症见肢体疼痛而沉重，甚则肢体浮肿，小便不利，或见发热恶寒而无汗，咳喘痰多上逆，胸满气促，倚息不得平卧，浮肿多见于面部，痰多而色白，苔白腻，脉弦紧。

第五节 治疗原则

治疗原则是治疗疾病时所必须遵循的基本原则，是在整体观念和辨证论治精神指导下而制定的治疗疾病的准绳，对临床立法、处方等具有普遍的指导意义。

疾病的外在表现与其内在本质一般是统一的，但有时候是不完全一致的，因而透过临床表现探求疾病的本质，即病因病机，是十分重要的。治病求本是治疗疾病的主导思想，而正治与反治、治标与治本、扶正与祛邪、调整阴阳、调理精气血津液、三因制宜等，则是受此主导思想支配和指导的治疗原则。

一、正治与反治

在错综复杂的疾病过程中，病有本质与征象一致者，有本质与征象不一致者，故有正治与反治的不同。

正治与反治，是指所用药物性质的寒热、补泻效用与疾病的本质、现象之间的从逆关系而言。即《素问·至真要大论》所谓"逆者正治，从者反治"。

（一）正治

正治，是指采用与疾病的证候性质相反的方药以治疗的一种治疗原则。由于采用的方药与疾病证候性质相逆，如热证用寒药，故又称"逆治"。

正治适用于疾病的征象与其本质相一致的病证。实际上，临床上大多数疾病的外在征象与其病变本质是相一致的，如热证见热象、寒证见寒象等，故正治是临床最为常用的治疗原则。正治主要包括：

1. 寒者热之

寒证热之是指寒性病证出现寒象，用温热方药来治疗。即以热药治寒证。如表寒证用辛温解表方药，里寒证用辛热温里的方药等。

2. 热者寒之

热证寒之是指热性病证出现热象，用寒凉方药来治疗。即以寒药治热证。如表热证用辛凉解表方药，里热证用苦寒清里的方药等。

3. 虚则补之

虚则补之是指虚损性病证出现虚象，用具有补益作用的方药来治疗。即以补益药治虚证。如阳虚用温阳的方药，阴虚用滋阴方药，气虚用益气的方药，血虚用补血的方药等。

4. 实则泻之

实则泻之是指实性病证出现实象，用攻逐邪实的方药来治疗。即以攻邪泻实药治实证。如食滞用消食导滞的方药，水饮内停用逐水的方药，瘀血用活血化瘀的方药，湿盛用祛湿的方药等。

（二）反治

反治是指顺从病证的外在假象而治的一种治疗原则。由于采用的方药性质与病证中假象的性质相同，故又称为"从治"。

反治适用于疾病的征象与其本质不完全吻合的病证。由于这类情况较少见，故反治的应用相对也较少。究其实质，用药虽然是顺从病证的假象，却是逆反病证的本质，故仍然是在治病求本思想指导下针对疾病的本质而进行的治疗。反治主要包括以下内容：

1. 热因热用

即以热治热，是指用热性药物来治疗具有假热征象的病证，适用于阴盛格阳的真寒假热证。如格阳证中，由于阴寒充塞于内，逼迫阳气浮越于外，故可见身反不恶寒、面赤如妆等假热之象，但由于阴寒内盛是病本，故同时也见下利清谷、四肢厥逆、脉微欲绝、舌淡苔白等内真寒的表现。因此，当用温热方药以治其本。

2. 寒因寒用

即以寒治寒，是指用寒性药物来治疗具有假寒征象的病证，适用于阳盛格阴的真热假寒证。如热厥证中，由于里热盛极，阳气郁阻于内，不能外达于肢体起温煦作用，并格阴于外而见手足厥冷，脉沉伏之假寒之象。但细究之，患者手足虽冷，但躯干部却壮热而欲掀衣揭被，或见恶热、烦渴饮冷、小便短赤、舌红绛、苔黄等里真热的征象。这是阳热内盛，深伏于里所致。其外在寒象是假，里热盛极才是病之本质，故须用寒凉药清其里热。

3. 塞因塞用

即以补开塞，是指用补益药物来治疗具有闭塞不通症状的虚证，适用于因体质虚弱、脏腑精气功能减退而出现闭塞症状的真虚假实证。如血虚而致经闭者，由于血源不足，故当补益气血而充其源，则无须用通药而经自来。又如肾阳虚衰，推动蒸化无力而致的尿少癃闭，当温补肾阳，温煦推动尿液的生成和排泄，则小便自然通利。再如脾气虚弱，出现纳呆、脘腹胀满、大便不畅时，是因为脾气虚衰无力运化所致，当采用健脾益气的方药治疗，使其恢复正常的运化及气机升降，则症自减。因此，以补开塞，主要是针对病证虚损不足的本质而治。

4. 通因通用

即以通治通，是指用通利的药物来治疗具有通泻症状的实证，适用于因实邪内阻出现通泄症状的真实假虚证。如瘀血内阻，血不循经所致的崩漏，如用止血药，则瘀阻更甚而血难循其经，则出血难止，此时当活血化瘀，瘀去则血自归经而出血自止。再如湿热下注而致的淋证，见尿频、尿急、尿痛等症，以利尿通淋而清其湿热，则症自消。这些都是针对邪实的本质而治。

正治与反治相同之处，都是针对疾病的本质而治，故同属于治病求本的范畴；其不同之处在于：正治适用于病变本质与其外在表现相一致的病证，而反治则适用于病变本质与临床征象不完全一致的病证。

二、治标与治本

标与本是相对而言的，标本关系常用来概括说明事物的现象与本质，在中医学中常用来概括病变过程中矛盾的主次先后关系。

作为对举的概念，不同情况下标与本之所指不同。如就邪正而言，正气为本，邪气为标；就病机与症状而言，病机为本，症状为标；就疾病先后言，旧病、原发病为本，新病、继发病为标；就病位而言，脏腑精气病为本，肌表经络病为标，等等。

掌握疾病的标本，就能分清主次，抓住治疗的关键，有利于从复杂的疾病矛盾中找出和处理其主要矛盾或矛盾的主要方面。在复杂多变的疾病过程中，常有标本主次的不同，因而治疗上就有先后缓急之分。

（一）缓则治本

缓则治其本，多用在病情缓和，病势迁延，暂无急重病状的情况下。此时必须着眼于疾病本质的治疗。因标病产生于本病，本病得治，标病自然也随之而去。如痨病肺肾阴虚之咳嗽，肺肾阴虚是本，咳嗽是标，故治疗不用单纯止咳法来治标，而应滋养肺肾以治本，本病得愈，咳嗽也自然会消除。

（二）急则治标

病证急重时的标本取舍原则是标病急重，则当先治、急治其标。标急的情况多出现在疾病过程中出现的急重，甚或危重症状，或卒病而病情非常严重时。如病因明确的剧痛，可先缓急止痛，痛止则再图其本。又如水臌病人，就原发病与继发病而言，臌胀多是在肝病基础上形成，则肝血瘀阻为本，腹水为标，如腹水不重，则宜化瘀为主，兼以利水；但若腹水严重，腹部胀满，呼吸急促，二便不利时，则为标急，此时当先治标病之腹水，待腹水减退，病情稳定后，再治其肝病。

（三）标本兼治

当标本并重或标本均不太急时，当标本兼治。如在热性病过程中，热盛伤津耗阴，津液与阴气受损，凉润作用减退而致肠燥便秘不通，此时邪热内结为本，津液与阴气受伤为标，治当泻热攻下与滋阴增液通便同用；又如脾气虚衰运化失职，水湿内停，此时脾气虚衰是本，水湿内停为标，治可补脾与祛湿同用；再如素体气虚，抗病力低下，反复感冒，如单补气则易留邪，纯发汗解表则易伤正，此时治宜益气解表。以上均属标本兼治。区分标病与本病的缓急主次，有利于从复杂的病变中抓住关键，做到治病求本。

三、扶正与祛邪

正邪相搏中双方的盛衰消长决定着疾病的发生、发展与转归，正能胜邪则病退，邪能胜正则病进。因此，治疗疾病的一个基本原则，就是要扶助正气，祛除邪气，改变邪正双方力量的对比，使疾病早日向好转、痊愈的方向转化。

（一）扶正祛邪的概念

扶正，即扶助正气，增强体质，提高机体的抗邪及康复能力，适用于各种虚证，即所谓"虚则补之"。而益气、养血、滋阴、温阳、填精、补津以及补养各脏的精气阴阳等，均是扶正治则下确立的具体治疗方法。在具体治疗手段方面，除内服汤药外，还可有针灸、推拿、气功、食疗、形体锻炼等。

祛邪，即祛除邪气，消解病邪的侵袭和损害、抑制亢奋有余的病理反应，适用于各种实证，即所谓"实则泻之"。而发汗、涌吐、攻下、消导、化痰、活血、散寒、清热、祛湿等，均是祛邪治则下确立的具体治疗方法。其具体使用的手段也同样是丰富多样的。

（二）扶正祛邪的运用

扶正与祛邪两者相互为用，相辅相成，扶正增强了正气，有助于机体祛除病邪，即所谓"正胜邪自去"；祛邪则在邪气被祛的同时，减免了对正气的侵害，即所谓"邪去正自安"。扶正祛邪在运用上要掌握好以下原则：①攻补应用合理，即扶正用于虚证，祛邪用于实证；②把握先后主次：对虚实错杂证，应根据虚实的主次与缓急，决定扶正祛邪运用的先后与主次；③扶正不留邪，祛邪不伤正。具体运用如下：

1. 单独运用

（1）扶正：适用于虚证或真虚假实证。扶正的运用，当分清虚证所在的脏腑经络等部位及其精气血津液阴阳中的何种虚衰，还应掌握用药的峻缓量度。虚证一般宜缓图，少用峻补，免成药害。

（2）祛邪：适用于实证或真实假虚证。祛邪的运用，当辨清病邪性质、强弱、所在病位，而采用相应的治法。还应注意中病则止，以免用药太过而伤正。

2. 同时运用

扶正与祛邪的同时使用，即攻补兼施，适用于虚实夹杂的病证。由于虚实有主次之分，因而攻补同时使用时亦有主次之别。

（1）扶正兼祛邪：即扶正为主，辅以祛邪，适用于以正虚为主的虚实夹杂证。

（2）祛邪兼扶正：即祛邪为主，辅以扶正，适用于以邪实为主的虚实夹杂证。

3. 先后运用

扶正与祛邪的先后运用，也适用于虚实夹杂证，主要是根据虚实的轻重缓急而变通使用。

（1）先扶正后祛邪：即先补后攻，适应于正虚为主，机体不能耐受攻伐者。此时兼顾祛邪反能更伤正气，故当先扶正以助正气，正气能耐受攻伐时再予以祛邪，可免"贼去城空"之虞。

（2）先祛邪后扶正：即先攻后补，适应于以下两种情况：一是邪盛为主，兼扶正反会助邪；二是正虚不甚，邪势方张，正气尚能耐攻者。此时先行祛邪，邪气速去则正亦易复，再补虚以收全功。总之，扶正祛邪的应用，应知常达变，灵活运用，据具体情况而选择不同的用法。

四、调整阴阳

阴阳失去平衡协调是疾病的基本病机，对此加以调治即为调整阴阳。调整阴阳，即指纠正疾病过程中机体阴阳的偏盛偏衰，损其有余、补其不足，恢复人体阴阳的相对平衡。

（一）损其有余

损其有余，即"实则泻之"，适用于人体阴阳中任何一方偏盛有余的实证。

1. 泻其阳盛

"阳胜则热"的实热证，据阴阳对立制约原理，宜用寒凉药物以泻其偏盛之阳热，此即"热者寒之"之意。

2. 损其阴盛

"阴胜则寒"的实寒证，宜用温热药物以消解其偏盛之阴寒，此即"寒者热之"之意。

（二）补其不足

补其不足，即"虚则补之"，适用于人体阴阳中任何一方虚损不足的病证。调补阴阳，又有据阴阳相互制约原理的阴阳互制的调补阴阳及据阴阳互根原理的阴阳互济的调补阴阳。阴阳两虚者则宜阴阳并补。

1. 阴阳互制之调补阴阳

当阴虚不足以制阳而致阳气相对偏亢的虚热证时，治宜滋阴以抑阳，即唐·王冰所谓"壮水之主，以制阳光"（《素问·至真要大论》注语），《素问·阴阳应象大论》称之为"阳病治阴"。这里的"阳病"指的是阴虚则阳气相对偏亢，治阴即补阴之意。

当阳虚不足以制阴而致阴气相对偏盛的虚寒证时，治宜扶阳以抑阴，即王冰所谓"益火之源，以消阴翳"（《素问·至真要大论》注语）。《素问·阴阳应象大论》称之为"阴病治阳"。这里的"阴病"指的是阳虚则阴气相对偏盛，治阳即补阳之意。

2. 阴阳互济之调补阴阳

对于阴阳偏衰的虚热及虚寒证的治疗，明·张介宾还提出了阴中求阳与阳中求阴的治法，他说："善补阳者，必于阴中求阳，则阳得阴助而生化无穷；善补阴者，必于阳中求阴，则阴得阳升而泉源不竭。"（《景岳全书·新方八阵》）此即阴阳互济的方法。即据阴阳互根的原理，补阳时适当佐以补阴药谓之阴中求阳，补阴时适当佐以补阳药谓之阳中求阴。其意是使阴阳互生互济，不但能增强疗效，同时亦能限制纯补阳或纯补阴时药物的偏性及副作用。

3. 阴阳并补

对阴阳两虚则可采用阴阳并补之法治疗。但须分清主次而用，阳损及阴者，以阳虚为主，则应在补阳的基础上辅以滋阴之品；阴损及阳者，以阴虚为主，则应在滋阴的基础上辅以补阳之品。

应当指出，阴阳互济之调补和阴阳并补两法，虽然用药上都是滋阴、补阳并用，但主次分寸不同，且适应的证候有别。

4. 回阳救阴

此法适用于阴阳亡失者。亡阳者，当回阳以固脱；亡阴者，当救阴以固脱。由于亡阳与亡阴实际上都是一身之气的突然大量脱失，故治疗时都要兼以峻剂补气，常用人参等药。

此外，对于阴阳格拒的治疗，则以寒因寒用、热因热用之法治之。阳盛格阴所致的真热假寒证，其本质是实热证，治宜清泻阳热，即寒因寒用；阴盛格阳所致的真寒假热证，本质是寒盛阳虚，治宜温阳散寒，即热因热用。

总之，运用阴阳学说以指导治疗原则的确定，其最终目的在于选择有针对性的调整阴阳之措施，以使阴阳失调的异常情况复归于协调平衡的正常状态。

五、调理精气血津液

精气血津液是脏腑经络功能活动的物质基础，生理上各有不同功用，彼此之间又相互为用。因此，病理上就有精气血津液各自的失调及互用关系失调。而调理精气血津液则是针对以上的失调而设的治疗原则。

（一）调精

1. 填精

填精补髓用于肾精亏虚，此精指的是具有生殖、濡养、化气、生血、养神等功能的一般意义的精，包括先天之精和后天水谷之精，主要表现为生长发育迟缓，生殖功能低下或不能生育，及气血神的生化不足等，可以补髓填精之法治之。

2. 固精

固精之法用于滑精、遗精、早泄，甚至精泄不止的精脱之候。其总的病机均为肾气不固，故治当补益肾气以摄精。

3. 疏利精气

精之病尚见于阴器脉络阻塞，以致败精、浊精郁结滞留，难以排出；或肝失疏泄，气机郁滞而致的男子不排精之候。治当疏利精气，通络散结。

（二）调气

1. 补气

用于较单纯的气虚证。由于一身之气的生成，源于肾所藏先天之精化生的先天之气（即元气），脾胃化水谷而生的水谷之精所化之气，以及由肺吸入的自然界清气。因此，补气多为补益肺、脾、肾。又由于卫气、营气、宗气的化生及元气的充养多与脾胃化生的水谷之气有关，故尤为重视对脾气的补益。

2. 调理气机

用于气机失调的病证。气机失调的病变主要有气滞、气逆、气陷、气闭、气脱等。治疗时气滞者宜行气，气逆者宜降气，气陷者宜补气升气，气闭者宜顺气开窍通闭，气脱者则宜益气固脱。

（三）调血

1. 补血

用于单纯的血虚证。由于血源于水谷精微，与脾胃、心、肝、肾等脏腑的机能密切相关。又因"脾胃为后天之本""气血生化之源"，故尤为重视对脾胃的补养。

2. 调理血运

血运失常的病变主要有血瘀、出血等，而血寒是血瘀的主要病机，血热、气虚、瘀血是出血的主要病机。治疗时，血瘀者宜活血化瘀，因血寒而瘀者宜温经散寒行血；出血者宜止血，且须据出血的不同病机而施以清热、补气、活血等法。

（四）调津液

1. 滋养津液

用于津液不足证。其中实热伤津，宜清热生津。

2. 祛除水湿痰饮

用于水湿痰饮证。其中湿盛者宜祛湿、化湿或利湿；水肿或水臌者，宜利水消肿；痰饮为患者，宜化痰逐饮。因水液代谢障碍，多责之肺、脾、肾、肝，故水湿痰饮的调治，从脏腑而言，多从肺、脾、肾、肝入手。

（五）调理精气血津液的关系

1. 调理气与血的关系

由于气血之间有着互根互用的关系，故病理上常相互影响而有气病及血或血病及气的病变，结果是气血同病，故需调理两者的关系。

气虚生血不足，而致血虚者，宜补气为主，辅以补血，或气血双补；气虚行血无力而致血瘀者，宜补气为主，辅以活血化瘀；气滞致血瘀者，行气为主，辅以活血化瘀；气虚不能摄血者，补气为主，辅以收涩或温经止血。

血虚不足以养气，可致气虚，宜补血为主，辅以益气；但气随血脱者，因"有形之血不能速生，无形之气所当急固"（清·程国彭《医学心悟》），故应先益气固脱以止血，待病势缓和后再进补血之品。

2. 调理气与津液的关系

气与津液生理上同样存在互用的关系，故病理上也常相互影响，因而治疗上就要调理两者关系的失常。气虚而致津液化生不足者，宜补气生津；气不行津而成水湿痰饮者，宜补气、行气以行津；气不摄津而致体内津液丢失者，宜补气以摄津。而津停而致气阻者，在治水湿痰饮的同时，应辅以行气导滞；气随津脱者，宜补气以固脱，辅以补津。

3. 调理气与精关系

生理上气能疏利精行，精与气又可互相化生。病理上气滞可致精阻而排出障碍，治宜疏利精气；精亏不化气可致气虚，气虚不化精可致精亏，治宜补气填精并用。

4. 调理精血津液的关系

"精血同源"，故血虚者在补血的同时，也可填精补髓；精亏者在填精补髓的同时，也可补血。"津血同源"，病理上常有津血同病而见津血亏少或津枯血燥，治当补血养津或养血润燥。

六、三因制宜

"人以天地之气生"，指人是自然界的产物，自然界天地阴阳之气的运动变化与人体是息息相通的，因此人的生理活动、病理变化必然受着诸如时令气候节律、地域环境等因素的影响。

（一）因时制宜

根据时令气候节律特点，来制定适宜的治疗原则，称为"因时制宜"。因时之"时"一是指自然界的时令气候特点，二是指年、月、日的时间变化规律。《灵枢·岁露论》说："人与天地相参也，与日月相应也。"因而年月季节、昼夜晨昏时间因素，既可影响自然界不同的气候特点和物候特点，同时对人体的生理活动与病理变化也带来一定影响，因此，就要注意在不同的天时气候及时间节律条件下的治疗宜忌。

以季节而言，由于季节间的气候变化幅度大，故对人的生理病理影响也大。如夏季炎热，机体当此阳盛之时，腠理疏松开泄，则易于汗出，即使感受风寒而致病，辛温发散之品亦不宜过用，以免伤津耗气或助热生变。至于寒冬时节，人体阴盛而阳气内敛，腠理致密，同是感受风寒，则辛温发表之剂用之无碍；但此时若病热证，则当慎用寒凉之品，以防损伤阳气。即如《素问·六元正纪大论》所说："用寒远寒，用凉远凉，用温远温，用热远热，食宜同法。"即用寒凉方药及食物时，当避其气候之寒凉；用温热方药及食物时，当避其气候之温热。又如暑多夹湿，故在盛夏多注意清暑化湿；秋天干燥，则宜轻宣润燥等。

以昼夜而言，日夜阴阳之气比例不同，人亦应之。因而某些病证，如阴虚的午后潮热，湿温的身热不扬而午后加重，脾肾阳虚之五更泄泻等，也具有日夜的时相特征，亦当考虑在不同的时间实施治疗。针灸中的"子午流注针法"即是根据不同时辰而有取经与取穴的相对特异性，是择时治疗的最好体现。

（二）因地制宜

根据不同的地域环境特点，来制定适宜的治疗原则，称为"因地制宜"。不同的地域，地势有高下，气候有寒热湿燥、水土性质各异。因而，在不同地域长期生活的人就具有不同的体质差异，加之其生活与工作环境、生活习惯与方式各不相同，使其生理活动与病理变化亦不尽相同，因地制宜就是考虑这些差异而实施治疗。

（三）因人制宜

根据病人的年龄、性别、体质等不同特点，来制定适宜的治疗原则，称为"因人制宜"。不同的患者有其不同的个体特点，应根据每个患者的年龄、性别、体质等不同的个体特点来制定适宜的治则。如清·徐大椿《医学源流论》指出："天下有同此一病，而治此则效，治彼则不效，且不惟无效，而及有大害者，何也？则以病同人异也。"

第三章　肺系疾病

第一节　感冒

感冒是感受触冒风邪，邪犯卫表而导致的常见外感疾病，临床表现以鼻塞、流涕、喷嚏、咳嗽、头痛、恶寒、发热、全身不适、脉浮为其特征。

本病四季均可发生，尤以春冬两季为多。病情轻者多为感受当令之气，称为伤风、冒风、冒寒；病情重者多为感受非时之邪，称为重伤风。在一个时期内广泛流行、病情类似者，称为时行感冒。

早在《内经》即已有外感风邪引起感冒的论述，如《素问·骨空论》说："风者百病之始也……风从外入，令人振寒，汗出头痛，身重恶寒。"《素问·风论》也说："风之伤人也，或为寒热。"汉代张仲景《伤寒论·辨太阳病脉证并治》篇论述太阳病时，以桂枝汤治表虚证，以麻黄汤治表实证，提示感冒风寒有轻重的不同，为感冒的辨证治疗奠定了基础。

感冒病名出自北宋《仁斋直指方·诸风》篇。元·朱丹溪《丹溪心法·中寒二》提出："伤风属肺者多，宜辛温或辛凉之剂散之。"明确本病病位在肺，治疗应分辛温、辛凉两大法则。

及至明清，多将感冒与伤风互称，并对虚人感冒有进一步的认识，提出扶正达邪的治疗原则。至于时行感冒，隋·巢元方《诸病源候论·时气病诸候》中即已提示其属"时行病"之类，具有较强的传染性。如所述："时行病者，春时应暖而反寒，冬时应寒而反温，非其时而有其气。是以一岁之中，病无长少，率相近似者，此则时行之气也。"即与时行感冒密切相关。

至清代，不少医家进一步强化了本病与感受时行之气的关系，林佩琴在《类证治裁·伤风》中明确提出了"时行感冒"之名。徐灵胎《医学源流论·伤风难治论》说："凡人偶感风寒，头痛发热，咳嗽涕出，俗谓之伤风……乃时行之杂感也。"指出感冒乃属触冒时气所致。

凡普通感冒（伤风）、流行性感冒（时行感冒）及其他上呼吸道感染而表现感冒特征者，皆可参照本节内容进行辨证论治。

一、病因病机

感冒是因六淫、时行之邪，侵袭肺卫；以致卫表不和，肺失宣肃而为病。

（一）病因

感冒是由于六淫、时行病毒侵袭人体而致病。以风邪为主因，因风为六淫之首，流动于四时之中，故外感为病，常以风为先导。

但在不同季节，每与当令之气相合伤人，而表现为不同证候，如秋冬寒冷之季，风与寒合，多为风寒证；春夏温暖之时，风与热合，多见风热证；夏秋之交，暑多夹湿，每又表现为风暑夹湿证候。但一般以风寒、风热为多见，夏令亦常夹暑湿之邪。至于梅雨季节之夹湿，秋季兼燥等，亦常可见之。再有遇时令之季，如旱天其情为火为热为燥，伤阴津，耗五脏之阴气血，其证为干燥竭液证，治多以润、清、凉育之，如冬旱、春旱、夏秋之旱都常出现，应按此调之。

若四时六气失常，非其时而有其气，伤人致病者，一般较感受当令之气为重。而非时之气夹时行疫毒伤人，则病情重而多变，往往相互传染，造成广泛的流行，且不限于季节性。正如《诸病源候论·时气病诸候》所言："夫时气病者，此皆因岁时不和，温凉失节，人感乖戾之气而生，病者多相染易。"

（二）病机

外邪侵袭人体是否发病，关键在于卫气之强弱，同时与感邪的轻重有关。《灵枢·百病始生》曰："风雨寒热不得虚，邪不能独伤人。"

若卫外功能减弱，肺卫调节疏懈，外邪乘袭卫表，即可致病。如气候突变，冷热失常，六淫时邪猖獗，卫外之气失于调节应变，即每见本病的发生率升高。或因生活起居不当，寒温失调以及过度疲劳，以致腠理不密，营卫失和，外邪侵袭为病。

若体质虚弱，卫表不固，稍有不慎，即易见虚体感邪。它如肺经素有痰热、痰湿，肺卫调节功能低下，则更易感受外邪，内外相引而发病。加素体阳虚者易受风寒，阴虚者易受风热、燥热，痰湿之体易受外湿。正如清·李用粹《证治汇补·伤风》篇说："肺家素有痰热，复受风邪束缚，内火不得疏泄，谓之寒暄。此表里两因之实证也。有平昔元气虚弱；表疏腠松；略有不慎，即显风证者。此表里两因之虚证也。"

外邪侵犯肺卫的途径有二，或从口鼻而入，或从皮毛内侵。风性轻扬，为病多犯上焦。故《素问·太阴阳明论》篇说："伤于风者，上先受之。"肺处胸中，位于上焦，主呼吸，气道为出入升降的通路，喉为其系，开窍于鼻，外合皮毛，职司卫外，为人身之藩篱。故外邪从口鼻、皮毛入侵，肺卫首当其冲，感邪之后，随即出现卫表不和及上焦肺系症状。因病邪在外、在表，故尤以卫表不和为主。

由于四时六气不同，以及体质的差异，临床常见风寒、风热、暑湿三证。若感受风寒湿邪，则皮毛闭塞，邪郁于肺，肺气失宣；感受风热暑燥，则皮毛疏泄不畅，邪热犯肺，肺失清肃。如感受时行病毒则病情多重，甚或变生它病。在病程中亦可见寒与热的转化或错杂。

一般而言，感冒预后良好，病程较短而易愈，少数可因感冒诱发其他宿疾而使病情恶化。对老年、婴幼儿、体弱患者以及时感重症，必须加以重视，防止发生传变，或同时夹杂其他疾病。

二、诊查要点

（一）诊断依据

（1）临证以卫表及鼻咽症状为主，可见鼻塞、流涕、多嚏、咽痒、咽痛、周身酸楚不适、恶风或恶寒，或有发热等。若风邪夹暑、夹湿、夹燥，还可见相关症状。

（2）时行感冒多呈流行性，在同一时期发病人数剧增，且病证相似，多突然起病，恶寒、发热（多为高热）、周身酸痛、疲乏无力，病情一般较普通感冒为重。

（3）病程一般3~7日，普通感冒一般不传变，时行感冒少数可传变入里，变生它病。

（4）四季皆可发病，而以冬、春两季为多。

（二）病证鉴别

1. 感冒与风温

本病与诸多温病早期症状相类似，尤其是风热感冒与风温初起颇为相似，但风温病势急骤，寒战发热甚至高热，汗出后热虽暂降，但脉数不静，身热旋即复起，咳嗽胸痛，头痛较剧，甚至出现神志昏迷、惊厥、谵妄等传变入里的证候。而感冒发热一般不高或不发热，病势轻，不传变，服解表药后，多能汗出热退，脉静身凉，病程短，预后良好。

2. 普通感冒与时行感冒

普通感冒病情较轻，全身症状不重，少有传变。在气候变化时发病率可以升高，但无明显流行特点。若感冒1周以上不愈，发热不退或反见加重，应考虑感冒继发它病，传变入里。时行感冒病情较重，发病急，全身症状显著，可以发生传变，化热入里，继发或合并它病，具有广泛的传染性、流行性。

（三）相关检查

本病通常可作血白细胞计数及分类检查，胸部X线检查。部分患者可见白细胞总数及中性粒细胞升高或降低。有咳嗽、痰多等呼吸道症状者，胸部X线摄片可见肺纹理增粗。

三、辨证论治

（一）辨证要点
本病邪在肺卫，辨证属表、属实，但应根据证情，区别风寒、风热和暑湿兼夹之证，还需注意虚体感冒的特殊性。

（二）治疗原则
感冒的病位在卫表肺系，治疗应因势利导，从表而解，遵《素问·阴阳应象大论》"其在皮者，汗而发之"之义，采用解表达邪的治疗原则。风寒证治以辛温发汗；风热证治以辛凉清解；暑湿杂感者，又当清暑祛湿解表。

（三）证治分类

1. 风寒束表证

恶寒重，发热轻，无汗，头痛，肢节酸疼，鼻塞声重，或鼻痒喷嚏。时流清涕，咽痒，咳嗽，咳痰稀薄色白，口不渴或渴喜热饮，舌苔薄白而润，脉浮或浮紧。

证机概要：风寒外束，卫阳被郁，腠理闭塞，肺气不宣。

治法：辛温解表。

代表方：荆防达表汤或荆防败毒散加减。两方均为辛温解表剂，前方疏风散寒，用于风寒感冒轻证；后方辛温发汗，疏风祛湿，用于时行感冒，风寒夹湿证。

2. 风热犯表证

身热较著，微恶风，汗泄不畅，头胀痛，面赤，咳嗽，痰黏或黄，咽燥，或咽喉乳蛾红肿疼痛，鼻塞，流黄浊涕，口干欲饮，舌苔薄白微黄，舌边尖红，脉浮数。

证机概要：风热犯表，热郁肌腠，卫表失和，肺失清肃。

治法：辛凉解表。

代表方：银翘散或葱豉桔梗汤加减。两方均有辛凉解表，轻宣肺气功能，但前者长于清热解毒，适用于风热表证热毒重者，后者重在清宣解表，适用于风热袭表，肺气不宣者。

3. 暑湿伤表证

身热，微恶风，汗少，肢体酸重或疼痛，头昏重胀痛，咳嗽痰黏，鼻流浊涕，心烦口渴，或口中黏腻，渴不多饮，胸闷脘痞，泛恶，腹胀，大便或溏，小便短赤，舌苔薄黄而腻，脉濡数。

证机概要：暑湿遏表，湿热伤中，表卫不和，肺气不清。

治法：清暑祛湿解表。

代表方：新加香薷饮加减。本方功能清暑化湿，用于夏月暑湿感冒，身热心烦，有汗不畅，胸闷等症。

第二节　咳嗽

咳嗽是指由外感或内伤等多种因素导致肺失清肃，肺气上逆，以咳嗽为主要表现的一种病证。古人认为"有声无痰谓之咳，有痰无声谓之嗽，有声有痰谓之咳嗽"。临床多痰声并见，难以截然分开，故统称咳嗽。

咳嗽是内科疾病中极为常见、发病率很高的一种病证。既是肺系多种疾病的一个主要症状，又是一个具有独立性的疾病。本节讨论范围重点在于以咳嗽为主要表现的病证，其他疾病兼见的咳嗽可与本节联系互参。

咳嗽病名最早见于《内经》，该书对咳嗽的成因、症状、证候分类、病理转归及治疗等问题做了较系统的论述，如《素问·宣明五气》篇说："五气所病……肺为咳。"指出咳嗽的病位在肺。《素问·咳论》篇说："皮毛先受邪气，邪气以从其合也。""五脏六腑皆令人咳，非独肺也。"指出了咳嗽的病因，外邪犯肺可以致咳，其他脏腑功能失调影响于肺亦可致咳，咳嗽不只限于肺而不离乎肺。在咳嗽的分类上，以脏腑命名分为肺咳、心咳、肝咳、脾咳、肾咳、胃咳、大肠咳、小肠咳、胆咳、膀胱咳、三焦咳，并描述了各种咳嗽的证候特征。《诸病源候论·咳嗽候》有十咳之称，除五脏咳外，尚有风咳、寒咳、久咳、胆咳、厥阴咳。《景岳全书》执简驭繁，将咳嗽归纳为外感、内伤两大类，曰："咳嗽之要，止惟二证。何为二证？一曰外感，一曰内伤而尽之矣。"至此，咳嗽之辨证分类始较完善，切合临床实用。

西医学的急、慢性支气管炎以及上呼吸道感染、肺炎、慢性咽炎等表现以咳嗽为主症者，可参照本病辨证论治。

一、病因病机

咳嗽的病因有外感、内伤两大类。外感咳嗽为六淫之邪犯肺，内伤咳嗽为脏腑功能失调，内邪干肺。无论邪从外入或邪自内生，均可导致肺失宣肃、肺气上逆而作咳嗽。

（一）外邪袭肺

六淫之邪乘人体肺卫功能减退或失调时，从口鼻或皮毛而入，侵袭肺系，致肺失宣肃，肺气上逆而作咳嗽，正如《河间六书·咳嗽论》所说："寒、暑、燥、湿、风、火六气，皆令人咳。"即是此意。由于风为六淫之首，善合他邪，故常以风邪为主，多挟寒、热、燥邪等。外感咳嗽有风寒、风热、风燥之别，而以风挟寒者居多，诚如张景岳所言："六气皆令人咳，风寒为主。"

（二）内邪干肺

内伤咳嗽总由脏腑功能失调、内邪干肺所致，可分为肺脏自病或其他脏腑病变累及于肺两方面。

1. 肺脏自病

常由肺系多种疾病迁延不愈，肺脏虚弱，阴伤气耗，肺主气功能失常，肃降无权，肺气上逆致咳。

2. 他脏有病及肺

可因情志刺激，肝失条达，气郁化火，气火上逆犯肺；或过食辛辣肥甘，滋生痰热，或饮食不节，损伤脾胃，脾失健运，痰浊内生，上干于肺，此即"脾为生痰之源，肺为贮痰之器"之意；或先天禀赋不足，或房劳过度，使肾阴下亏，虚火上灼于肺，或损伤肾阳，致肾阳虚衰，不能蒸腾气化水液，水饮内停，上犯于肺；或心的功能失常，心血瘀阻，心病及肺。上述原因均能导致脏腑功能失调，累及于肺，肺失宣肃，气逆于上而作咳嗽，此即为"五脏六腑皆令人咳，非独肺也"之理。但必须指出，无论何脏腑有病，最终要影响到肺的宣肃功能，咳嗽才能发生。正如《医学三字经》所言："咳嗽不止于肺，而不离乎肺也。"

总之，咳嗽病因有外感和内伤之分，病位主要在肺，涉及五脏，尤与肝、脾、肾关系密切，病机主要为肺失宣肃、肺气上逆。病理性质外感咳嗽多为邪实，若外邪不能及时透达，可进一步演变为风寒郁久化热、风热灼津化燥、肺热蒸液为痰等情况。内伤咳嗽多邪实与正虚并见，但有因实致虚与因虚致实之别，他脏有病及肺者多因实致虚，如肝火犯肺，气火灼伤肺津，炼液为痰等；肺脏自病者多因虚致实，如肺阴不足每致阴虚火旺、灼津为痰，或肺气亏虚、气不化津、津聚为痰等。病理因素主要为"痰"与"火"，而痰有寒痰、热痰之分，火有虚火、实火之别。痰与火每多互为因果，痰可郁而化火，火能灼津为痰。

外感咳嗽与内伤咳嗽关系十分密切，常相互影响为病，如外感咳嗽迁延不愈易伤肺气，肺气耗伤，更易反复感邪而致咳嗽屡作，肺气益伤，逐渐转成内伤咳嗽；内伤咳嗽时肺脏有病，卫外不强，易受外邪引发或加重，特别在气候转寒、气温骤降时尤为明显。因此，咳嗽虽有外感、内伤之分，但两者常互为因果。

二、诊断

（一）诊断要点

1. 病史

外感咳嗽起病较急，病程较短，一般不超过1个月，常伴有寒热表证；内伤咳嗽常反复发作，病程较长，以经常咳嗽咳痰为主，多伴其他脏腑兼症。

2. 临床特征

以咳嗽、咳痰，或伴咽痒为主要表现。

（二）辅助检查

外感咳嗽可无明显体征，肺部 X 线摄片检查多为正常，或肺纹理增粗，或听诊两肺野呼吸音增粗，或伴散在干性啰音，血常规检查大多正常，或可见白细胞总数和中性粒细胞比例增高。内伤咳嗽胸部 X 线透视或摄胸片可见两肺纹理增粗、紊乱等，病轻时也可无改变，发作期可在背部或肺底部闻及散在的干、湿性啰音。

三、辨证

（一）辨外感内伤

咳嗽首当分清外感与内伤。外感咳嗽多是新病，起病急，病程短，常伴恶寒、发热、头痛等肺卫表证；内伤咳嗽多为久病，常反复发作，病程较长，多伴他脏见症。

（二）辨咳嗽特点

包括时间、节律、性质、声音以及加重因素。

咳嗽白天重于夜间，喉痒咳作，咳而急剧，声重或咳声嘶哑，病势急而病程短者，多为外感风寒、风热或风燥所致；病势缓而病程长者为阴虚或气虚咳嗽；咳声粗浊者多为风热或痰热伤津引起；晨间咳甚，咳声重浊，痰出咳减者，多为痰湿或痰热咳嗽；午后或夜间咳甚，咳声短促者，多属肺燥阴虚挟瘀；夜卧咳嗽较剧，持续不已，少气或伴气喘胸闷者，为久咳致喘的虚寒挟瘀证；咳而声低气怯者属虚，洪亮有力者属实；饮食肥甘、生冷加重者多为痰湿；情志郁怒加重者常为气火；劳累、受凉后加重者多因于痰湿、虚寒。

（三）辨痰的色、质、量、味

痰白而稀薄者属风、属寒；痰黄而黏稠者属热；痰白质黏者属阴虚、燥热；痰白清稀透明呈泡沫状的属虚、属寒；痰色灰暗者为痰浊；痰中带血者多为肺热或阴虚肺燥；咳而少痰或干咳无痰者多属燥热、气火、阴虚；痰多者常为痰湿、痰热、虚寒；咳痰有热腥味或腥臭气的为痰热或痰热胶结成痈；味甜者为痰湿；味咸者属肾虚。

（四）辨证候虚实

外感咳嗽以风寒、风热、风燥为主，均属邪实；而内伤咳嗽中的痰湿、痰热、肝火多为邪实正虚；肺阴亏虚、肺气亏虚则属正虚或虚中夹实。

四、治疗原则

咳嗽的治疗应分清邪正虚实。外感咳嗽为实证，治宜祛邪宣肺，要因势利导，使肺气宣畅则咳嗽自止，忌用收涩留邪之品；内伤咳嗽多属邪实正虚，治当祛邪止咳，扶正补虚，标本兼顾，禁用宣散伤正之药。此外，咳嗽的治疗除直接治肺外，还应从整体出发，重视治脾、治肝、治肾等。

五、中药治疗

（一）外感咳嗽（暴咳）

1. 风寒袭肺证

证候：咳嗽声重，气急，喉痒，咳痰稀薄色白；常伴鼻塞，流清涕，头痛，肢体酸痛，恶寒发热，无汗等表证；舌苔薄白，脉浮紧。

证候分析：本证以风寒袭肺、肺气失宣为主要病机。风寒袭肺，肺气壅遏不得宣通，故咳嗽声重，气急喉痒；寒邪郁肺，气不布津，凝聚为痰，故咳痰稀薄色白；风寒束表，腠理闭塞，卫阳被郁，故见鼻塞，流清涕，头痛，肢体酸痛，恶寒发热无汗等表证；苔薄白，脉浮紧为风寒在表之征。本证以咳嗽声重，痰稀薄色白，伴风寒表证为辨证要点。

治法：疏风散寒，宣肺止咳。

方药：三拗汤合止嗽散加减。

若咽痒者，加防风祛风止痒；若热为寒遏，即"寒包火咳"，症见咳嗽音嘎，气急似喘，痰黏稠，口渴，咽痛，心烦，恶寒鼻塞，流清涕，或有身热者，加石膏、桑白皮、黄芩、鱼腥草以清肺热；若夹痰湿，咳而痰黏色白，胸闷，苔腻者，加半夏、厚朴、茯苓、苍术以燥湿化痰。

2. 风热犯肺证

证候：咳嗽气粗或咳声嘎哑，咳痰不爽，痰黏稠或黄稠，口干咽痛喉燥；常伴鼻流黄涕，头痛，发热，有汗，恶风等症；舌苔薄黄，脉浮数。

证候分析：本证以风热犯肺、肺失清肃为主要病机。风热袭肺，肺失宣肃，故咳嗽气粗或咳声嘶哑；肺热内郁，蒸液为痰，则见咳痰不爽，痰黄黏稠；肺热伤津，故口干咽痛喉燥；风热犯表，表卫失和，故见鼻流黄涕、头痛发热、有汗恶风等表热证；舌苔薄黄、脉浮数为风热在表之象。本证以咳嗽痰黏或黄稠伴风热表证为审证要点。

治法：疏风清热，宣肺止咳。

方药：桑菊饮化裁。

咳嗽较重者，加前胡、牛蒡子、浙贝母加强宣肺止咳之力；咽痒者，加蝉蜕疏风止痒；肺热较甚者，加黄芩、鱼腥草清肺泄热；咽痛声嘎者，加射干、马勃清热利咽；热灼肺津而口干咽燥者，加南沙参、天花粉清热生津；若风热伤络，见鼻衄、痰中带血丝者，加白茅根、侧柏叶、生地、藕节以凉血止血；若夏令风热夹暑湿，见咳嗽，胸闷，心烦口渴，尿赤，舌红，苔黄腻，脉濡数者，加六一散、鲜荷叶、香薷、藿香、佩兰等以清解暑湿。

3. 风燥伤肺证

证候：喉痒干咳，连声作呛，无痰或痰少而黏，不易咯出，或痰中带有血丝，咽燥干痛，口鼻唇干燥；初起常伴头痛，身热微恶寒等表证；舌尖红，苔薄黄少津，脉浮数或小数。

证候分析：本证以风燥伤肺、肺失清润为主要病机。燥热犯肺，肺津耗伤，肺失清润，故喉痒干咳，连声作呛，无痰或痰少而黏，不易咯出；燥热伤肺，肺络受损，则痰中带有血丝；燥胜则干，燥易伤津，故咽燥干痛，口鼻唇干燥；初起伴有头痛、身热、微恶寒等表证，为风热燥邪客表、表卫失和之征；苔薄黄少津、舌尖红、脉浮数或小数为燥热伤津、病在肺卫上焦之象。本证以喉痒干咳，或痰少而黏，口咽鼻干燥，伴风热表证，多见于初秋为审证要点。

治法：疏风清肺，润燥止咳。

方药：桑杏汤加减。常加桔梗、百部、川贝母、麦冬、花粉以加强润肺止咳之力。

若喉痒甚者，加蝉蜕疏风止痒；痰中带血者，加白茅根、生地凉血止血。若是温燥伤肺之重证，可用清燥救肺汤加减治疗。

若系凉燥犯肺，与前述感冒中的凉燥证基本相同，只是咳嗽症状更为突出，多见于深秋，临床表现是燥证与风寒证并见，症见喉痒，干咳无痰或少痰，咽干鼻燥，兼有恶寒发热，头痛无汗，舌苔薄白而干，脉浮紧。用药当以温而不燥、润而不凉为原则，方用杏苏散合止嗽散化裁，以疏散风寒、温润止咳，切不可用发汗峻剂或过于滋腻之品，喉痒甚者加荆芥、防风，既疏散风寒，又祛风止痒。

（二）内伤咳嗽（久咳）

1. 痰湿蕴肺证

证候：咳嗽反复发作，咳嗽痰多，咳声重浊，痰白或灰色黏腻或稠厚成块，因痰而嗽，痰出咳平，每于晨间或食后咳甚痰多，进甘甜油腻食物尤重；常伴胸闷脘痞，呕恶，食少体倦，大便时溏；舌质淡，苔白腻，脉濡滑。

证候分析：本证以脾虚生痰、壅遏肺气为主要病机。"脾为生痰之源，肺为贮痰之器"，饮食劳倦伤脾，脾虚生痰，上渍于肺，壅遏肺气，故咳嗽痰多，咳声重浊，痰白带灰而黏腻或稠厚成块；痰多则气阻，痰出则肺气通畅，故因痰而嗽，痰出咳平；晨间痰壅，食后加重脾的负担，且肥甘厚味之物能助湿生痰，故每于晨间或食后咳甚痰多，进甘甜油腻之物加重；痰湿中阻，胃失和降，则胸闷脘痞，呕恶；脾气虚弱，运化无力，则见食少体倦，大便时溏；舌质淡、苔白腻、脉濡滑为脾虚痰湿内盛之象。本证以咳嗽痰多色白黏稠，晨间为甚，苔白腻，脉滑为辨证要点。

治法：健脾燥湿，化痰止咳。

方药：二陈汤合平胃散加减。常加枳壳，行气有助于化痰，正所谓"气行则湿行，气顺则痰消"；加桔梗宣肺止咳化痰。

若痰浊壅肺，咳逆气急痰涌，苔浊白腻者，加三子养亲汤降气化痰止咳；若寒痰较重，痰多清稀，怯寒背冷者，加干姜、细辛温肺化饮；脾虚明显者，加党参、焦白术益气健脾。病情平稳后可服六君子汤（丸）以资巩固。

2. 痰热郁肺证

证候：咳嗽气粗，痰多质黏黄稠，咯吐不爽，或咳引胸痛，咯血痰；面赤，身热，口干欲饮；舌质红苔黄腻，脉滑数。

证候分析：本证以痰热壅肺、肺失肃降为主要病机。过食辛辣肥甘，酿成痰热，或痰湿郁久化热，痰热壅肺，肺失清肃，气逆于上，故咳嗽气粗，痰多质黏黄稠，咯吐不爽；热伤肺络，则咳引胸痛，咯血痰；肺热郁蒸，故面赤身热，口干欲饮；舌质红、苔黄腻、脉滑数均为痰热之征。本证以咳嗽气粗，痰多黄稠，苔黄腻，脉滑数为辨证要点。

治法：清热肃肺，化痰止咳。

方药：清金化痰汤加减。

若痰热壅盛，腑气不通，胸满咳逆，痰涌，便秘者，加葶苈子、大黄泻肺通腑以逐痰；若痰热郁蒸，痰黄如脓或有热腥味者，加鱼腥草、浙贝母、冬瓜仁、薏苡仁等清肺化痰排脓；痰热伤津而口干、舌红少津者，配南沙参、玉竹、天花粉以养阴生津。

3. 肝火犯肺证

证候：气逆作咳，咳则连声，面红目赤，急躁易怒，口苦咽干，痰少质黏，咯之难出，甚则痰中带血，胸胁胀痛，咳时引痛，症状常随情绪波动而增减，舌质红或舌边红，苔薄黄少津，脉弦数。

证候分析：本证以肝郁化火、上逆侮肺为主要病机。情志所伤，肝气郁结，气郁化火，木火刑金，肺失肃降，以致气逆作咳，咳则连声；肝火上炎，扰及心神，故见面红目赤，急躁易怒，口苦咽干；肝火犯肺，炼液成痰，甚则肺络受损，故痰少质黏，咯之难出，或痰中带血丝；肝脉布两胁，上注于肺，肝肺络气不和，则胸胁胀痛，咳时引痛；情志舒畅则气郁稍减，性情急躁则气郁复加，故症状每随情绪波动而增减；舌质红或舌边红、苔薄黄少津、脉弦数均为肝火肺热伤津之征。本证以气逆作咳，咳则连声，面红目赤，急躁易怒，口苦，脉弦数为辨证要点。

治法：清肝泻肺，降气止咳。

方药：黛蛤散合加味泻白散化裁。

若咳频痰稠难咯者，加浙贝母、海浮石、枇杷叶降气化痰止咳；胸胁痛甚者，加郁金、丝瓜络、瓜蒌壳理气和络；火郁伤津而口干咽燥者，加南沙参、麦冬、知母、花粉养阴生津。

4. 肺阴亏虚证

证候：干咳，咳声短促，痰少而黏或痰中带血；口干咽燥，或声音嘶哑，午后潮热，颧红，手足心热，盗汗，形体消瘦，神疲乏力；舌红少苔，脉细数。

证候分析：本证以肺阴亏虚、肺失润降为主要病机。久咳耗伤肺阴，虚热内灼，肺失润降而见干咳，咳声短促；虚火灼津为痰，肺损络伤，则痰少而黏，或痰中带血；阴虚肺燥，津液不能濡润上承，故口干咽燥，或声音逐渐嘶哑；阴虚火旺，虚热内蒸，故午后潮热，颧红，手足心热，夜寐盗汗；阴精亏虚，不能充养形体，故形瘦神疲；舌红少苔、脉细数为阴虚内热之征。本证以干咳痰少和阴虚内热见症为辨证要点。

治法：滋阴润肺，化痰止咳。

方药：沙参麦冬汤加减。常加川贝母、甜杏仁、百部、桔梗、炙粟壳，或用九仙散以加强润肺收敛止咳之力。

若潮热盗汗明显者，加知母、地骨皮、青蒿、五味子、乌梅以清退虚热、收敛止汗；痰中带血者，加白及、白茅根、藕节、丹皮等清热凉血止血；咯吐黄痰者，加黄芩、鱼腥草、瓜蒌以清热化痰；若久病及肾，金不生水，母病及子而致肺肾阴虚，症见五心烦热、腰膝酸软、梦遗者，可合用麦味地黄丸加知母、黄柏益肾敛肺、滋阴降火。

5. 肺气亏虚证

证候：咳嗽声低无力，痰多稀薄色白；气短乏力，面白无华，自汗，畏风，易于感冒；舌淡苔白，脉虚弱。

证候分析：本证以肺气亏虚、气失所主、肺失宣肃为主要病机。久咳肺虚或素体虚弱，肺气不足，气失所主，肃降失司，故见咳嗽声低无力；肺气亏虚，气不化津，水聚成痰，则痰多清稀色白；肺气不足，功能减退，故气短乏力，面白无华；肺气虚则卫外不固，故自汗、怕风、易于感冒；舌淡、苔白、脉虚弱为肺气虚弱之象。本证以咳嗽声低无力，痰多稀白，气短乏力，自汗，畏风，易感冒为辨证要点。

治法：补益肺气，化痰止咳。

方药：补肺汤合玉屏风散加减。

若兼见食少便溏、脘腹痞满等脾虚者，加六君子汤补气以健脾，培土以生金；若病久肺虚及肾，致肾阳虚衰，水饮内停，水饮上泛，凌心射肺，症见咳嗽痰多清稀，喘促心悸，水肿，形寒肢冷，苔白滑，脉弦滑沉弱者，用真武汤加细辛、干姜、桂枝以温阳化气、温肺化饮、平冲降逆。

第三节　哮证

哮证是指以发作时喉中哮鸣有声，呼吸急促困难，甚则喘息不能平卧为主要临床表现的一种发作性痰鸣气喘的肺系病证。

哮证的症状、病因病机的记载最早见于《内经》。如《素问·阴阳别论》谓："阴争于内，阳扰于外，魄汗未藏，四逆而起，起则熏肺，使人喘鸣。"

汉·张仲景《金匮要略》明确指出了哮证发作时的特征和治疗方药，即"咳而上气，喉中水鸡声，射干麻黄汤主之"。元·朱丹溪《丹溪心法》首创哮喘病名，并认为"哮喘必用薄滋味，专主于痰"，提出"未发以扶正气为主，既发以攻邪气为急"的治疗原则。明·秦景明在《症因脉治·哮病》篇提出伏痰留饮是哮证的病因，七情、饮食、外感是哮证的诱发因素："哮病之因，痰饮留伏，结成窠臼，潜伏于内，偶有七情之犯，饮食之伤，或外有时令之风寒束其肌表，则哮喘之症作矣。"明·虞抟在《医学正传》中则进一步区分哮和喘，认为"哮以声响言，喘以气息言"。

现代医学的支气管哮喘、喘息性支气管炎，或其他急性肺部过敏性疾患所致的哮喘等疾病，出现哮证的临床表现时，均可参考本节进行辨证论治。

一、病因病机

哮证的发生，主要责之于痰伏于肺，每因外邪侵袭、饮食不节、情志不调、体虚劳倦等诱因引触而发，致痰壅气道，肺失宣降。

（一）外邪侵袭

外感风寒或风热之邪，失于表散，邪蕴于肺，肺气壅阻，气不布津，聚液生痰；或吸入花粉烟尘、异味气体等，影响肺气的宣发肃降，以致津液凝聚，痰浊内蕴，均可致哮。

（二）饮食不当

过食生冷，寒饮内停，或嗜食肥甘厚味，积痰蒸热，或因进食海膻鲜等发物，而致脾失健运，饮食不归正化，痰浊内生，上干于肺而致哮病。由于个体素质的差异，对不同食物致病的敏感性亦有区别，因此，古有"食哮""鱼腥哮""卤哮""糖哮""醋哮"等名。

（三）体虚病后

先天不足，或病后体弱，如幼年患麻疹、顿咳，或反复感冒、咳嗽日久等，以致肺气耗伤，气不化津，痰饮内生；或热病伤阴，阴虚火盛，热蒸液聚，痰热胶固，均可致哮。先天不足多以肾虚为主，而病后所致者多以肺脾虚为主。

哮证之病位主要在于肺系。哮证的发生，为宿痰内伏于肺，每因外感、饮食、情志、劳倦等诱因而引触，以致痰阻气道，肺失肃降，气道挛急，其中尤以气候因素为主，多发于气候变化较大的深秋、冬春寒冷季节。

哮证的病理因素以痰为主，如朱丹溪所说"哮喘专主于痰"。痰的来源不外肺不能布散津液，脾不能运化精微，肾不能蒸化水液，以致津液凝聚成痰，伏藏于肺，成为发病的潜在"夙根"，再遇各种诱因而引发。

哮证之病性分虚实两类。哮证发作时，以邪实为主，主要为痰阻气闭；若哮证反复发作，寒痰伤及脾肾之阳，痰热耗灼肺肾之阴，则可从实转虚，在平时表现肺、脾、肾等脏器虚弱之候。三脏之间可交互影响，合而同病，表现肺、脾、肾气虚及阳虚，或肺肾阴虚。在缓解期感觉短气、疲乏，常有轻度哮症，难以全部消失。一旦大发作时，每易持续不解，邪实与正虚错综并见，肺肾两虚而痰浊又复壅盛，严重者因肺不能治理调节心血的运行，命门之火不能上济于心，则心阳亦同时受累，甚至发生"喘脱"危候。

二、诊断要点

（一）症状

常因气候突变、饮食不当、情志失调、劳累等因素诱发。发作前多有鼻痒、喷嚏、咳嗽、胸闷等先兆。发作时喉中哮鸣有声，呼吸困难，甚则张口抬肩，不能平卧，或口唇指甲发绀。呈反复发作的特点。多有过敏史或家族史。

（二）检查

发作时两肺可闻及哮鸣音，或伴有湿啰音。实验室检查周围血象中血嗜酸性粒细胞可增高，痰液涂片可见嗜酸细胞。支气管激发试验或运动试验阳性。支气管扩张试验阳性。胸部X线检查一般无特殊改变，久病可见肺气肿体征。

三、鉴别诊断

（一）喘证

哮证与喘证都是呼吸急促、喘息不宁的肺系病证。哮以声响言，喉中有哮鸣声，是一种反复发作的独立性疾病；喘以气息名，为呼吸急促困难，是多种急慢性疾病的一个症状。哮必兼喘，而喘未必兼哮。

（二）支饮

支饮虽然也有痰鸣气喘的症状，但咳和喘重于哮鸣，病势时轻时重，发作与间歇界限不清，与哮证之间歇发作，突然发病，迅速缓解，哮鸣声重而咳轻，或不咳，两者有显著的不同。支饮多系慢性咳嗽经久不愈，逐渐加重而成。

四、辨证

本病属邪实正虚，发作时以邪实为主，缓解时以正虚为主，但久病正虚者，发时每多虚实错杂。在分清虚实的基础上，实证需分冷哮、热哮以及是否兼证的不同。

（一）发作期

1. 冷哮

证候：呼吸急促，喉中哮鸣有声，胸膈满闷，咳不甚，痰少咯吐不爽，面色晦暗，口不渴，或渴喜热饮，受寒易冷，形寒畏冷，舌苔白滑，脉弦紧或浮紧。

分析：寒痰伏肺，外寒触发，气逆痰升，闭拒气道，搏击有声，故呼吸急促，喉中哮鸣有声；寒痰阻肺，肺气郁闭，故见胸膈满闷；痰阻气道，肺失宣肃则咳嗽；阴盛于内，阳气不能敷布于外，故面色晦暗，形寒畏冷；无热则口不渴，有寒则喜热饮；外寒侵袭，触动伏痰，故受寒易发；舌苔白滑，脉弦紧或浮紧均为寒痰内盛之象。

2. 热哮

证候：气粗息涌，喉中哮鸣，胸高胁胀，咳呛阵作，痰黄或白而黏稠，咳吐不利，心烦面赤，汗出，口渴喜饮，舌质红，苔黄腻，脉弦滑或滑数。

分析：痰热壅肺，肺失清肃，肺气上逆，故气粗息涌，喉中哮鸣，胸高胁胀，咳呛阵作；热灼津液成痰，痰热胶结，故咳痰色黄或白而黏稠，咳吐不利；痰火郁蒸，则烦闷不安，汗出，面赤；热盛伤津，故口渴喜饮；舌质红，苔黄腻，脉弦滑或滑数均为痰热内盛之象。

3. 寒包热哮

证候：喉中哮鸣有声，胸膈烦闷，呼吸急促，喘咳气逆，咳痰不爽，痰稠色黄，或黄白相兼，烦躁，发热恶寒，无汗身痛，口干欲饮，大便偏干，舌苔白腻罩黄，舌尖边红，脉弦紧。

分析：痰热壅肺，复感风寒，客寒包火，肺失宣降，故喘咳气逆，喉中哮鸣有声，呼吸急促，胸膈烦闷；寒包热火，故咳痰不爽，痰稠色黄，或黄白相兼；痰热郁结，化火，则烦躁，发热，恶寒，无汗，口干欲饮；痰饮流窜经络，气血运行不畅，则身痛；肺热移于大肠，则大便偏干；舌苔白腻罩黄，舌尖边红，脉弦紧，均为寒包热证之象。

4. 风痰哮

证候：喉中痰盛，声如拽锯，或鸣声如吹笛，喘急胸满，但坐不得卧，痰白带泡，寒热不显，面色青黯，起病多急，发病前自觉有鼻、咽、眼、耳发痒，鼻塞流涕，喷嚏，胸闷，舌苔厚浊，脉滑实。

分析：痰浊伏肺，风邪引触，肺气郁闭，升降失司，则喉中痰盛，声如拽锯，或鸣声如吹笛，喘急胸满，但坐不得卧；痰饮随肺气逆于上，则痰白带泡；风邪善行数变，则起病急；风邪上犯清窍，则有鼻、咽、眼、耳发痒，鼻塞流涕、喷嚏等；风痰郁结，胸闷；舌苔厚浊，脉滑实，均为风痰证之象。

5. 虚哮

证候：喉中哮鸣如鼾，声低，气短息促，动则喘甚，发作频繁，甚则持续喘哮，口唇、爪甲青紫，咳痰无力，痰稀或质黏起沫，口不渴或咽干口渴，形寒肢冷或烦热，舌质淡或偏红，或紫黯，脉沉细或细数。

分析：哮病久发，肺肾两虚，摄纳失常，痰气瘀阻，则喉中哮鸣如鼾，声低，气短息促，动则喘甚，发作频繁，甚则持续喘哮；肺肾两虚，不能推动气血，瘀阻脉络，则口唇、爪甲青紫；肺虚则津液不得布散，聚而为痰，故痰稀或质黏起沫，咳痰无力；肾阳虚，则温煦失职，故见形寒肢冷，口不渴；肾阴虚则虚火内扰，故见烦热，咽干口渴；舌质淡或紫黯，脉沉细乃肺肾阳虚之象；舌偏红，脉细数乃肺肾阴虚之象。

（二）缓解期

1. 肺脾气虚

证候：气短声低，时有轻度哮鸣，痰多质稀色白，自汗怕风，常易感冒，倦怠无力，食少便溏，舌质淡，苔白，脉细弱。

分析：哮病日久，肺虚不能主气，脾虚健运无权，气不化津，痰饮蕴肺，肺气上逆，则气短声低，时有轻度哮鸣，痰多质稀色白；肺虚不能卫外，则自汗怕风，常易感冒；脾虚运化失权，则食少便溏；化源亏乏，气血津液不能输布，则倦怠乏力；舌质淡，苔白，脉细弱乃肺脾气虚之象。

2. 肺肾两虚

证候：短气息促，动则为甚，吸气不利，咳痰质黏起沫，脑转耳鸣，腰酸腿软，心慌，不耐劳累。或五心烦热，颧红，口干，舌红少苔，脉细数；或畏寒肢冷，面色苍白，舌胖，苔淡白，脉沉细。

分析：哮病久发，精气亏乏，肺肾摄纳失常，气不归原，则短气息促，动则为甚，吸气不利；津凝为痰，则咳痰质黏起沫；肾虚则脑耳失充，故脑转耳鸣；腰膝失养，则腰酸腿软，不耐劳累；肾虚不能温煦心阳，水气凌心，则心慌；肺肾阴虚，虚火内扰，则五心烦热，颧红，口干；肺肾阳虚，温煦失职，则畏寒肢冷，面色苍白；舌质红少苔，脉细数乃肺肾阴虚之象；舌苔淡白，质胖，脉沉细乃肺肾阳虚之象。

五、治疗

当朱丹溪"未发以扶正气为主，既发以攻邪气为急"之说，以"发时治标，平时治本"为基本原则。发时攻邪治标，祛痰利气，寒痰宜温化肃肺，热痰当清化肃肺，寒热错杂者，当清温并施，表证明显者兼以解表，属风痰为患者又当祛风涤痰。反复日久，正虚邪实者，又当兼顾，不可单纯拘泥于祛邪。若发生喘脱危候，当急于扶正救脱。平时应扶正治本，阳气虚者应予温补，阴虚者则予滋养，分别采取补肺、健脾、益肾等法。

（一）中药治疗

1. 冷哮

治法：温肺散寒，化痰止哮。

处方：射干麻黄汤加减。

方中用射干开郁散结，豁痰利咽；麻黄宣肺平喘；细辛、半夏、生姜温肺蠲饮降逆；紫菀、款冬花、甘草化痰止咳；五味子收敛肺气；大枣和中。

若痰涌喘逆不得卧，可加葶苈子泻肺涤痰；若表寒里饮，寒象较甚者，可用小青龙汤，并可酌配杏仁、苏子、青皮、橘皮等利气化痰；若痰稠胶固难出，哮喘持续难平者加猪牙皂、白芥子豁痰利窍以平喘。

2. 热哮

治法：清热宣肺，化痰止哮。

处方：定喘汤加减。

方中麻黄宣降肺气，既能平喘，又能解表；白果味甘性涩，既能化痰祛浊，又可敛肺平喘，并可防麻黄过于耗散之弊；杏仁降逆平喘，与麻黄相配，宣肺化痰定喘之功更强；桑白皮、黄芩清肺热而止咳平喘，二药相配，一味宣肺降逆，一味清化热痰，使表证得解，痰热得清，以消除致病之因；苏子、半夏、款冬花降气平喘，止咳化痰；甘草调和诸药。

若哮久热伤肺阴，且痰热不净，虚中夹实，发时喘急气促，或喘哮持续，咳呛，痰少质黏，口燥咽干，烦热颧红，舌红少苔，脉细数者，又当养阴清热，敛肺化痰，可用麦门冬汤。

3. 寒包热哮

治法：解表散寒，清化痰热。

处方：小青龙加石膏汤加减。

方中麻黄解表散寒，宣肺平喘，石膏清泄肺热，二药合用辛凉配伍，外散风寒，内清里热；厚朴、杏仁平喘止咳；生姜、半夏化痰降逆；甘草、大枣调和诸药。

若表寒重者，加桂枝、细辛以辛温散寒；喘哮、痰鸣加射干、葶苈子、苏子以祛痰平喘；痰吐稠黄胶黏加黄芩、前胡、瓜蒌皮以清热化痰。

4. 风痰哮

治法：祛风涤痰，降气止哮。

处方：三子养亲汤加减。

方中用白芥子温肺利气涤痰；苏子降气化痰，止咳平喘；莱菔子行气祛痰；麻黄宣肺平喘；杏仁、僵蚕祛风化痰；厚朴、半夏、陈皮降气化痰；茯苓健脾化痰。

若痰壅喘急，不能平卧，加用葶苈子、猪牙皂泻肺涤痰，必要时可暂予控涎丹泻肺祛痰；若感受风邪而发作者，加苏叶、防风、苍耳子、蝉衣、地龙等祛风化痰。

5. 虚哮

治法：补肺纳肾，降气化痰。

处方：平喘固本汤（南京中医学院附院验方）。

方中用党参、黄芪补益肺气；胡桃肉、沉香、脐带、冬虫夏草、五味子补肾纳气；苏子、半夏、款冬、橘皮降气化痰。诸药合用共奏补益肺肾、降气平喘之功。

若肾阳虚加附子、鹿角片、补骨脂、钟乳石；肺肾阴虚配沙参、麦冬、生地、当归；痰气瘀阻，口唇青紫，加桃仁、苏木；气逆于上，动则气喘，加紫石英、磁石镇纳肾气。

6. 喘脱危证

治法：补肺纳肾，扶正固脱。

处方：回阳急救汤合生脉饮加减。

方中人参、附子、甘草益气回阳；山萸肉、五味子、麦冬固阴救脱；龙骨、牡蛎敛汗固脱；冬虫夏草、蛤蚧纳气归肾。

如喘急面青，烦躁不安，汗出肢冷，舌淡紫，脉细，另吞黑锡丹镇纳虚阳，温肾平喘固脱，每次 3～4.5 g，温水送服。肾阳虚，气息微弱，汗出肢冷，舌淡，脉沉细，加肉桂、干姜回阳固脱；气息急促，心烦内热，汗出黏手，口干舌红，脉沉细数，加生地、玉竹养阴救脱，人参改用西洋参。

7. 肺脾气虚

治法：健脾益气，培土生金。

处方：六君子汤加减。

方用党参、白术健脾益气；山药、薏苡仁、茯苓甘淡补脾；法半夏、橘皮燥湿化痰；五味子敛肺气；甘草补气调中。若表虚自汗加炙黄芪、浮小麦、大枣；怕冷，畏风，易感冒，可加桂枝、白芍、附片；痰多者加前胡、杏仁。

8. 肺肾两虚

治法：补肺益肾。

处方：生脉地黄汤合金水六君煎加减。

方中熟地、山萸肉、胡桃肉补肾纳气；人参、麦冬、五味子补益肺之气阴；茯苓、甘草益气健脾；半夏、陈皮理气化痰。

若气阴两虚为主者加黄芪、沙参、百合；肾阳虚为主者，酌加补骨脂、淫羊藿、鹿角片、制附片、肉桂；肾阴虚为主者加生地、冬虫夏草。还可常服紫河车粉补益肾精。

（二）针灸治疗

1. 基本处方

肺俞、天突、膻中、孔最、丰隆。

肺俞配天突、膻中，遵前后配穴法之意，旨在调理肺气，化痰止哮；天突、膻中宽胸理气，降气止哮；郄穴孔最，肃肺平喘；丰隆功擅化痰。

2. 加减运用

（1）冷哮证：加风门、列缺以祛风散寒。诸穴针用泻法，或加灸法。

（2）热哮证：加大椎、曲池以祛风清热，大椎放血。余穴针用泻法。

（3）寒包热哮证：加风门、鱼际以解表散寒，清热平喘。诸穴针用泻法，或加灸法。

（4）风痰哮证：加中脘、合谷以祛风涤痰。诸穴针用泻法。

（5）肺脾气虚证：加脾俞、足三里以健脾益气，培土生金。诸穴针用补法，或加灸法。

（6）肺肾阴虚证：加膏肓、肾俞、太溪以滋肾益阴，膏肓可用灸法。诸穴针用补法。

（7）肾阳虚证：加膏肓、命门、肾俞、关元以益阳化水。诸穴针用补法，或加灸法。

第四节　喘证

喘证，喘即气喘、喘息，以气息迫急为其主要临床表现，可见呼吸困难，甚至张口抬肩，鼻翼翕动，不能平卧，严重者每致喘脱。作为一个症状，喘可以出现在许多急、慢性疾病过程中，如咳嗽、肺胀、悬饮、哮证等。但喘不仅是肺系病的主要证候之一，也可因其他脏腑病变影响于肺所致，如水肿、鼓胀、虚劳等。当喘成为这些疾病某一阶段的主证时，即称作喘证。

一、历史沿革

《内经》一书最早记载了喘的名称、症状表现和病因病机。如《灵枢·五阅五使》说："肺病者，喘息鼻张。"《灵枢·本脏》也说："肺高则上气，肩息咳。"提示喘证以肺为主病之脏。《素问·脏气法时论篇》说："肾病者，腹大胫肿，喘咳身重。"《灵枢·经脉》亦谓："肾足少阴之脉……是动则病饥不欲食……咳唾则有血，喝喝而喘。"认为喘证的病位除肺之外，还与肾有关。至其病因，则与"风热""水气""虚邪贼风"（泛指六淫之邪）"岁火太过""岁水太过""气有余"等有关。

汉代张仲景除在《伤寒论》中记载了麻黄汤证之风寒束肺、小青龙汤证之外寒内饮、桂枝加厚朴杏子汤证之"下之微喘者，表未解"、麻杏石甘汤证之余热迫肺等致喘外，其在《金匮要略》的"肺痿肺痈""虚劳""胸痹""痰饮咳嗽上气""水气""黄疸""吐血"以及妇人篇等许多篇章里，也都有关于喘这一症状的论述。尤其可贵的是，还记载了有因医而喘的现象，告诫"误下误汗"等均可致喘。他在喘证的辨证、立法和方药运用方面的经验，一直为后世所尊奉。

隋代巢元方所著《诸病源候论》一书，认为喘有虚、实之异。如"虚劳上气候"描述："虚劳之病，或阴阳俱伤，或血气偏损，今是阴不足，阳有余，故上气也。"即是论虚喘；又"上气鸣息候"表现："邪乘于肺……故气上喘逆……"即是论实喘。宋代《圣济总录》明确提出"下虚上实"的病机："盖肺为五脏之华盖，肾之脉入肺中，故下虚上实，则气道奔迫，肺叶高举，上焦不通，故喘急不得安卧。"唐代王焘《外台秘要》记载"肘后疗咳上气，喘息便欲绝，以人参末之，方寸匕，日五次"，是肺虚气脱之喘，为后世治肺虚气脱之独参汤的起源。

清代叶天士《临证指南医案》在前人基础上进一步把哮喘的证治纲领扼要总结为"在肺为实，在肾为虚"。张聿青、蒋宝素、方仁渊对此又有补充。方氏说："实喘治肺，须兼治胃；虚喘治肾，宜兼治肺。"张、蒋二氏则对治痰加以强调，指出"喘因痰作""欲降肺气，莫如治痰"，也均颇有见地。

综上所述，从《内经》以后，历汉唐宋元而至明清，历代医家在《内经》有关喘证论述的基础上，通过实践，又不断有所丰富和发展，并且积累了许多治疗经验。近年来，在对肺、脾、肾等脏腑实质的研究方面以及老年性慢性气管炎、肺气肿、肺心病的防治方面，做了大量工作，有一定成绩，促进了喘证论治的发展。

二、范围

西医学中的急、慢性支气管炎及肺炎、肺气肿、慢性肺源性心脏病、心力衰竭等疾病过程中所出现的呼吸困难，均可参照喘证辨证论治。

三、病因病机

六淫外感、七情所伤、水饮潴留、痰热内蕴以及饮食劳倦都可以引起喘证，而喘证发生的根本原因又在于人体肺、脾、肾等脏的功能失调，或者由于上述致病因素作用于这些脏器所引起，或者因为这些脏器本身虚损而发病。兹分述如下。

（一）六淫外感

六淫之邪或侵犯人的肌表肺卫，或从口鼻而入。皮毛为肺之合，肺开窍于鼻，外邪袭人，表卫闭塞，肺气失于宣发，气壅于肺，肃降不行，因而奔迫为喘。六淫之邪侵犯人体时常相合致病，主要为风寒与燥热两端，如《简易方》说："形寒饮冷则伤肺……重则为喘，轻则为嗽。"素体阳虚者皮毛不固、脾运不健，既易受外寒，又易内蓄水饮寒痰，外内相引而病作，临床所见甚多；素有痰热内蕴，或感受风热、燥热之邪，或风寒入里化热，而致肺胃热盛，火灼肺金，炼液为痰，阻塞气道，清肃失司，亦在所常见。

（二）水饮、痰热内蓄

痰和水饮都是人体病理产物之一，而且两者之间往往互为因果，即所谓"痰即煎炼之饮，饮即稀薄之痰"。饮邪迫肺，可使肺气上逆而为喘，如《素问·平人气象论篇》"颈脉动喘疾咳，曰水"，《伤寒论》小青龙汤证"伤寒表不解，心下有水气"，皆指水饮为患喘。水饮久蓄体内，受阳气煎熬，或阴虚火旺，或肺有蓄热，或饮食厚味积热，皆能蒸炼津液为痰，而形成痰火，胶结于肺，阻闭肺络，使肺气的宣降失常。正如清代何梦瑶《医碥》所记："食味酸咸太过，渗透气管，痰入结聚，一遇风寒，气郁痰壅即发。"

（三）七情所伤

因七情关乎内脏，故气喘的发生与精神因素亦有关系。而七情之病，多从肝起。七情太过，气迫于肺，不得宣通而为喘，《病机汇论》就指出："若暴怒所加，上焦郁闭，则呼吸奔迫而为喘。"此外，七情太过也是痰饮产生的原因之一。如郁怒伤肝，肝气横逆既能乘脾土，影响脾的运化功能；肝郁化火，或肝阴虚而肝火亢盛，又可炼液为痰，甚至反侮肺金，暗耗肾水，如南宋张从正《儒门事亲》所说："愤郁不得伸，则肝气乘脾，脾气不化，故为留饮。"

（四）饮食不节

《素问·痹论篇》指出："饮食自倍，肠胃乃伤。"唐代孙思邈《备急千金要方》亦反复道及"临盆大饱，贪味多餐"之害。饮食不节，特别是多食膏粱厚味，积而不化，影响脾胃功能，变生痰浊，闭阻肺络；

且因积食化热，熏蒸清道，影响人体气机的正常升降，而成为喘证的内在病因。

（五）肺肾亏虚

肺主气，司呼吸，肺气不足则呼吸失司。平素劳倦汗出，或久咳不已，或痰热久羁，或水饮内停，或频感外邪，或久病不愈等，皆能引起肺气、肺阴不足，令气失所主，而为短气、喘促。如《素问·玉机真脏论篇》说："秋脉……不及则令人喘，呼吸少气而咳。"《证治准绳》亦谓"肺虚则少气而喘"。肾居下焦，为气之根，主纳气。如房劳伤肾，或久病及肾，肾虚摄纳无权，则呼多吸少，动则喘急。如明代赵献可《医贯·喘》说："真元耗损，喘出于肾气之上奔……及气不归元也。"又肾主水，主命门火，火衰不能暖土，水失其制，上泛而为痰饮。此外，心阳式微，不能下归于肾而致心肾阳虚，则水失其制，皆可随肺气上逆，凌心射肺，而致喘促、心悸。

明代李梴《医学入门》则认识到本病与瘀血有一定关系，指出"肺胀满，即痰与瘀血碍气，所以动作喘息"。

综上所述，喘证的发病虽在肺、肾，但与五脏相关。肺为气之主，司呼吸，外合皮毛，内为五脏华盖，若外邪侵袭，或他脏病气上犯，可使肺气失于宣肃而致喘促；肾为气之根，主纳气，肾元不固，摄纳无权，则气不归元而为喘。此外，心阳虚衰，不能下归于肾可致阳虚水泛、凌心射肺之喘；脾虚痰阻，上干于肺，或肝失疏泄、逆乘于肺等均可致喘。

喘证的病机可分为虚实两类。实喘在肺，以肺气宣肃失常为病机要点，因外邪（风寒燥热）、痰浊、水饮或肝郁气逆、壅塞肺气而宣降不利；虚喘在肾，或在肺肾两脏，以肺气失肃、肾失摄纳为其病机要点；因精气不足，或气阴亏耗，而致肺肾出纳失常。病情错杂者，可下虚上实并见，即叶天士所谓"在肺为实，在肾为虚"。

四、诊断与鉴别诊断

（一）诊断

1. 发病特点

喘证可见于所有人群，在呼吸、心血管等多个系统的常见疾病中均可出现。呼吸系统疾病发生喘证常因感染诱发，大多表现为实喘，而虚喘则主要见于阻塞性肺气肿；循环系统疾病表现喘证则多发生于慢性心衰患者，急性加重（肺水肿）时可表现为喘脱，出现亡阳、亡阴的危候。

2. 临床表现

发病主要表现为呼吸困难的临床症状。实喘病势急骤，声粗息高，甚则张口抬肩；虚喘病势徐缓，慌张急促，呼多吸少，动则加剧。喘脱则不仅喘逆剧甚，端坐不能平卧，还见烦躁不安、面青唇紫、汗出如珠、肢冷、脉浮大无根，或模糊不清，为肺气欲绝、心肾阳衰危象。

（二）鉴别诊断

1. 哮病

喘证应与哮病相鉴别。喘证是一个临床症状，可见于多种急、慢性疾病过程中；哮病是一个独立的疾病，哮必兼喘，故称哮喘，以反复发作、喉间哮鸣有声的特点而区别于喘证。

2. 短气

喘证还应与短气相鉴别。短气即呼吸微弱而浅促，状若不能接续，似喘而无声，亦不抬肩，但卧为快。但喘证有时为短气之渐，故既有区别又有联系。

五、辨证

（一）辨证要点

1. 辨虚实

可从病史、临床表现（症状、体征）、舌象、脉象等方面来辨别。

病史方面应注意了解患者的年龄、性别、既往健康状况及有关病史。青壮年发生喘证多为实证，中老年则多见虚证；既往体健，多属于实；平素多病，喘证遇劳、遇寒即发，多属于虚。妇女产后失血，突发气喘，多属虚证，甚至是元气败绝的危候。

从发病诱因而论，一般受寒或饮食不当而喘者，多属于实；精神紧张，或因疲劳而喘者，多属于虚。

临床表现方面，喘而呼吸深长，面赤身热，舌质红，舌苔厚腻或黄燥，无浮肿，脉象浮大滑数者为实证；呼吸微弱浅表，呼多吸少，慌张气怯，面色苍白或青灰，额有冷汗，舌质淡，舌上无苔或有苔而白滑或黑润，明显消瘦或浮肿，脉象微弱或浮大中空者为虚证。如气喘痰鸣，张口抬肩，不得卧，四肢厥冷，面色苍白，汗出如珠如油，六脉似有似无，为元气欲脱的危候。

2. 辨寒热

属寒者咳痰清稀如水或痰白有沫，面色青灰，口不渴或渴喜热饮，舌质淡，苔白滑，脉象浮紧或弦迟；属热者咳痰色黄、稠黏或色白而黏，咯吐不利，面赤，口渴引饮或腹胀便秘，舌质红，苔黄腻或黄燥，脉象滑数。

（二）证候

1. 实喘

（1）风寒束肺：咳嗽，气喘，胸闷，痰色白而清稀，口不渴；初起多兼恶寒、发热、无汗、头痛、身痛、喉痒、鼻痒等症。舌质不红，舌苔薄白，脉象浮紧。

病机分析：风寒表证以恶寒、发热、无汗、苔白脉浮为特点。肺合皮毛、主气、司呼吸，风寒袭表，肺气不宣，故咳嗽气喘。寒主收引，故初起兼见恶寒、发热、无汗、头痛等表证；鼻痒、喉痒，是风邪干于清道的表现。舌、脉亦均系风寒外束之象。

（2）外寒内饮：喘息，咳嗽，痰多稀薄，恶寒，发热无汗，形寒肢冷，背冷，面色青晦，口不渴或渴喜热饮，舌苔白滑，脉弦紧。

病机分析：饮邪内伏故背冷、痰多而清稀，并见腹中漉漉有声、小便不利等，为脾肾之阳不足，不能制水，化为痰饮内停。感受风寒，外寒引动内饮，阻塞气道，肺气不得宣降，遂发气喘。饮邪内停，津液受阻，不能上承则无口渴，而渴喜热饮则是风寒外束所致。

（3）痰湿蕴肺：气喘，咳嗽，痰多而黏，咯吐不利，胸中满闷，恶心，舌苔白腻，脉滑。

病机分析：湿痰上壅于肺，肺气不得宣畅，故为喘、嗽、胸闷、恶心诸症。湿痰留恋体内，既影响脾的健运，又成为喘证的内在病因，一受风寒或因疲劳汗出、饮食不当则喘息加剧。

（4）风热犯肺：发热，恶风，有汗，口渴欲饮，咳喘气粗，甚则鼻张肩息，痰黄而黏稠，舌尖红，苔薄黄或薄白而干，脉浮数。

病机分析：风热之邪外袭，肺气郁闭，发为咳喘。邪热迫肺，灼津为痰，故痰黄而黏稠；热灼津伤，故口渴欲饮。舌尖红、苔薄黄或薄白而干、脉浮数，均为风热犯肺之象。

（5）燥热伤肺：发热，恶风，咳喘气急，痰少而咯吐不易，胸膺疼痛，痰中带血，口干，鼻干，大便干结，舌尖红，苔薄黄而干，脉浮数。

病机分析：此证多系感受秋令燥热之邪所致，燥热伤肺，清肃失司，咳喘作矣。燥热耗伤肺阴，故痰少而咯吐不易；灼伤肺络，则痰中带血。所见口鼻干燥等症状，均为燥热之征。

（6）痰热壅肺：喘急面红，胸闷炽热，口干，痰黄而稠，或虽白而黏，咯吐不利。舌红，苔黄腻而干脉滑数。

病机分析：风寒入里化热，或肺胃素有蕴热，或饮食厚味积热，或湿痰蕴久化热，皆可成为痰热，胶结于肺，壅塞气道，而为咳嗽、喘息。舌红、苔黄腻而干、脉滑数皆为痰热之象。

（7）外寒里热：恶寒发热，无汗或有汗不多，喘急烦闷，痰黄而稠、咳吐不利，口渴，舌尖红，舌苔薄白微黄，脉浮数。

病机分析：风寒之邪，在表未解，却已入里化热；或里有蕴热，复受风寒，则寒束于外，热郁于内，肺气既不得宣散，又不得清肃下行，因而喘急奔迫，症见恶寒发热、喘急烦闷。痰热内蕴而症见痰黄而稠、咳吐不利；口渴、舌红、舌苔白微黄、脉浮数皆里热外寒之象。

（8）肺气郁闭：每遇情志郁怒而诱发喘促，发时突然呼吸短促，但喉中痰声不著，气憋，胸闷胸痛，咽中如窒，或伴失眠、心悸，苔薄，脉弦。

病机分析：郁怒伤肝，肝气冲逆犯肺，肺气不降，则喘促气憋、咽中如窒。肝肺络气不和而胸闷胸痛。心肝气郁则失眠、心悸、脉弦。

2. 虚喘

（1）脾肺两虚：喘促短气，乏力，咳痰稀薄，自汗畏风，面色苍白，舌不红，脉细弱；或见面红，口干，咽喉不利，盗汗，舌红苔少或剥，脉细数。或兼食少、食后腹胀不舒、便溏或食后即便，或大便不尽感，消瘦，痰多。

病机分析：肺气不足，故短气而喘，言语无力，咳声低弱；肺气虚弱则卫外不固，故自汗畏风；肺阴不足则虚火上炎，故见面红、口干、盗汗、舌红苔少、脉细数等象；脾气虚弱，则食少、消瘦，脾虚生痰上干于肺则喘息痰多。

（2）肾阳虚衰：喘促日久，呼多吸少，稍一活动则其喘更甚，呼吸不能接续，汗出肢冷，面浮，胫肿，腰酸，夜尿频多，精神委顿，痰多清稀，舌淡，脉沉细无力或弦大而虚。

病机分析：病由房劳伤肾，或大病久病之后，精气内亏，肾为气之根，肾虚则气失摄纳，故喘促甚而气不接续、呼多吸少，动辄益甚；阳虚内寒，不能温煦、固摄，故汗出肢冷、夜尿频多、精神委顿。舌淡，脉沉细无力或弦大而虚，皆肾阳虚衰之候。如病情进一步发展，可致心肾之阳暴脱，而见喘促加剧，冷汗如珠如油、肢冷、脉微、烦躁不安、脉浮大无根、面唇青紫等危候。

（3）肾阴不足：喘促气短，动则喘甚，口干，心烦，手足心热，面赤，潮热，盗汗，尿黄，舌红，脉细数。

病机分析：肾阴不足，则耳鸣、腰酸；精气不能互生，气不归元，故喘促乏力；阴虚火旺，故五心烦热、面赤咽干、盗汗潮热。尿黄、舌质红、脉细数亦为阴虚内热之象。阴阳互根，故若阴虚日久，必损阳气，进而成为阴阳两虚之证。

六、治疗原则

（一）平喘

实喘治肺为主，以祛邪为急：在表解之，在里清之；寒痰则温化宣肺，热痰则清化肃肺，湿痰则燥湿理气。

虚喘治在肺肾，以扶正培本为主：或补肺，或健脾，或补。肾阳虚则温补之，阴虚则滋养之。

至于虚实夹杂、上实下虚、寒热兼见者，又当分清虚实，权衡标本，根据具体情况辨证选方用药。

（二）积极防治原发病

由于喘证常继发于多种急、慢性疾病过程中，所以还应当积极治疗原发病，不能不问原因，见喘平喘。如因产后大失血引起的喘息，久病、重病突然出现呼吸迫促等，皆属正虚气脱的危候，亟应明辨。

七、中药治疗

（一）实喘

1. 风寒束肺

治法：辛温解表，宣肺平喘。

方药：麻黄汤加减。麻黄、桂枝辛温发汗，杏仁下气平喘，甘草调和诸药。外感风寒，体实无汗者服药后往往汗出喘平。

若表证不重，可去桂枝，即为宣肺平喘之三拗汤；喘甚加苏子、前胡降气平喘，痰多加半夏、橘红，或制天南星、白芥子燥湿化痰，胸闷加枳壳、桔梗、苏梗。若发热恶风、汗出而喘、脉浮缓者，可用桂枝加厚朴杏子汤调营卫而兼下气平喘。高龄、气虚之体，恐麻、桂过汗伤气，可选用参苏饮。

2. 外寒内饮

治法：温肺散寒，解表化饮。

方药：小青龙汤加减。方中麻黄、桂枝解表散寒；细辛、干姜辛散寒饮；五味子收敛肺气；半夏降逆化痰。如咳喘重者，加杏仁、射干、前胡、紫菀。

若痰鸣、咳喘不得息，可合葶苈大枣泻肺汤；兼烦躁面赤、呛咳内热者，小青龙汤加生石膏、芦根，煎取药汁，稍凉服。内饮每因脾肾阳虚而生，故药后喘证缓解即当健脾益肾，以治其本，常用苓桂术甘汤、六君子汤、金匮肾气丸等，脾肾双补，温阳化饮。素体阳虚而患外寒内饮者，不任发越，可用小青龙汤去麻黄、细辛，或以六君子汤加干姜、细辛、五味子。阳虚水泛、阴寒内盛，症见恶寒肢冷、面目虚浮、口唇青紫、脉细微、苔白滑者，宜选真武汤或四逆汤加人参、肉桂、茯苓、麻黄等。

3. 痰湿壅肺

治法：祛痰降逆，宣肺平喘。

方药：三子养亲汤合二陈汤化裁。三子养亲汤化痰、平喘；痰多湿盛，合二陈汤、平胃散、小萝皂丸；兼寒加温化之品，或用苏子降气汤，除寒温中，降逆定喘；兼热宜加清化之品，如黄芩、瓜蒌仁、胆南星、海蛤壳、桑白皮等。

4. 风热犯肺

治法：祛风清热宣肺。

方药：桑菊饮加味。常加金银花、连翘、板蓝根、桑白皮、黄芩、鱼腥草、射干、瓜蒌等味。

若肺热较甚，口渴欲冷饮，舌燥唇红，面赤，加生石膏、知母清热泻火；有热结便秘者，加凉膈散泻火清金；若喘促较甚，改用麻杏石甘汤加味，宣肺清热平喘。

5. 燥热伤肺

治法：清金润燥，宣肺平喘。

方药：桑杏汤、清燥救肺汤加减。桑杏汤用桑叶、杏仁宣肺润燥；豆豉发表散邪；沙参、梨皮润肺生金；栀子皮清热；象贝母化痰。辛甘凉润共济，喘促自平。

若病情较重者，用清燥救肺汤，方用桑叶、石膏清金润肺；阿胶、胡麻仁、麦门冬养阴增液；杏仁、枇杷叶降气平喘；人参、甘草兼益肺气，若嫌其性温，可改用西洋参、沙参、玉竹之类。燥热化火而迫肺者，治宜泻火清金，常用泻白散、黛蛤散加竹沥、贝母、马兜铃、杏仁、石膏、寒水石等。若喘咳痰稠、大便不通、苔黄脉实者，可加莱菔子、葶苈子、大黄，或礞石滚痰丸等以清下痰热。

6. 痰热壅肺

治法：清热化痰，宣肺平喘。

方药：麻杏石甘汤加味。麻黄与杏仁配伍可宣肺平喘，与石膏配伍能发散郁热；常加薏苡仁、冬瓜仁、苇茎、地龙等，清热化痰定喘。

若里热重，可加黄芩、大青叶、板蓝根、七叶一枝花以清热解毒；若喘甚痰多，可加射干、桑白皮、葶苈子；便秘腹胀加决明子、瓜蒌仁、大黄或青礞石。

7. 外寒里热

治法：解表清里，化痰平喘。

方药：定喘汤加减。方中麻黄、杏仁宣肺平喘；黄芩、桑白皮清热泻肺；苏子、半夏降气化痰；白果、款冬花敛肺气之耗散；甘草调和诸药。全方清中有散，散中有收，配伍精当可法。此外，大青龙汤、越婢加半夏汤亦可因证选用。

若因饮食积滞而喘者，当消导食滞、化痰平喘，常用保和丸加减。方中神曲、山楂消食健胃；半夏、茯苓、陈皮、莱菔子化痰降逆；连翘清积滞之热。若气喘、大便不通，或见腹胀拒按者，必下之，腑气得通，其喘始平，用大承气汤。若伴发热烦躁、腹泻不爽、肛门灼热者，用葛根芩连汤加桑白皮、瓜蒌、杏仁等清热平喘。

8. 肺气郁闭

治法：行气开郁，降逆平喘。

方药：五磨饮子加减。本方用沉香、木香、槟榔、乌药、枳壳、白酒等开郁降气平喘。伴心悸、失眠者加百合、合欢花、酸枣仁、远志等宁心安神。并劝慰患者心情开朗，配合治疗。

若由气郁化火、上冲于肺而发哮喘者，治宜清肝达郁，方用丹栀逍遥散去白术加郁金、香附、川芎。方中当归、白芍养血活血；柴胡疏郁升阳；茯苓健脾渗湿；生姜温胃祛痰；薄荷疏肝泻肺；郁金合香附、川芎调理气血；栀子、丹皮以清郁火。肝复条达，气机舒畅，哮喘自已。

（二）虚喘

1. 脾肺两虚

治法：健脾益气，补土生金。

方药：补中益气汤合生脉散加减。方中人参、黄芪、炙甘草补益肺气；五味子敛气平喘；升麻、柴胡升阳，麦门冬养阴，白术健脾，当归活血，陈皮理气，共奏脾肺并调、阴阳兼理之功。

若咳痰稀薄，形寒、口不渴，为肺虚有寒，可去麦门冬加干姜以温肺祛寒；肺阴虚者，生脉散加百合、南北沙参、玉竹或用百合固金汤；脾虚湿痰内聚之哮喘，用六君子汤加干姜、细辛、五味子，平时可常服六君子丸。妇女产后、月经后期、慢性失血，或大病之后见喘促气短者，应以大补气血为主，不能见喘平喘。可选用生脉散、当归补血汤、归脾汤、十全大补汤等。若肺肾气虚，喘促欲脱，急需峻补固脱，先用独参汤，继进大剂生脉散合六味地黄丸。

2. 肾阳虚衰

治法：温肾纳气。

方药：金匮肾气丸加减。本方温肾纳气，缓者用丸，急重者用汤。根据前人"虚喘治肾宜兼治肺"之论，本方尚可加用人参，以补益肺气。

若喘甚而烦躁不安、惊悸、肢冷、汗出如油、脉浮大无根或疾数模糊，为阴阳欲绝之危候，急用参附汤合龙骨、牡蛎、桂心、蛤蚧、紫石英、五味子、麦门冬等味配合黑锡丹以扶阳救脱、镇摄肾气。若阳虚饮停、上凌心肺致喘，可用真武汤合苓桂术甘汤，并重用附子以温阳利水。兼痰多壅盛，上实下虚，可酌加苏子、前胡、海蛤壳、杏仁、橘红、车前子等以降气豁痰。

3. 肾阴不足

治法：滋阴填精，纳气平喘。

方药：七味都气丸、河车大造丸加减。七味都气丸滋阴敛肺补肾，收涩精气，适用于肺肾阴虚而咳喘之证。

如正气不支，气喘较甚，可配用人参胡桃汤、参蛤散或紫河车粉；兼肺阴虚者，合生脉散、百合固金汤。若虚损劳伤，咳喘潮热，选用河车大造丸滋阴降火、益肺补肾而平喘。肾阴肾阳两虚者，可用左归丸合右归丸，或用金匮肾气丸合河车大造丸二方，平时常服。

第五节　肺胀

肺胀是指以胸部膨满，憋闷如塞，喘息气促，咳嗽痰多，烦躁，心慌等为主要临床表现的一种病证。日久可见面色晦暗，唇甲发绀，脘腹胀满，肢体浮肿。其病程缠绵，时轻时重，经久难愈，重者可出现神昏、出血、喘脱等危重证候。多种慢性肺系疾患反复发作，迁延不愈，导致肺气胀满，不能敛降。

现代医学的慢性阻塞性肺部疾患，常见如慢性支气管炎、支气管哮喘、支气管扩张、重度陈旧性肺结核等合并肺气肿以及慢性肺源性心脏病、肺源性脑病等，出现肺胀的临床表现时，可参考本节进行辨证论治。

一、病因病机

本病的发生，多因久病肺虚，痰浊潴留，而至肺失敛降，肺气胀满，又因复感外邪诱使病情发作或加剧。

（一）久病肺虚

因内伤久咳、久哮、久喘、支饮、肺痨等慢性肺系疾患，迁延失治，以致痰浊潴留，壅阻肺气，气之出纳失常，还于肺间，日久导致肺虚，肺体胀满，张缩无力，不能敛降而成肺胀。

（二）感受外邪

久病肺虚，卫外不固，腠理疏松，六淫之邪每易反复乘袭，诱使本病发作，病情日益加重。

肺胀病变首先在肺，继则影响脾、肾，后期病及于心。外邪从口鼻、皮毛入侵，每多首先犯肺，导致肺气上逆而为咳，升降失常而为喘，久则肺虚，主气功能失常。若子耗母气，肺病及脾，脾失健运，则可导致肺脾两虚。母病及子，肺虚及肾，肺不主气，肾不纳气，则气喘日益加重，呼吸短促难续，尤以吸气困难，动则更甚。且肾主水，肾衰则不能化气行水，水邪泛溢肌表则肿，上凌心肺则喘咳心悸。肺与心脉相通，肺虚不能调节心血的运行，气病及血，则血瘀肺脉，肺病及心，临床可见心悸、发绀、水肿、舌质暗紫等症。心阳根于命门真火，肾阳不振，进一步导致心肾阳衰，可出现喘脱危候。

肺胀的病理因素主要为痰浊、水饮与血瘀。痰的产生，病初由肺气郁滞，脾失健运，津液不归正化而成；渐因肺虚不能化津，脾虚不能转输，肾虚不能蒸化，痰浊潴留益甚，喘咳持续难已。三种病理因素之间又可互相影响和转化，如痰从寒化则成饮；饮溢肌肤则为水；痰浊久留，肺气郁滞，心脉失畅则血滞为瘀；瘀阻血脉，"血不利则为水"。一般早期以痰浊为主，渐而痰瘀并见，终至痰浊、血瘀、水饮错杂为患。

肺胀的病性多属本虚标实，但有偏实、偏虚的不同，且多以标实为急。外感诱发时偏于邪实，平时偏于本虚。早期多属气虚、气阴两虚，病位以肺、脾、肾为主。晚期气虚及阳，或阴阳两虚，纯属阴虚者少见，病位以肺、肾、心为主。正虚与邪实多互为因果，阳虚致卫外不固，易感外邪，痰饮难蠲；阴虚致外邪、痰浊易从热化，故虚实诸候常夹杂出现，每致愈发愈频，甚则持续不已。

二、辨证论治

（一）辨证要点

1. 症状

以咳逆上气，痰多，喘息，胸部膨满，憋闷如塞，动则加剧，甚则鼻煽气促，张口抬肩，目胀如脱，烦躁不安等为主证。日久可见面色晦暗，面唇发绀，脘腹胀满，肢体浮肿，甚或出现喘脱等危重证候。病重可并发神昏、动风或出血等症。有长期慢性咳喘病史，常因外感而诱发，病程缠绵，时轻时重；发病者多为老年，中青年少见。

2. 检查

体检可见桶状胸，胸部叩诊呈过清音，心肺听诊肺部有干湿性啰音，且心音遥远。X线检查见胸廓扩张，肋间隙增宽，膈降低且变平，两肺野透亮度增加，肺血管纹理增粗、紊乱；右下肺动脉干扩张，右心室增大。心电图检查显示右心室肥大，出现肺型P波等。血气分析检查可见低氧血症或合并高碳酸血症，PaO_2降低，$PaCO_2$升高。血液检查红细胞和血红蛋白可升高。

（二）类症鉴别

肺胀与哮证、喘证均以咳而上气，喘满为主证，其区别如下。

1. 哮证

哮证是一种反复发作性的痰鸣气喘疾患，以喉中哮鸣有声为特征，常突然发病，迅速缓解，久病可致肺胀，而肺胀以喘咳上气、胸膺膨满为主要表现，为多种慢性肺系疾病日久积渐而成。

2. 喘证

喘证以呼吸困难，甚至张口抬肩，不能平卧为主要表现，可见于多种急慢性疾病的过程中。而肺胀是由多种慢性肺系疾病迁延不愈发展而来，喘咳上气，仅是肺胀的一个症状。

（三）分证论治

肺胀为多种肺病迁延不愈，反复发作而致，总属标实本虚，感邪发作时偏于标实，缓解时偏于本虚。偏实者须分清痰浊、水饮、血瘀。早期以痰浊为主，渐而痰瘀并重。后期痰瘀壅盛，正气虚衰，本虚与标实并重。偏虚者当区别气（阳）虚、阴虚。早期以气虚或气阴两虚为主，病位在肺、脾、肾。后期气虚及阳，甚则阴阳两虚，病变部位在肺、肾、心。

本病的治疗当根据标本虚实不同，有侧重地选用扶正与祛邪的不同治则。标实者，根据病邪的性质，分别采取祛邪宣肺，降气化痰，温阳利水，活血祛瘀，甚或开窍、熄风、止血等法。本虚者，当以补养心肺，益肾健脾为主，或气阴兼调，或阴阳双补。正气欲脱时则应扶正固脱，救阴回阳。

1. 痰浊壅肺

（1）证候：胸膺满闷，短气喘息，稍劳即重，咳嗽痰多，色白黏腻或呈泡沫，畏风自汗，脘痞纳少，倦怠无力，舌暗，苔薄腻或浊腻，脉稍滑。

（2）分析：肺虚脾弱，痰浊内生，上逆于肺，肺失宣降，则胸膺满闷，咳嗽、痰多色白黏腻；痰从寒化饮，则痰呈泡沫状；肺气虚弱，复加气因痰阻，故短气喘息，稍劳即重；肺虚卫表不固，则畏风、自汗；肺病及脾，脾虚健运失常，故见脘痞纳少，倦怠无力；舌质暗，苔薄腻或浊腻，脉滑为痰浊壅肺之征。

（3）治法：化痰降气，健脾益肺。

（4）方药：苏子降气汤合三子养亲汤。二方均能降气化痰平喘，但苏子降气汤偏温，以上盛下虚，寒痰喘咳为宜；三子养亲汤偏降，以痰浊壅盛，肺实喘满，痰多黏腻为宜。其中，苏子、前胡、白芥子化痰降逆平喘；半夏、厚朴、陈皮燥湿化痰，行气降逆；白术、茯苓、甘草运脾和中。若痰多，胸满不能平卧，加葶苈子、莱菔子泻肺祛痰平喘；症见短气乏力，易出汗，痰量不多者为肺脾气虚，酌加党参、黄芪、防风健脾益气，补肺固表；若因外感风寒诱发，痰从寒化为饮，喘咳，痰多黏白泡沫，见表寒里饮证者，宗小青龙汤意加麻黄、桂枝、细辛、干姜散寒化饮；饮郁化热，烦躁而喘，脉浮用小青龙加石膏汤兼清郁热。

2. 痰热郁肺

（1）证候：咳逆，喘息气粗，胸部膨满，烦躁不安，痰黄或白，黏稠难咯，或伴身热微恶寒，微汗，口渴，溲黄便干，舌边尖红，苔黄或黄腻，脉滑数。

（2）分析：痰浊内蕴，感受风热或郁久化热，痰热壅肺，故痰黄、黏白难咯；肺热内郁，清肃失司，肺气上逆，则喘咳气逆息粗，胸满；热扰于心，则烦躁；风热犯肺则发热微恶寒，微汗；痰热伤津，则口渴，溲黄，便干；舌红，苔黄或黄腻，脉数或滑数均为痰热内郁之象。

（3）治法：清肺化痰，降逆平喘。

（4）方药：越婢加半夏汤或桑白皮汤。越婢加半夏汤宣泻肺热，用于饮热郁肺，外有表邪，喘咳上气，目如脱状，身热，脉浮大者；桑白皮汤清肺化痰，用于痰热壅肺，喘急胸满，咳吐黄痰或黏白稠厚者。若痰热内盛，痰黄胶黏，不易咯出者，加瓜蒌皮、鱼腥草、海蛤粉、象贝母、桑白皮等清热化痰利肺；痰鸣喘息，不得平卧者，加射干、葶苈子泻肺平喘；便秘腹满者，加大黄、芒硝，通腑泻热以降肺平喘；痰热伤津，口舌干燥，加天花粉、知母、芦根以生津润燥；阴伤而痰量已少者，酌减苦寒之品，加沙参、麦门冬等养阴。

3. 痰蒙神窍

（1）证候：神志恍惚，表情淡漠，谵妄烦躁，撮空理线，嗜睡神昏，或肢体瞤动，抽搐，咳逆喘促，咯痰不爽，舌质暗红或淡紫，苔白腻或淡黄腻，脉细滑数。

（2）分析：痰迷心窍，蒙蔽神机，故见神志恍惚，表情淡漠，谵妄烦躁，撮空理线，嗜睡神昏；肝风内动，则肢体瞤动抽搐；痰浊阻肺，肺虚痰蕴，故咳逆喘促而咯痰不爽；舌质暗红或淡紫，乃心血瘀阻之征；苔白腻或淡黄腻，脉细滑数皆为痰浊内蕴之象。

（3）治法：涤痰开窍，熄风醒神。

（4）方药：涤痰汤。本方可涤痰开窍，熄风止痉。方中用二陈汤理气化痰；用胆南星清热涤痰，熄风开窍；竹茹、枳实清热化痰利膈；菖蒲开窍化痰；人参扶正防脱。若痰热较盛，烦躁身热，神昏谵语，舌红苔黄者，加黄芩、葶苈子、天竺黄、竹沥以清热化痰；肝风内动，抽搐加钩藤、全蝎，另服羚羊角粉以凉肝熄风；瘀血明显，唇甲青紫加桃仁、红花、丹参活血通脉；如热伤血络，见紫斑、咯血、便血色鲜者，配清热凉血止血药，如水牛角、白茅根、生地、丹皮、紫珠草、地榆等。另外，可选用安宫牛黄丸清心豁痰开窍，每次1丸，日服2次。

4. 阳虚水泛

（1）证候：心悸，喘咳，咯痰清稀，面浮肢肿，甚则一身悉肿，腹部胀满有水，脘痞纳差，尿少，畏寒，面唇青紫，舌胖质黯，苔白滑，脉沉细。

（2）分析：久病喘咳，肺脾肾亏虚，肾阳虚不能温化水液，水邪泛滥，则面浮肢肿，甚则一身悉肿，腹部胀满有水；水液不归州都之官，则尿少；水饮上凌心肺，故心悸，喘咳，咯痰清稀；脾阳虚衰，健运失职则脘痞纳差；脾肾阳虚，不能温煦则畏寒；阳虚血瘀，则面唇青紫；舌胖质黯，苔白滑，脉沉细为阳虚水泛之征。

（3）治法：温肾健脾，化饮利水。

（4）方药：真武汤合五苓散。真武汤温阳利水，五苓散健脾渗湿利水使水湿由小便而解，两方配伍，可奏温肾健脾，利尿消肿之功。方中用附子、桂枝温肾通阳；茯苓、白术、猪苓、泽泻、生姜健脾利水；赤芍活血化瘀。若水肿势剧，上凌心肺，见心悸喘满，倚息不得卧者，加沉香、黑白丑、川椒目、葶苈子行气逐水；血瘀甚，发绀明显者，加泽兰、红花、丹参、益母草、北五加皮化瘀行水。

5. 肺肾气虚

（1）证候：呼吸浅短难续，声低气怯，甚则张口抬肩，倚息不能平卧，咳嗽，痰白如沫，咯吐不利，心慌胸闷，形寒汗出，面色晦暗，舌淡或黯紫，脉沉细数无力，或结代。

（2）分析：久病咳喘，肺肾两虚，故呼吸浅短难续，声低气怯，甚则张口抬肩，倚息不能平卧；寒饮伏肺，肾虚水泛，则咳嗽痰白如沫，咯吐不利；肺病及心，心气虚弱，故心慌胸闷；阳气虚，则形寒；腠理不固，则汗出；气虚血行瘀滞，则面色晦暗，舌淡或黯紫，脉沉细数无力，或有结代。

（3）治法：补肺纳肾，降气平喘。

（4）方药：平喘固本汤合补虚汤。平喘固本汤补肺纳肾，降气化痰，补虚汤重在补肺益气。方中用党参、人参、黄芪、炙甘草补肺；冬虫夏草、熟地、胡桃肉、坎脐益肾；五味子敛肺气；灵磁石、沉香纳气归元；紫菀、款冬、苏子、法半夏、橘红化痰降气。若肺虚有寒，怕冷，舌质淡，加肉桂、干姜、钟乳石温肺散寒；气虚瘀阻，颈脉动甚，面唇发绀明显者，加当归、丹参、苏木活血化瘀通脉；若肺气虚兼阴伤，低热，舌红苔少者，可加麦冬、玉竹、生地、知母等养阴清热。如见面色苍白，冷汗淋漓，四肢厥冷，血压下降，脉微欲绝等喘脱危象者，急用参附汤送服蛤蚧粉或黑锡丹补气纳肾，回阳固脱。病情稳定阶段，可常服皱肺丸。另外，可选用验方：紫河车1具，焙干研末，装入胶囊，每服3 g，适于肺胀之肾虚者。百合、枸杞子各250 g，研细末，白蜜为丸，每服10 g，日3次，适于肺肾阴虚的肺胀。

三、针灸治疗

（一）基本处方

肺俞、太渊、膻中。

肺俞、太渊为俞原配穴法，宣通肺气，止咳平喘；气会膻中，调气降逆。

（二）加减运用

1. 痰浊壅肺证

加中脘、足三里、丰隆以健脾和中、运化痰湿。诸穴针用平补平泻法。

2. 痰热郁肺证

加大椎、曲池、丰隆以清化痰热，大椎、曲池针用泻法。余穴针用平补平泻法。

3. 痰蒙神窍证

加水沟、心俞、内关以涤痰开窍、熄风醒神，针用泻法。余穴用平补平泻法。

4. 阳虚水泛证

加肾俞、关元、阴陵泉以振奋元阳、化饮利水。诸穴针用补法，或加灸法。

5. 肺肾气虚证

加肾俞、太溪、气海、足三里以滋肾益肺。诸穴针用补法，或加灸法。

（三）其他

1. 耳针疗法

取交感、平喘、肺、心、肾上腺、胸，每次取2～3穴，毫针刺法，中等刺激，每次留针15～30 min，每日或隔日1次，10次为1疗程。

2. 保健灸法

经常艾灸足三里、关元、肺俞、脾俞、肾俞等穴，可增强抗病能力。

第四章　心系疾病

第一节　胸痛

胸痛，又称"胸痹""真心痛"，是以胸部疼痛为主要临床表现的病证。一般来说，胸痛多与心肺有关。胸阳不足，气机阻滞是胸痛的主要病机。

西医学的冠状动脉粥样硬化性心脏病、胸膜炎、大叶性肺炎等疾病以胸痛为主证时，可参考本节辨证治疗。

一、病因病机

（1）气滞血瘀：情志所伤，气机郁结，气滞日久，血流不畅，则脉络瘀滞；或久病入络，气滞血瘀，心脉瘀阻，均可发为胸痛。

（2）胸阳痹阻：素体阳气不足，心肺气虚，或终日伏案少动，胸阳不展，气血运行不畅，外寒乘虚侵袭，以致阴寒凝滞，痹阻脉络；或饮食不节，或嗜酒成癖，以致脾胃损伤，聚湿成痰，阻滞胸阳，均可发生胸痛。

（3）痰热壅肺：肺中蕴热，或外感风热，热灼津液为痰，痰热结于胸中，气机痹阻，引起胸痛。

二、辨证论治

临证时，应详细询问胸痛的起因、部位、性质及先兆症状等，以鉴别胸痛的不同原因。胸痛而兼见咳喘、痰多、身热者，多属痰热所致；若疼痛部位固定、刺痛者，多属气滞血瘀；若痛连肩背，兼见憋闷，甚则汗出肢冷者，多属胸痹。

胸痛的治疗，一般先予活血化瘀，或辛温通阳，或涤痰泻热，待病情缓解后，再行培补阳气，以善其后。

（一）心血瘀阻

1. 证候

胸部刺痛，固定不移，入夜更甚，时或心悸不宁，舌质紫暗，脉象沉涩。

2. 证候分析

瘀血停着，血脉凝滞，不通则痛，故胸部刺痛，痛处不移。血属阴，夜间属阴，故疼痛入夜更甚。瘀血阻塞，脉络不通，心失所养，故心悸不宁。舌质紫暗，脉象滞涩乃瘀血内停之候。

3. 治法

活血化瘀，通络止痛。

4. 方药

血府逐瘀汤（生地黄、赤芍药、枳壳、牛膝、柴胡、当归、川芎、桃仁、桔梗、甘草、红花）加减。

（二）胸阳痹阻

1. 证候

胸痛彻背，感寒痛甚，胸闷气短，心悸，甚则喘息不能平卧，面色苍白，自汗，四肢厥冷，舌苔白，脉沉细。

2. 证候分析

诸阳受气于胸中而转行于背，阳气不运，气机阻痹，故见胸痛彻背，感寒则气机凝滞加剧而痛甚。胸阳不振，气机受阻，故见胸闷气短，心悸，甚则喘息不能平卧。阳气不足，失于温煦则面色苍白，四肢厥冷。阳气不固则自汗出，舌苔白，脉沉细，均为阳气不振之候。

3. 治法

通阳宣痹，散寒化浊。

4. 方药

当归四逆汤（当归、桂枝、芍药、细辛、甘草、通草、大枣）。若证见心痛彻背，背痛彻心，痛剧而无休止，身寒肢冷，喘息不得卧，脉象沉紧，为阴寒极盛，胸痹之重证，宜用乌头赤石脂丸（乌头、附子、蜀椒、干姜、赤石脂）合苏合香丸（白术、青木香、犀角、香附、朱砂、诃子、檀香、安息香、沉香、麝香、丁香、冰片、荜茇、苏合香油、熏陆香）。若胸痛短气，汗出肢冷，面色苍白，甚至昏厥，舌淡苔白，脉沉细无力，为阳气虚衰，心阳欲脱之征。应急服参附龙牡汤（人参、附片、龙骨、牡蛎）。

（三）痰热壅肺

1. 证候

胸痛咳喘，咯痰黄稠，或见咯血。或咳痰腥臭，烦闷发热，舌苔黄腻，脉象滑数。

2. 证候分析

痰热壅肺，气机不畅，故胸痛咳喘，咯痰黄稠。热伤肺络则咯血。瘀热内结成痈，则咳吐脓痰腥臭。热毒内灼，故烦闷发热。舌苔黄腻，脉象滑数，均为肺有痰热之征。

3. 治法

涤痰泻热，宽胸开结。

4. 方药

小陷胸汤（黄连、半夏、全瓜蒌）合千金苇茎汤（苇茎、薏苡仁、冬瓜仁、桃仁）。初起兼有风热表证者，可用银翘散（金银花、连翘、淡豆豉、牛蒡子、薄荷、荆芥穗、桔梗、甘草、竹叶、鲜芦根）或麻杏甘石汤（麻黄、杏仁、石膏、炙甘草）。

三、针灸治疗

（一）心血瘀阻

可选取膻中、巨阙、膈俞、阴郄、心俞穴，用泻法。每日 1~2 次。

（二）胸阳痹阻

可选取心俞、厥阴俞、内关、通里、肾俞（灸）、肺俞穴，用泻法兼灸。每日 1~2 次。

（三）痰热壅肺

可选取巨阙、膻中、郄门、太渊、丰隆、孔最穴，用泻法。每日 1~2 次。

第二节　心悸

心悸是以自觉心中跳动，心慌不安，甚则不能自主为特征的一种病证。或一过性、阵发性；或持续性，时间较长；或一日数发，或数日一发；或因惊恐、郁怒、激动、劳累而发。

西医学中的冠心病、风湿性心脏病、心力衰竭、心肌炎、心包炎、部分神经官能症及各种心律失常等以心悸为主证者，均可参考本篇辨证论治。

一、病因病机

（1）体质虚弱：先天禀赋不足，素体虚弱，或久病失养，或劳欲过度，造成气血阴阳亏虚，以致心失所养，发为心悸。

（2）饮食劳倦：恣食肥甘厚味，过度劳倦，使脾失健运，一则气血生化不足，心失所养；二则聚湿生痰，痹阻心脉，扰动心神，发为心悸。

（3）情志所伤：平素心虚胆怯，突受惊吓，惊动不已，难以自主，发为心悸。

（4）血脉瘀阻：风寒湿三气杂合而至，痹阻络脉日久，内舍于心，心脉不通；或肝气郁结、气滞血瘀，心脉阻滞，血行不畅，心失所养，发为心悸。

（5）水气凌心：脾肾阳虚，水谷转输气化失常，停聚成饮，上凌于心，心阳被遏，发为心悸。

二、辨证论治

心悸的辨证，首分虚实。虚证为脏腑气血阴阳亏虚所致，实证为痰饮、瘀血、火邪为患；再辨轻重，因惊恐、劳累而发，时作时止，不发时如常人，病情较轻；若终日悸动，稍劳尤甚，病情较重。

治疗原则：虚证补益气血，养心安神；实证化痰行气，活血化瘀。

（一）心虚胆怯

1. 证候

心悸，善惊易恐，坐卧不安，少寐多梦易醒，恶闻声响，舌苔薄白，脉虚数或细。

2. 治法

益气养心、安神宁志。

3. 方药

安神定志丸加减。方中龙骨镇惊安神；茯神、菖蒲、远志安神定志；人参益气养心；加琥珀、磁石、朱砂以增镇惊宁心之力。若伴有神疲乏力，自汗懒言，纳差，合用四君子汤以增益气养心之功；少寐加炒枣仁、夜交藤养血安神。

（二）心脾两虚

1. 证候

心悸气短，头晕目眩，面色无华，倦怠乏力，纳差，失眠健忘，舌淡苔白，脉细弱。

2. 治法

补血养心，益气安神。

3. 方药

归脾汤加减。方中当归、龙眼肉补血养心；人参、黄芪、白术、甘草健脾益气；酸枣仁、茯神、远志宁心安神；木香理气醒脾，使补而不滞。若心动悸，脉结代者，可用炙甘草汤加减治疗，方用人参、炙甘草、大枣益气健脾；阿胶、地黄、麦冬滋养阴血；桂枝温通心阳；合则益气养血，复脉。

（三）阴虚火旺

1、证候

心悸不宁，少寐多梦，五心烦热，口干，盗汗，腰膝酸软，头晕目眩，耳鸣，舌红乏津，脉细数。

2. 治法

养阴清热，宁心安神。

3. 方药

黄连阿胶汤加减。方中黄连、黄芩苦寒清泄心火；阿胶、芍药、鸡子黄滋阴养血，共奏滋阴降火，交通心肾，清心定悸之功。临证时可加酸枣仁、珍珠母、龙骨安神定志。若心悸不宁，烦躁不安，加朱砂镇心安神；若阴虚火旺，而兼腰酸梦遗者，可用知柏地黄丸加减，以滋阴降火。

（四）心阳不振

1. 证候

心悸不宁，胸闷气短，动则尤甚，形寒肢冷，自汗，面色苍白，舌淡苔白，脉细弱。

2. 治法

温补心阳，安神定悸。

3. 方药

桂枝甘草龙骨牡蛎汤加减。方中桂枝、甘草温补心阳；龙骨、牡蛎安神定悸。若形寒肢冷者，加人参、附子温阳益气；若病情严重，汗出肢冷，面青唇紫，喘不得卧，为真阳欲脱之象，急煎服参附汤以回阳救逆。

（五）水饮凌心

1. 证候

心悸眩晕，胸脘痞满，小便短少，或下肢浮肿，渴不欲饮，恶心吐涎，舌淡苔滑，脉弦滑。

2. 治法

振奋心阳，化气行水。

3. 方药

苓桂术甘汤加减。方中茯苓淡渗利水；桂枝、甘草通阳化气；白术健脾祛湿。若兼见恶心呕吐加半夏、陈皮、吴茱萸降逆止呕；尿少肢肿者加泽泻、猪苓、茯苓、防己、大腹皮利水消肿。若水肿甚、心惊、喘息不得卧者，合真武汤加减应用，以温阳利水。

（六）心血瘀阻

1. 证候

心悸，胸闷，心痛如针刺，唇甲青紫，舌质紫暗，或有瘀点瘀斑，脉弦涩或结代。

2. 治法

活血化瘀，理气通络。

3. 方药

桃仁红花煎加减。方中桃仁、红花、丹参、赤芍、川芎活血化瘀；延胡索、香附、青皮理气通脉；生地、当归养血活血。若气滞血瘀者加柴胡、枳壳行气化滞；阳虚寒凝致瘀者加附子、桂枝通阳散寒；胸闷苔腻者加栝蒌、薤白通阳散结、化痰宽胸。

三、针灸治疗

（1）主穴：内关、心俞、神门。

（2）加减：心血不足，加脾俞、足三里，针刺补法；阴虚火旺加三阴交、肾俞，针刺补法；阳气虚弱加灸关元、足三里；痰热上扰加肺俞、尺泽、丰隆，针刺泻法。

四、护理与预防

轻症患者，应避免剧烈活动及强体力劳动。重症患者，则应卧床休息。并严密观察病情，注意脉象变化，如有异常应及时处理。积极治疗原发病，饮食以清淡为主，忌烟、酒、茶。注意情志调节，防止一切诱发因素。保持心情愉快，饮食有节，起居有常，注意劳逸结合。

第三节　真心痛

真心痛是指以突然发作的剧烈而持久的胸骨下部后方或心前区压榨性、闷胀性或窒息性疼痛为临床表现特点的一种严重病症，是胸痹的进一步发展。疼痛可放射到左肩、左上肢前内侧及无名指和小指，一般持续时间较长，常伴有心悸、水肿、肢冷、喘促、面色苍白、汗出、焦虑和恐惧感等症状，甚至危及生命。多因劳累、情绪激动、饱食、受寒等因素诱发。《灵枢·厥病篇》描述了真心痛的发作和预后，称："真心痛，手足青至节，心痛甚，旦发夕死，夕发旦死。"

现代医学的冠状动脉粥样硬化性心脏病、心肌梗死、心律失常、心源性休克等，出现真心痛的临床表现时，可参考本节进行辨证论治。

一、病因病机

真心痛病因病机和"胸痹"类同，与年老体衰，阳气不足，七情内伤，气滞血瘀，痰浊化生，寒邪侵袭，血脉凝滞等因素有关。如寒凝气滞，血瘀痰浊，闭阻心脉，心脉不通，可出现心胸疼痛（胸痹），严重者部分心脉突然闭塞，气血运行中断，可见心胸猝然大痛，而发为真心痛。

真心痛之病位在心，其本在肾。总的病机是本虚标实，本虚是发病基础，标实是发病条件，急性发作时以标实为主，总由心之气血失调、心脉痹阻不畅而致。

二、诊断要点

（一）症状

突然发作胸骨后感心前区剧痛，呈压榨性或窒息性疼痛。疼痛常可放射至左肩背和前臂，持续时间可长达数小时或数天，可兼心悸、恶心、呕吐等。

（二）检查

1. 心电图检查

根据 ST 段或 T 波的异常变化来判断心肌缺血的部位及程度，同时根据相应导联所出现病理性 Q 波及 ST 段抬高的表现，来确定心肌梗死的部位。

2. 胸部 X 线平片

胸部 X 线平片以及冠状动脉造影有助于诊断。

三、辨证

本病病位在心，其本在肾，本虚标实是其发病的主要机制，而在急性期则以标实为主。

若心气不足，运血无力，心脉瘀阻，或心血亏虚，气血运行不利，可见心动悸，脉结代（心律失常）；若心肾阳虚，水邪泛滥，水饮凌心射肺，可出现心悸、水肿、喘促（心力衰竭），或亡阳厥脱，亡阴厥脱（心源性休克），或阴阳俱脱，最后导致阴阳离决。

（一）气虚血瘀

证候：心胸刺痛，胸部闷窒，动则加重，伴短气乏力，汗出心悸，舌体胖大，边有齿痕，舌质黯淡或瘀点瘀斑，舌苔薄白，脉弦细无力。

分析：元气素虚，无力推动血液运行，血行缓慢而滞涩，闭阻心脉，心脉不通，则心胸刺痛，胸部闷窒；动则耗气更甚，故短气乏力，汗出；气虚心搏加快，故心悸；舌体胖大，边有齿痕，苔薄白为气虚之象；舌质黯淡，有瘀点瘀斑为血瘀之征。

（二）寒凝心脉

证候：胸痛彻背，胸闷气短，心悸不宁，神疲乏力，形寒肢冷，舌质淡黯，苔白腻，脉沉迟、迟缓或结代。

分析：寒邪内侵，阳气不运，气机阻痹，故见胸痛彻背；胸阳不振，气机不利，故见胸闷气短，心悸不宁；阳气不足，上不荣头面，外不达四肢，故面色苍白，形寒肢冷；舌淡黯，苔白腻，脉沉迟缓或结代，均为寒凝心脉、阳气不运之候。

（三）正虚阳脱

证候：心胸绞痛，胸中憋闷或有窒息感，喘促不宁，心慌，面色苍白，大汗淋漓，烦躁不安或表情淡漠；重则神识昏迷，四肢厥冷，口开目合，手撒尿遗，脉疾数无力或脉微欲绝。

分析：阳气虚衰，胸阳不运，痹阻气机，血行瘀滞，故见胸憋闷、绞痛或有窒息感；少气不续，不能维持正常心搏，故心慌，喘促不宁；大汗淋漓，烦躁不安或表情淡漠，乃为阳脱阴竭；阳气消乏，清阳不升，或失血过多，血虚不能上承，故见神识昏迷；气血不能达四末，则四肢厥冷；营阴内衰，正气不固，故口开目合，手撒遗尿；脉疾数无力或脉微欲绝，乃亡阳伤阴之征。

四、治疗

本病在发作期必须选用有速效止痛作用之药物，以迅速缓解心痛症状。疼痛缓解后予以辨证施治，常以补气活血、温阳通脉为法。

（一）中药治疗

1. 气虚血瘀

治法：益气活血，通脉止痛。

处方：保元汤合血府逐瘀汤加减。

方中人参、黄芪补气益心；桃仁、红花、川芎活血祛瘀；赤芍、当归、牛膝养血活血；柴胡、枳壳、桔梗行气豁痰宽胸；生地黄、肉桂敛汗温阳定悸；甘草调和诸药。

另外，可选用速效救心丸，每日 3 次，每日 4～6 粒，急性发作时每次 10～15 粒。

2. 寒凝心脉

治法：温补心阳，散寒通脉。

处方：当归四逆汤加减。

方中当归补血活血；芍药养血和营；桂枝温经散寒；细辛祛寒除痹止痛；炙甘草、大枣益气健脾，通行血脉。

本证寒象明显，可加干姜、蜀椒、荜茇、高良姜；气滞加白檀香；痛剧急予苏合香丸，每服 1～4 丸。

3. 正虚阳脱

治法：回阳救逆，益气固脱。

处方：四味回阳饮加减。

方中以红参大补元气；附子、炮姜回阳；可加肉桂、山萸肉、龙骨、牡蛎温助心阳，敛汗固脱；加玉竹配炙甘草养阴益气。阴竭亡阳，合生脉散。

另外，可选用丹参滴丸，10～15 粒，每日 3 次；或用参附注射液 100 mL 加 5% 葡萄糖注射液 250 mL，静脉滴注。

（二）针灸治疗

1. 基本处方

内关、郄门、阴郄、膻中。

内关、郄门同经相配，郄门、阴郄二郄相配，更和心包之募膻中，远近相配，共调心气。

2. 加减运用

（1）气虚血瘀证：加脾俞、足三里、气海以益气通络。诸穴针用补法。

（2）寒凝心脉证：加心俞、厥阴俞、命门以温经祛寒、通络止痛。诸穴针用补法，或加灸法。

（3）正虚阳脱证：重灸神阙、关元以回阳救逆固脱。余穴针用补法。

3. 其他

（1）耳针疗法：取心、神门、交感、皮质下、内分泌，每次选 3～4 穴，强刺激，留针 30～60 min。

（2）电针疗法：取膻中、巨阙、郄门、阴郄，用连续波，快频率刺激 20～30 min。

（3）穴位注射疗法：取心俞、厥阴俞、郄门、足三里，每次选 2 穴，用复方丹参注射液或川芎嗪注射液，每穴注射 2 mL，每日 1 次。

（4）头针疗法：取额旁 1 线，平刺激，持续捻转 2～3 min，留针 20～30 min。

第四节　多寐

多寐是指不分昼夜，时时欲睡，呼之能醒，醒后复睡的病证。西医的发作性睡病、神经官能症、精神病的某些患者，其症状与多寐类似者，可参考本证辨证论治。

一、诊断要点

（一）诊断

（1）不论白天黑夜，不分场合地点，随时可以入睡，但呼之能醒，但未几又已入睡。

（2）某些热性或慢性疾病过程中出现嗜睡，每为病程严重的预兆，不属本证范围。

（3）应与昏迷、厥证等相鉴别。昏迷是神志不清，意识丧失；厥证是呼之不应，四肢厥冷等。

（二）辨证分析

多寐主要是由于脾虚湿胜、阳衰、瘀血阻窍所致，其病理主要是由于阴盛阳虚。因阳主动，阴主静，阴盛故多寐。临床辨证主要是区分虚实，脾虚、阳衰为虚证，湿胜、瘀阻者为实证。治疗以健脾、温肾、祛湿、化瘀为主要治法。

二、辨证论治

（一）湿胜

1. 证见

多发于雨湿之季，或丰肥之人。胸闷纳少，身重嗜睡，苔白腻，脉濡缓。

2. 治法

燥湿健脾。

3. 方药

（1）主方：平胃散加味。

处方：苍术15 g，厚朴12 g，陈皮6 g，藿香12 g，薏苡仁18 g，法半夏12 g，布渣叶12 g，甘草6 g。水煎服。

（2）单方验方：藿香佩兰合剂。

处方：藿香、佩兰、苍术、川朴各10 g，陈皮6 g，法半夏、茯苓、石菖蒲各10 g。水煎服。

（二）脾虚型

1. 证见

精神倦怠，嗜睡，饭后尤甚，肢怠乏力，面色萎黄，纳少便溏。舌淡胖苔薄白，脉虚弱。

2. 治法

健脾益气。

3. 方药

（1）主方：六君子汤加减。

处方：党参15 g，白术12 g，茯苓12 g，法半夏12 g，陈皮6 g，黄芪15 g，神曲10 g，麦芽20 g，甘草6 g。水煎服。

（2）中成药。

补中益气丸，每次9 g，每日3次。

（3）单方验方：黄芪升蒲汤。

处方：黄芪30 g，升麻9 g，茯苓15 g，白术12 g，石菖蒲12 g。水煎服。

（三）阳虚型

1. 证见

精神疲惫，整日嗜睡懒言，畏寒肢冷，健忘。舌淡苔薄，脉沉细无力。

2. 治法

益气温阳。

3. 方药

（1）主方：附子理中丸加减。

处方：熟附子12 g，干姜10 g，党参20 g，黄芪18 g，巴戟天12 g，升麻6 g，淫羊藿15 g，炙甘草6 g。水煎服。

（2）中成药。

附桂八味丸，每次9 g，每日3次。

（3）单方验方：①附子细辛汤。处方：熟附子15 g（先煎1小时），细辛、苍术、厚朴、陈皮各10 g，麻黄6 g。加水煎沸15分钟，滤出药液，再加水煎20分钟，去渣，两煎药液兑匀，分服，每日1剂。②嗜睡方。处方：红参6 g（另煎），干姜、补骨脂各10 g，附子9 g，桂枝8 g，吴茱萸6 g，焦白术、炙甘草各12 g。水煎服。

(四)瘀阻型

1. 证见

头昏头痛，神倦嗜睡，病情较久，或有头部外伤病史。舌质紫暗或有瘀斑，脉涩。

2. 治法

活血通络。

3. 方药

（1）主方：通窍活血汤加减。

处方：赤芍 15 g，川芎 10 g，桃仁 12 g，红花 10 g，白芷 10 g，丹参 20 g，生姜 10 g，葱白 3 条，大枣 5 枚。水煎服。

兼有气滞者，选加青皮 10 g，陈皮 6 g，枳壳 12 g，香附 10 g。兼有阴虚者，可选加生地黄 15 g，牡丹皮 10 g，麦冬 12 g。兼有气虚者，可选加黄芪 18 g，党参 15 g。兼有阳虚者，选加肉桂 6 g，熟附子 10 g。兼有痰浊者，选加法半夏 12 g，陈皮 6 g，白芥子 12 g。兼有热象者，可加黄芩、山栀各 12 g。

（2）中成药：①盐酸川芎嗪片，每次 2 片，每日 3 次。②复方丹参片，每次 3 片，每日 3 次。

（3）单方验方：当归五灵脂合剂。

处方：当归、五灵脂、茺蔚子各 12 g，黄芪 20 g，蒲黄、赤芍、延胡索、没药各 10 g，干姜 8 g，小茴香、升麻、甘草各 6 g。水煎服。

第五节　不寐

不寐是以经常不能获得正常睡眠为特征的一类病证，主要表现为睡眠时间、深度的不足，轻者入睡困难，或寐而不酣，时寐时醒，或醒后不能再寐，重则彻夜不寐，常影响人们的正常工作、生活、学习和健康。

不寐在《内经》称为"不得卧""目不瞑"。认为是邪气客于脏腑，卫气行于阳，不能入阴所得。《素问·逆调论》记载有"胃不和则卧不安"。后世医家引申为凡脾胃不和，痰湿、食滞内扰，以致寐寝不安者均属于此。

汉代张仲景《伤寒论》及《金匮要略》中将其病因分为外感和内伤两类，提出"虚劳虚烦不得眠"的论述，至今临床仍有应用价值。《景岳全书·不寐》中将不寐病机概括为有邪、无邪两种类型。"不寐证虽病有不一，然惟知邪正二字则尽之矣。盖寐本乎阴，神其主也，神安则寐，神不安则不寐。其所以不安者，一由邪气之扰，一由营气不足耳。有邪者多实证，无邪者皆虚证。"

明·李中梓结合自己的临床经验对不寐证的病因及治疗提出了卓有见识的论述："不寐之故，大约有五：一曰气虚，六君子汤加酸枣仁、黄芪；一曰阴虚，血少心烦，酸枣仁一两，生地黄五钱，米二合，煮粥食之；一曰痰滞，温胆汤加南星、酸枣仁、雄黄末；一曰水停，轻者六君子汤加菖蒲、远志、苍术，重者控涎丹；一曰胃不和，橘红、甘草、石斛、茯苓、半夏、神曲、山楂之类，大端虽五，虚实寒热，互有不齐，神而明之，存乎其人耳。"

明·戴元礼《证治要诀·虚损门》又提出"年高人阳衰不寐"之论。清代《冯氏锦囊·卷十二》。亦提出"壮年人肾阴强盛，则睡沉熟而长，老年人阴气衰弱，则睡轻微易知。"说明不寐的病因与肾阴盛衰及阳虚有关。

西医学的神经官能症、更年期综合征、慢性消化不良、贫血、动脉粥样硬化症等以不寐为主要临床表现时，可参考本节内容辨证论治。

一、病因病机

人之寤寐，由心神控制，而营卫阴阳的正常运作是保证心神调节寤寐的基础。每因饮食不节，情志失常，劳倦、思虑过度及病后、年迈体虚等因素，导致心神不安，神不守舍，不能由动转静而致不寐病证。

（一）病因

1. 饮食不节

暴饮暴食，宿食停滞，脾胃受损，酿生痰热，壅遏于中，痰热上扰，胃气失和，而不得安寐。《张氏医通·不得卧》阐述其原因："脉滑数有力不得卧者，中有宿滞痰火，此为胃不和则卧不安也。"此外，浓茶、咖啡、酒之类饮料也是造成不寐的因素。

2. 情志失常

喜怒哀乐等情志过极均可导致脏腑功能的失调，而发生不寐病证。或由情志不遂，暴怒伤肝，肝气郁结，肝郁化火，邪火扰动心神，神不安而不寐；或由五志过极，心火内炽，扰动心神而不寐；或由喜笑无度，心神激动，神魂不安而不寐；或由暴受惊恐，导致心虚胆怯，神魂不安，夜不能寐，如《沈氏尊生书·不寐》云："心胆俱怯，触事易惊，梦多不祥，虚烦不眠。"

3. 劳逸失调

劳倦太过则伤脾，过逸少动亦致脾虚气弱，运化不健，气血生化乏源，不能上奉于心，以致心神失养而失眠。或因思虑过度，伤及心脾，心伤则阴血暗耗，神不守舍；脾伤则食少，纳呆，生化之源不足，营血亏虚，不能上奉于心，而致心神不安。如《类证治裁·不寐》说："思虑伤脾，脾血亏损，经年不寐。"《景岳全书·不寐》云："劳倦、思虑太过者，必致血液耗亡，神魂无主，所以不眠。"可见，心脾不足造成血虚，会导致不寐。

4. 病后体虚

久病血虚，年迈血少，引起心血不足，心失所养，心神不安而不寐，正如《景岳全书·不寐》中说："无邪而不寐者，必营气不足也，营主血，血虚则无以养心，心虚则神不守舍。"亦可因年迈体虚，阴阳亏虚而致不寐。若素体阴虚，兼因房劳过度，肾阴耗伤，阴衰于下，不能上奉于心，水火不济，心火独亢，火盛神动，心肾失交而神志不宁。如《景岳全书·不寐》所说："真阴精血不足，阴阳不交，而神有不安其室耳。"

（二）病机

不寐的病因虽多，但其病理变化，总属阳盛阴衰，阴阳失交。一为阴虚不能纳阳，一为阳盛不得入于阴。其病位主要在心，与肝、脾、肾密切相关。

因心主神明，神安则寐，神不安则不寐。而阴阳气血之来源，由水谷之精微所化，上奉于心，则心神得养；受藏于肝，则肝体柔和；统摄于脾，则生化不息；调节有度，化而为精，内藏于肾，肾精上承于心，心气下交于肾，则神志安宁。

若肝郁化火，或痰热内扰；神不安宅者以实证为主。心脾两虚，气血不足，或由心胆气虚，或由心肾不交，水火不济，心神失养，神不安宁，多属虚证，但久病可表现为虚实兼夹，或为瘀血所致。

不寐的预后，一般较好，但因病情不一，预后亦各异。病程短，病情单纯者，治疗收效较快；病程较长，病情复杂者，治疗难以速效。且病因不除或治疗不当，易产生情志病变，使病情更加复杂，治疗难度增加。

二、诊查要点

（一）诊断依据

（1）轻者入寐困难或寐而易醒，醒后不寐，连续3周以上；重者彻夜难眠。

（2）常伴有头痛、头昏、心悸、健忘、神疲乏力、心神不宁、多梦等症。

（3）本病证常有饮食不节，情志失常，劳倦、思虑过度，病后，体虚等病史。

（二）病证鉴别

不寐应与一时性失眠、生理性少寐、它病痛苦引起的失眠相区别。不寐是指单纯以失眠为主症，表现为持续的、严重的睡眠困难。若因一时性情志影响或生活环境改变引起的暂时性失眠不属病态。至于老年人少寐早醒，亦多属生理状态。若因其他疾病痛苦引起失眠者，则应以祛除有关病因为主。

（三）相关检查

临床可检测多导睡眠图：①测定其平均睡眠潜伏期时间延长（长于50分钟）；②测定实际睡眠时间减少（每夜不足6.5小时）；③测定觉醒时间增多（每夜超过30分钟）。

三、辨证论治

（一）辨证要点

本病辨证首分虚实。虚证，多属阴血不足，心失所养，临床特点为体质瘦弱，面色无华，神疲懒言，心悸健忘。实证为邪热扰心，临床特点为心烦易怒，口苦咽干，便秘溲赤。次辨病位，病位主要在心。由于心神的失养或不安，神不守合而不寐，且与肝、胆、脾、胃、肾相关。如急躁易怒而不寐，多为肝火内扰；脘闷苔腻而不寐，多为胃腑宿食，痰热内盛；心烦心悸，头晕健忘而不寐，多为阴虚火旺，心肾不交；面色少华，肢倦神疲而不寐，多属脾虚不运，心神失养；心烦不寐，触事易惊，多属心胆气虚等。

（二）治疗原则

治疗当以补虚泻实，调整脏腑阴阳为原则。实证泻其有余，如疏肝泻火，清化痰热，消导和中；虚证补其不足，如益气养血，健脾补肝益肾。在此基础上安神定志，如养血安神，镇惊安神，清心安神。

（三）证治分类

1. 肝火扰心证

不寐多梦，甚则彻夜不眠，急躁易怒，伴头晕头胀，目赤耳鸣，口干而苦，不思饮食，便秘溲赤，舌红苔黄，脉弦而数。

证机概要：肝郁化火，上扰心神。

治法：疏肝泻火，镇心安神。

代表方：龙胆泻肝汤加减。本方有泻肝胆实火，清下焦湿热之功效，适用于肝郁化火上炎所致的不寐多梦，头晕头胀，目赤耳鸣，口干便秘之症。

常用药：龙胆草、黄芩、栀子清肝泻火；泽泻、车前子清利湿热；当归、生地滋阴养血；柴胡疏畅肝胆之气；甘草和中；生龙骨、生牡蛎、灵磁石镇心安神。

胸闷胁胀，善太息者，加香附、郁金、佛手、绿萼梅以疏肝解郁；若头晕目眩，头痛欲裂，不寐躁怒，大便秘结者，可用当归龙荟丸。

2. 痰热扰心证

心烦不寐，胸闷脘痞，泛恶嗳气，伴口苦，头重，目眩，舌偏红，苔黄腻，脉滑数。

证机概要：湿食生痰，郁痰生热，扰动心神。

治法：清化痰热，和中安神。

代表方：黄连温胆汤加减。本方清心降火，化痰安中，适用于痰热扰心，见虚烦不宁，不寐多梦等症状者。

常用药：半夏、陈皮、茯苓、枳实健脾化痰，理气和胃；黄连、竹茹清心降火化痰；龙齿、珍珠母、磁石镇惊安神。

不寐伴胸闷嗳气，脘腹胀满，大便不爽，苔腻脉滑，加用半夏秫米汤和胃健脾，交通阴阳，和胃降气；若饮食停滞，胃中不和，嗳腐吞酸，脘腹胀痛，再加神曲、焦山楂、莱菔子以消导和中。

3. 心脾两虚证

不易入睡，多梦易醒，心悸健忘，神疲食少，伴头晕目眩，四肢倦怠，腹胀便溏，面色少华，舌淡苔薄，脉细无力。

证机概要：脾虚血亏，心神失养，神不安舍。

治法：补益心脾，养血安神。

代表方：归脾汤加减。本方益气补血，健脾养心，适用于不寐健忘，心悸怔忡，面黄食少等心脾两虚证。

常用药：人参、白术、甘草益气健脾；当归、黄芪补气生血；远志、酸枣仁、茯神、龙眼肉补心益脾安神；木香行气舒脾。

心血不足较甚者，加熟地、芍药、阿胶以养心血；不寐较重者，加五味子、夜交藤、合欢皮、柏子仁养心安神，或加生龙骨、生牡蛎、琥珀末以镇静安神；兼见脘闷纳呆，苔腻，重用白术，加苍术、半夏、陈皮、茯苓、厚朴以健脾燥湿，理气化痰。若产后虚烦不寐，或老人夜寐早醒而无虚烦者，多属气血不足，亦可用本方。

4. 心肾不交证

心烦不寐，入睡困难，心悸多梦，伴头晕耳鸣，腰膝酸软，潮热盗汗，五心烦热，咽干少津，男子遗精，女子月经不调，舌红少苔，脉细数。

证机概要：肾水亏虚，不能上济于心，心火炽盛，不能下交于肾。

治法：滋阴降火，交通心肾。

代表方：六味地黄丸合交泰丸加减。前方以滋补肾阴为主，用于头晕耳鸣，腰膝酸软，潮热盗汗等肾阴不足证；后方以清心降火，引火归原，用于心烦不寐、梦遗失精等心火偏亢证。

常用药：熟地黄、山萸肉、山药滋补肝肾，填精益髓；泽泻、茯苓、丹皮健脾渗湿，清泄相火；黄连清心降火；肉桂引火归原。

心阴不足为主者，可用天王补心丹以滋阴养血，补心安神；心烦不寐，彻夜不眠者，加朱砂、磁石、龙骨、龙齿重镇安神。

5. 心胆气虚证

虚烦不寐，触事易惊，终日惕惕，胆怯心悸，伴气短自汗，倦怠乏力，舌淡，脉弦细。

证机概要：心胆虚怯，心神失养，神魂不安。

治法：益气镇惊，安神定志。

代表方：安神定志丸合酸枣仁汤加减。前方重于镇惊安神，用于心烦不寐，气短自汗，倦怠乏力之症；后方偏于养血清热除烦，用于虚烦不寐，终日惕惕，触事易惊之症。

常用药：人参、茯苓、甘草益心胆之气；茯神、远志、龙齿、石菖蒲化痰宁心，镇惊安神；川芎、酸枣仁调血养心；知母清热除烦。

心肝血虚，惊悸汗出者，重用人参，加白芍、当归、黄芪以补养肝血；肝不疏土，胸闷，善太息，纳呆腹胀者，加柴胡、陈皮、山药、白术以疏肝健脾；心悸甚，惊惕不安者，加生龙骨、生牡蛎、朱砂以重镇安神。

四、预防调护

不寐属心神病变，重视精神调摄和讲究睡眠卫生具有实际的预防意义。《内经》云："恬淡虚无，真气从之，精神内守，病安从来。"积极进行心理情志调整，克服过度的紧张、兴奋、焦虑、抑郁、惊恐、愤怒等不良情绪，做到喜怒有节，保持精神舒畅，尽量以放松的、顺其自然的心态对待睡眠，反而能较好地入睡。

睡眠卫生方面，首先帮助患者建立有规律的作息制度，从事适当的体力活动或体育锻炼，增强体质，持之以恒，促进身心健康。其次养成良好的睡眠习惯。晚餐要清淡，不宜过饱，更忌浓茶、咖啡及吸烟。睡前避免从事紧张和兴奋的活动，养成定时就寝的习惯。另外，要注意睡眠环境的安宁，床铺要舒适，卧室光线要柔和，并努力减少噪音，去除各种可能影响睡眠的外在因素。

第六节 中风

中风是以突然口眼歪斜，言语不利，半身不遂，甚则突然昏仆，不省人事为特征的一种病证。因起病急骤，症状多端，变化迅速，与自然界风的致病特点相似，故名曰中风。

西医学中的脑出血、脑血栓形成、脑血管痉挛、面神经麻痹、面神经痉挛等病，可参照本篇辨证论治。

一、病因病机

（1）五志过极：七情所伤，气郁化火，肝阳暴涨，气血上逆，上扰清窍而卒中。

（2）痰蒙清窍：饮食不节，嗜酒肥甘，饥饱失宜，使脾失健运，聚湿生痰，阻塞经脉，蒙蔽清窍乃猝然昏仆。

（3）水不涵木：年老精衰，或劳欲过度，肝肾阴亏，致使阴阳失调，水不涵木，肾阴亏于下，肝阳亢于上，阳化风动，气血上逆，发为中风。

（4）气虚邪中：久病体虚或禀赋不足，气血亏损，脉络空虚，风邪乘虚而入，痹阻经络而致歪僻不遂。

二、辨证论治

临床将中风分为中经络和中脏腑两大类。中经络一般无神志改变而病轻；中脏腑有神志不清而病重。发病部位，一般来说，头晕脑胀，面部潮红者，病在肝；伴纳差，呕恶者，病在脾；兼腰膝酸软，耳鸣如蝉者，病在肾。确定病位后，再辨虚实。一般情况下，新病多实，久病多虚；体壮者多实，体弱者多虚。

治疗原则：实证当燥湿化痰，清肝降火；虚证宜益气生血，填精补髓。中经络者宜养血、祛风、通络；中脏腑者，闭证以祛邪通络为主，脱证以扶正固脱为主。

（一）中经络

1. 风邪入络

（1）证候：突然口眼歪斜，语言不利，流涎，甚则半身不遂，或兼恶寒发热，关节酸痛，舌苔薄白，脉浮弦或弦细。

（2）治法：养血祛风，通经活络。

（3）方药：牵正散加味。方中用白附子祛头面之风；僵蚕、全蝎祛风止痉。加川芎、当归、白芍养血祛风；有表证者加桑叶、菊花疏风解表；颈项部拘急麻木者加葛根、桂枝通阳散寒舒筋。

2. 风阳上扰

（1）证候：平素头痛头晕，耳鸣目眩，失眠多梦，腰膝酸软，突然发生口眼歪斜，舌强语謇，甚则半身不遂。舌质红，苔薄腻，脉弦细数。

（2）治法：育阴潜阳，熄风通络。

（3）方药：镇肝熄风汤加减。方中用白芍、玄参、天麻养阴柔肝熄风；龙骨、牡蛎、龟甲、代赭石镇肝潜阳；青蒿、川楝子、牛膝、甘草、生麦芽清泻肝热，和胃调中。头痛目眩较重者可加石决明、白蒺藜、夏枯草清肝定眩；面赤口苦，烦躁，苔黄，脉弦者加龙胆草、黄芩清肝利胆。

（二）中脏腑

1. 闭证

（1）证候：突然昏仆，不省人事，牙关紧闭，口噤不开，两手握固，大小便闭，肢体强痉。根据热象的有无，闭证又分为阳闭与阴闭。阳闭除上述症状外，伴有面赤身热，烦躁不宁，手足温热，气粗口臭，舌苔黄腻，脉滑数。阴闭除上述症状外，伴有面白不烦，四肢不温，苔白腻，脉沉滑。

（2）治法：阳闭宜清肝熄风，辛凉开窍；阴闭宜豁痰熄风，辛温开窍。

（3）方药：阳闭用至宝丹或安宫牛黄丸以辛凉开窍；阴闭宜用苏合香丸以温开透窍。口噤不开者插管鼻饲。

2. 脱证

（1）证候：突然昏仆，不省人事，目合口张，鼻鼾息微，手撒肢冷，汗多，二便失禁，肢体瘫软，舌痿，脉微欲绝。

（2）治法：益气回阳，扶正固脱。

（3）方药：参附汤合生脉散。方中以人参、麦冬、五味子大补元气，附子回阳救逆。汗多不止者加生黄芪、龙骨、牡蛎、山萸肉敛汗固脱。

（三）后遗症

1. 半身不遂

（1）证候：半身不遂，肢软无力，面色萎黄，苔薄白腻，脉细涩无力。

（2）治法：补气养血，通经活络。

（3）方药：补阳还五汤加减。方用黄芪补气；桃仁、当归、红花、赤芍、地龙养血活血化瘀。加全蝎、川牛膝、地鳖虫等通经活络。若上肢偏废者，加桑枝、桂枝通络；下肢软弱无力者，加川断、桑寄生以补肾壮筋。

2. 语言不利

（1）症候：舌欠灵活，言语不清，或舌暗不语，舌形多歪偏，苔薄或腻，脉滑。

（2）治法：祛风，除痰，开窍。

（3）方药：解语丹：白附子、石菖蒲、远志、天麻、全蝎、羌活、南星、木香、甘草；肾虚精亏者以地黄饮子滋阴补肾利窍。

3. 口眼㖞斜

（1）症候：单纯口眼㖞斜。

（2）治法：祛风，除痰，通络。

（3）方药：牵正散：白附子、僵蚕、全蝎；口眼滑动者加天麻、钩藤、石决明等。

第五章 脾胃疾病

第一节 呃逆

呃逆是以喉间呃呃有声，声短而频，不能自控为主要临床表现的一种病证，古称"哕"，又称"哕逆"，俗称打嗝。

呃逆在《内经》中称"哕"，并阐发了其病机，《素问·宣明五气》篇曰："胃气上逆，为哕。"同时记载了三种简便的治疗方法，如《灵枢·杂病》云："哕，以草刺鼻，嚏而已；无息而立迎引之，立已；大惊之，亦可已。"至元·朱丹溪始称"呃"，《丹溪心法·呃逆》篇曰："古谓之哕，近谓之呃，乃胃寒所生，寒气自逆而呃上。亦有热呃，亦有其他病发呃者。"至明代统称"呃逆"，《景岳全书·呃逆》篇曰："而呃之大要，亦惟三者而已，则一曰寒呃，二曰热呃，三曰虚脱之呃。"对本病分类可谓提纲挈领。清·李用粹《证治汇补·呃逆》篇，将呃逆分为火、寒、痰、虚、瘀五种，并对每种呃逆的临床表现进行了较详细的论述，至今仍有一定的临床指导意义。

现代医学的单纯性膈肌痉挛、胃肠神经官能症、食管癌、胃炎、胃扩张、肝硬化晚期、脑血管病、尿毒症等疾病，以及胃、食管手术后或其他原因引起的膈肌痉挛，出现呃逆的临床表现时，可参考本节进行辨证论治。

一、病因病机

呃逆的病因多为饮食不当、情志不舒和正气亏虚等，或突然吸入冷空气而引发呃逆。其病机主要是胃失和降，胃气上逆，动膈冲喉。

（一）外感寒邪

外感寒邪，胃中吸入冷气，寒遏胃阳，气机不利，气逆动膈，上冲于喉，发出呃呃之声，不能自制。

（二）饮食不当

由于过食生冷，或因病而服寒凉药物过多，寒气蕴结中焦，损伤胃阳，胃失温煦，或过食辛辣煎炒之物，或醇酒厚味，或因病过用温补之剂，燥热内生，胃火炽盛，胃失和降，反作上逆，发生呃逆。

（三）情志不舒

因恼怒太过，肝失条达，气机不利，以致肝气横逆犯胃，胃失和降，气逆动膈。或因肝气郁结，不能助脾运化，聚湿生痰；或因忧思伤脾，脾失健运，滋生痰湿；或因气郁化火，灼津成痰；或素有痰饮内停，复因恼怒，皆可致逆气挟痰，上犯动膈而发生呃逆。

（四）体虚病后

禀赋不足，年老体弱，久病肾虚，或劳累太过耗伤中气，脾阳失温，胃气虚衰，清气不升，浊气不降，气逆动膈冲喉而发生呃逆。或过汗、吐、下，虚损误攻，妇人产后，或热病伤阴，使胃阴不足，失于润养，和降失职，虚火上炎动膈冲喉而发生呃逆。

呃逆之病位在膈，病变关键脏腑在胃，与肺、肝、脾、肾诸脏有关。膈位于肺胃之间，膈上为肺，膈下为胃，二脏与膈位置邻近，经脉又相连属。若肺失肃降或胃气上逆，皆可致膈间气机不利，逆气动膈，上冲喉间，发出呃呃之声。手太阴肺之经脉，起于中焦，下络大肠，还循胃口，上膈属肺，将胃、膈、肺三者紧密相连。另外，胃之和降，还赖于肝之条达，若肝气郁滞，横逆犯脾胃，气逆动膈，亦成呃逆。肺胃之气的和降，又赖于肾气的摄纳，若久病伤肾，肾失摄纳，则肺胃之气不能顺降，上逆动膈而发呃逆。可见呃逆病机关键在于胃失和降，胃气上逆，动膈冲喉。胃气上逆，除胃本身病变外，同时与肺气肃降，肾气摄纳，肝气条达之功能紊乱等均有关系。

二、诊断要点

（一）症状

自觉气逆上冲，喉间呃呃连声，声短而频，不能自制为主证，其呃声或高或低，发作间隔或疏或密，间歇时间不定。伴有胸膈痞闷，胃脘不舒，嘈杂灼热，腹胀嗳气，心烦不寐等症状。多与受凉，过食寒凉、辛辣，或情志郁怒等诱发因素有关。偶发性的呃逆，或病危胃气将绝时之呃逆，为短暂症状，不列为呃逆病。

（二）检查

X线胃肠钡透及内镜等检查有助于诊断。必要时检查肝、肾功能，B超，心电图，CT等有助于鉴别诊断。

三、鉴别诊断

（一）嗳气

嗳气与呃逆同属胃气上逆之证，嗳气声音低缓而长，可伴酸腐气味，气排出后自感舒适，病势较缓，多在饱食、情志不畅时发病。而不同于呃逆喉间呃呃连声，声短而频，不能自制。

（二）干呕

干呕与呃逆同属胃气上逆之证，干呕患者可见呕吐之状，但有声无物，或有少量痰涎而无食物吐出。干呕之声为呕声，也不同于呃逆的呃呃连声，声短而频。

四、辨证

辨证时首先要分清功能性呃逆、病理性呃逆。若因受寒或肝郁出现短暂的呃逆，又无明显兼症，可不治自愈。非器质性病变引起的呃逆为功能性疾病，经治可愈。若呃逆反复发作，并有明显的兼症，或出现在其他慢性病症的过程中，可视为病理性呃逆，当辨证治疗。首先辨清此病的寒热虚实。寒者呃声沉缓有力，得热则减，遇冷加重，伴胃脘不适，苔白脉缓；热者呃声洪亮，声高短促，伴口臭烦渴，便秘溲赤，苔黄脉大；虚者呃声低长，时断时续，体虚脉弱；实者呃声洪亮，连续发作，脉弦有力等。

（一）胃寒气逆

1. 证候

呃逆声沉缓有力，得热则减，遇寒加重，喜食热饮，恶食冷饮，膈间及胃脘痞满不适，或有冷感，口淡不渴，舌质淡，苔白或白滑，脉象迟缓。多在过食生冷，受凉、受寒后发病。

2. 分析

由过食生冷或受凉等，致寒积中焦，胃气为寒邪阻遏，胃失和降，上逆动膈冲喉而成呃逆；胃中实寒，故呃声沉缓有力；胃气不和，故脘膈痞闷不适。得热则减，遇寒更甚者，是因寒气得温则行，遇寒则凝之故；口淡不渴，舌苔白，脉迟缓者，均属胃中有寒之象。

（二）胃火上逆

1. 证候

呃声洪亮，冲逆而出，口臭烦渴，多喜冷饮，尿黄便秘，舌红苔黄或黄燥，脉滑数。多在过食辛辣，或饮酒等后发病。

2. 分析

由于嗜食辛辣烤制及醇酒厚味之品，或过用温补药物，或素体阳盛再加辛辣等品，久则胃肠积热化火，胃火上冲，故呃声洪亮，冲逆而出；阳明热盛，灼伤胃津，故口臭烦渴而喜冷饮；热邪内郁，肠间燥结，故大便秘结，小便短赤；舌苔黄，脉滑数，均为胃热内盛之象。

（三）气逆痰阻

1. 证候

呃逆连声，呼吸不利，脘胁胀满，或肠鸣矢气，可伴恶心嗳气，头目昏眩，脘闷食少，或见形体肥胖，平时多痰，舌苔薄腻，脉象弦滑。常在抑郁恼怒后加重，情志舒畅时缓解。

2. 分析

因七情所伤，肝气郁结，失于条达，横犯脾胃，胃气上冲动膈而成呃逆；肝郁气滞，故胸胁胀满不舒；气郁日久化火，灼津成痰，或因肝木克脾，脾失健运，聚湿成痰，痰气互结，阻于肺则呼吸不利，阻于胃则恶心嗳气，阻于肠则肠鸣矢气；清气不升，浊阴不降，故见头目昏眩；舌苔薄腻，脉象弦滑，皆为气逆痰阻之象。

（四）脾胃虚寒

1. 证候

呃声低沉无力，气不得续，泛吐清水，面色苍白，手足欠温，伴有脘腹冷痛，食少乏力，或见腰膝无力，大便稀溏或久泻。舌淡苔白，脉沉细而弱。

2. 分析

若饮食不节或劳倦伤中，使脾胃阳气受损；或素体阳虚，脾胃无力温养，脾胃升降失调，则胃气上逆，故呃声低弱无力，气不得续。脾胃俱虚，运化无力，则食少乏力；阳虚则水饮停胃，故泛吐清水；若久病及肾，肾阳衰微，则腰膝无力，便溏久泻；手足不温，舌淡苔白，脉沉而细，均为阳虚之象。

（五）胃阴不足

1. 证候

呃声短促，气不连续，口干舌燥，烦渴少饮，伴不思饮食，或食后饱胀，大便干燥，舌质红少苔，或有裂纹，脉细而数。

2. 分析

由于热病或郁火伤阴，或辛温燥热之品耗损津液，使胃中津液不足，胃失濡养，难以和降，气逆扰膈，故呃声短促，虚则气不连续；胃阴耗伤不能上润，则见口干舌燥，烦渴少饮；脾胃虚弱，运化无力，故见不思饮食，食后饱胀；津液耗伤，大肠失润，故大便干燥；舌质红，苔少而干，脉细数，均为阴虚之象。

五、治疗

呃逆治疗当以和胃、降逆、平呃为主。但要根据病情的寒热虚实之偏重不同，分别以寒则温之，热则清之，实则泻之，虚则补之。若重病中出现呃逆，治当大补元气，或滋阴养液以急救胃气。

（一）中药治疗

1. 胃寒气逆

（1）治法：温中散寒，降逆止呃。

（2）处方：丁香散。方中丁香辛温，散寒暖胃为君，柿蒂味苦，下气降逆止呃为臣，二者相合，温中散寒，降逆止呃，两者相得益彰，疗效甚好，为临床治疗呃逆常用要药；佐以良姜温中散寒，宣通胃阳；使以炙甘草和胃益气。

若兼痰湿者，症见脘闷腹胀不舒，可加半夏、厚朴、陈皮等和降胃气，化痰导滞；兼表寒者，加苏叶、藿香以散寒解表，和胃降逆。

寒呃日久，中阳受伤可选用丁香柿蒂汤，以益气温中，降逆止呃；日久虚寒呃逆，可选用加味四逆汤，以补阳散寒，降逆止呃。

另可选用朴沉化郁丸，每次9g，每日2次，温开水送服；或用荜澄茄、良姜各等份，研末，加醋少许调服，每日1剂，连用3日。

2. 胃火上逆

（1）治法：清热和胃，降逆止呃。

（2）处方：竹叶石膏汤。方中竹叶、生石膏辛凉甘寒，清泻胃火为主药；佐以法半夏和胃降逆；人参、麦冬养胃生津；粳米、甘草益胃和中。

若胃气不虚者去人参，常加柿蒂、竹茹降逆止呃；便秘者则合小承气汤，用大黄、枳实、厚朴通利大便，釜底抽薪，此乃上病下治之法；若中焦积热日久伤阴，可选用清胃散以清泻胃火，凉血养阴，降逆止呃。

另可用左金丸，每次9g，每日2次，温开水送服；或用柿蒂、黄连各10g，水煎内服治疗热呃。

3. 气逆痰阻

（1）治法：理气化痰，降逆止呃。

（2）处方：旋覆代赭石汤方中旋覆花下气消痰，代赭石重镇降逆，二药相配，一轻一重，共成和降之功为主药；法半夏、生姜化痰和胃，佐以人参补中益气；甘草、大枣和中并引药归经。

如胃气不虚，可去人参、甘草、大枣，以防壅滞气机，加木香以行气止呃；若痰湿明显，可加陈皮、茯苓、浙贝以醒脾化痰；若兼热象，可加黄芩、竹茹以清热化痰。

本型还可选用木香顺气丸，每次6g，每日2次，温开水冲服；疏肝丸，每次1丸，每日2次，温开水送服。

4. 脾胃虚寒

（1）治法：温补脾胃，和中降逆。

（2）处方：理中丸加减。方中干姜温中祛寒为主药；辅以人参、白术、炙甘草健脾益胃；加入刀豆甘温，温中下气，善治呃逆；丁香、白豆蔻辛温芳香，行气暖胃，宽膈止呃。

若寒甚者，加附子温中祛寒；肾阳不足者加肉桂、山萸肉等以温肾补脾。本型也可选用附子理中丸，每次1丸，每日2次，温开水送服。

5. 胃阴不足

（1）治法：益气养阴，和胃止呃。

（2）处方：益胃汤加减。方中沙参、麦冬、玉竹、生地、冰糖甘润养阴益胃；可酌加柿蒂、刀豆、枇杷叶等顺气降逆。全方合用以达益气养阴、和胃止呃之效。

若神疲乏力，气阴两虚者，可加沙参、白术、山药；若纳差腹胀加炒麦芽、炒谷芽等；若阴虚火旺，咽喉不利加石斛、芦根以养阴清热。

本型也可选用枇杷膏，每次10g，每日3次，温开水冲服；或用大补阴丸，每次1丸，每日2次，温开水送服。

（二）针灸治疗

1. 基本处方

取穴：膈俞、内关、膻中、中脘、足三里。

膈俞利膈止呃；内关宽胸利膈，畅通三焦气机；膻中宽胸理气，降逆止呃；中脘、足三里和胃降逆。

2. 加减运用

（1）胃寒气逆证：加梁门、气海以温胃散寒、疏通膈气、降逆止呃，针用补法，或加灸法。余穴针用平补平泻法，或加灸法。

（2）胃火上逆证：加内庭以清泻胃火、降逆止呃。诸穴针用泻法。

（3）气逆痰阻证：加太冲、阴陵泉以降逆化痰。诸穴针用平补平泻法。

（4）脾胃虚寒证：加关元、命门以温补中焦、和胃止呃。诸穴针用补法，或加灸法。

（5）胃阴不足证：加胃俞、三阴交以养阴止呃。诸穴针用补法。

3. 其他

（1）耳针疗法：取耳中、胃、神门、肝、心，毫针强刺激，留针30 min，每日1次；也可采用耳针埋藏或用王不留行籽贴压法。

（2）拔罐法：取中脘、梁门、气海，或用膈俞、肝俞、胃俞，每次留罐15～20 min，每日1～2次。

（3）穴位贴敷法：用麝香粉0.5g，放入神阙穴内，用伤湿止痛膏固定，适用于实证呃逆，尤其以肝郁气滞者取效更捷；或用吴茱萸10g，研细末，用醋调成膏状，敷于双侧涌泉穴，胶布或伤湿止痛膏固定，可引气火下行，适用于各种呃逆，对肝、肾气逆引起的呃逆尤为适宜。

（4）指压疗法：翳风、攒竹、内关、天突，任取1穴，用拇指或中指重力按压，以患者能耐受为度，连续按揉1～3 min，同时令患者深吸气后屏住呼吸，常能立即止呃；或取T_2～L_1双侧夹脊穴、肺俞～肾俞的膀胱经，先用拇指或掌根摩揉，再提捏膀胱经3～5遍，后用拇指点按双侧膈俞1～2 min。

第二节　噎膈

噎膈是指以吞咽食物梗噎不顺，重则食物不能进入胃腑，食入即吐为主要临床表现的一种病证。噎，指吞咽时梗塞不顺；膈，指格拒，食物不能下，下咽即吐。噎较轻，是膈之前期表现，在临床中往往二者同时出现，故并称噎膈。

膈之病名，首见于《内经》。《素问·阴阳别论》篇指出"三阳结，谓之膈"。《灵枢·上膈》篇曰："脾脉……微急为膈中，食饮之而出，后沃沫。"在《内经》的许多章节中还记述了本病证的病因、病位、传变及转归，认识到其发病与精神因素、阳结等有关，所病脏腑多在胃脘，对后世治疗启迪很大。隋朝对此病有进一步的认识，如巢元方《诸病源候论·痞膈病诸候·气膈候》中认为："此由阴阳不和，脏气不理，寒气填于胸膈，故气噎塞不通，而谓之气噎。"并将噎膈分为气、忧、食、劳、思五噎；忧、恚、气、寒、热五膈。唐宋以后将噎膈并称，孙思邈《备急千金要方·噎塞论》引《古今录验》，对五噎的证候，作了详细描述："气噎者，心悸，上下不通，噫哕不彻，胸胁苦满。"至明清时期对其病因病机的认识较为全面，如李用粹在《证治汇补·噎膈》篇中曰："有气滞者，有血瘀者，有火炎者，有痰凝者，有食积者，虽有五种，总归七情之变，由气郁化火，火旺血枯，津液成痰，痰壅而食不化也。"这些理论至今仍有重要的指导意义。

现代医学的食管癌、贲门癌以及贲门痉挛、贲门弛缓、食管憩室、反流性食管炎、弥漫性食管痉挛、胃神经官能症等疾病，出现噎膈的临床表现时，可参考本节进行辨证论治。

一、病因病机

噎膈之病，主要为七情内伤，饮食不节，年老体弱等原因，致使气、痰、瘀相互交阻，日久津气耗伤，食管失于润养，胃失通降而见噎膈。

（一）七情内伤

由于忧思恼怒，情志不遂，肝郁气滞，肝气横犯脾胃，脾伤则气结，运化失司，水湿内停，滋生痰浊，痰气相搏，阻于食道，食管不利或狭窄而见噎膈；肝伤则气郁，气郁则血凝，瘀血阻滞食道，饮食噎塞难下而成噎膈。

（二）饮食不节

因过食肥甘辛辣燥热之品，或嗜酒过度，造成胃肠积热，则津伤血燥，以致食道干涩而成噎膈；或常食发霉、粗糙之品，损伤食管脾胃而致噎膈。

（三）久病年老

由于大病久病，或年老气虚，或阴损及阳，久则脾肾衰败，阳气虚衰，运化无力，浊气上逆，壅阻食管咽喉，则吞咽困难而成噎膈。

噎膈之病位在食道，属胃所主，其病变脏腑又与肝、脾、肾有密切关系，因三脏与胃、食道皆有经络联系。脾为胃行其津液，若脾失健运，可聚湿生痰，阻于食道。胃气之和降，赖于肝气之条达，若肝失疏泄，则胃失和降，气机郁滞，久则气滞血瘀，食管狭窄。中焦脾胃赖于肾阴的濡养和肾阳的温煦，若肾阴不足，失于濡养，或脾肾衰败，阳气虚弱，运化受阻，浊气上逆均可发为噎膈。

噎膈之病因病机复杂，但主要为七情内伤，饮食不节，日久则气郁生痰，气滞血阻，滞于食管而见噎膈；其次为年老体弱等原因，致阴津亏虚，气血枯燥，食管失于润养，干涩难下而见噎膈。但时常虚实交错，相互影响，互为因果，因而使病证极为复杂，病情缠绵难愈。

二、诊断要点

（一）症状

初起咽部或食道内有异物感，进食时有停滞感，继则咽下哽噎，重则食不得咽下或食入即吐。常伴有胃脘不适，胸膈疼痛，甚则形体消瘦，肌肤甲错，精神疲惫等。

（二）检查

口腔与咽喉检查，食管、胃的X线检查，食管与胃的内镜及病理组织学检查，食管脱落细胞检查以及CT检查有助于早期诊断。

三、鉴别诊断

（一）梅核气

噎膈与梅核气两者均见吞咽过程中梗塞不舒的症状。梅核气自觉咽喉中有物梗塞，吐之不出，咽之不下，但饮食咽下顺利，无噎塞感，系气逆痰阻于咽喉所致。噎膈则饮食咽下哽梗阻难下，甚则不通。

（二）反胃

噎膈与反胃两者均有食入复出的症状，但反胃饮食能顺利咽下入胃，经久复出，朝食暮吐，暮食朝吐，宿谷不化，病证较噎膈轻，预后较好。

四、辨证

首先辨清噎膈的虚实。气滞血瘀，痰浊内阻者为实；津枯血燥，气虚阳弱者为虚。新病多实，或实多虚少；久病多虚，或虚中夹实。吞咽困难，梗塞不顺，胸膈胀痛者多实；食道干涩，饮食难下，或食入即吐者多虚。然而临证时，多为虚实相杂，应注意详辨。噎膈以正虚为本，夹有气滞、痰阻、血瘀等为标实。初起以标实为主，可见梗塞不舒，胸膈胀满、疼痛等气血郁滞之证。后期以正虚为主，出现形体消瘦、皮肤枯燥、舌红少津等津亏血燥之候，面色较白、形寒气短、面浮足肿等气虚阳微之证。临证时应仔细辨明标本的轻重缓急，利于辨证施治。

（一）气滞痰阻

1. 证候

咽食梗阻，胸膈痞满，甚则疼痛，随情志变化可加重或减轻，伴有嗳气呃逆，呕吐痰涎，口干咽燥，大便干涩，舌质红，苔薄腻，脉弦滑。

2. 分析

由于气滞痰阻于食管，食道不利，则咽食困难，胸膈痞满，遇情绪舒畅可减轻，精神抑郁则加重；气结津液不能上承，且郁热伤津，故口干咽燥；津不下润则大便干涩；痰气交阻，胃气上逆，则嗳气呃逆，呕吐痰涎；舌质红，苔薄腻，脉弦滑，为气郁痰阻，兼有郁热伤津之象。

（二）瘀血阻滞

1. 证候

吞咽梗阻，胸膈疼痛，食不得下，甚则滴水难进，食入即吐，或吐出物如赤豆汁，兼面色黧黑，肌肤枯燥，形体消瘦，大便坚如羊屎，或便血，舌质紫暗，或舌红少津，脉细涩。

2. 分析

血瘀阻滞食道或胃口，道路狭窄，故吞咽困难，胸膈疼痛，食不得下，食入即吐；久病阴伤肠燥，故大便干结，坚如羊屎；久瘀伤络，血渗脉外，则吐物如赤豆汁，或便血；长期饮食不入，化源告竭，肌肤失养，故形体消瘦，肌肤枯燥；面色黧黑，为瘀血阻滞之征；舌质紫暗，少津，脉细涩为血亏瘀结之象。

（三）津亏热结

1. 证候

进食时咽喉梗涩而痛，水饮可下，食物难进，或入食即吐，兼胸背灼痛，五心烦热，口干咽燥，形体消瘦，肌肤枯燥，大便干结，舌质红而干，或有裂纹，脉弦细数。

2. 分析

由于胃津亏耗，不能上润，故进食时咽喉梗涩而痛；热结痰凝，阻塞食道，故食物反出；热结灼阴，津亏失润，则口干咽燥，大便干结；胃不受纳，无以化生精微，故五心烦热，形体消瘦，肌肤枯燥；舌红而干，或有裂纹，脉弦细而数，均为津亏热结之象。

（四）脾肾阳衰

1. 证候

长期吞咽受阻，饮食不下，胸膈疼痛，面色较白，形瘦神衰，气短畏寒，面浮足肿，泛吐清涎，腹胀便溏，舌淡苔白，脉细弱。

2. 分析

噎膈日久，阴损及阳，脾肾阳衰，饮食无以受纳和运化，浊气上逆，故吞咽受阻，饮食不下，泛吐涎沫；脾肾衰败，化源衰微，肌体失养，故面色较白，形瘦神衰；阳气衰微，寒湿停滞，气短畏寒，面浮肢肿，腹胀便溏；舌淡苔白，脉细弱，均为脾肾阳衰之象。

五、治疗

噎膈的治疗在初期重在治标，宜以行气化痰、活血祛瘀为主；中、后期重在治本，以滋阴润燥、补气温阳为主。但本病表现极为复杂，常常虚实交错，治疗时应根据病情区分主次，全面兼顾。

（一）中药治疗

1. 气滞痰阻

（1）治法：化痰解郁，润燥降气。

（2）处方：启膈散（《医学心悟》）。方中丹参、郁金、砂仁理气化痰，解郁宽胸；沙参、贝母、茯苓润燥化痰，健脾和中；荷叶蒂和胃降逆；杵头糠治卒噎。

痰湿较重可加瓜蒌、天南星、半夏以助化痰之力；若津液耗伤加麦冬、石斛、天花粉以润燥；若郁久化热，心烦口干者，加黄连、栀子、山豆根；若津伤便秘者，加桃仁、蜂蜜以润肠通便。

2. 瘀血阻滞

（1）治法：活血祛瘀，滋阴养血。

（2）处方：通幽汤（《脾胃论》）。方中生地、熟地、当归身滋阴润肠，解痉止痛；桃仁、红花活血祛瘀，通络止痛；甘草益脾和中；升麻升清降浊。

若胸膈刺痛，酌加三七、丹参、赤芍、五灵脂活血祛瘀，通络止痛；胸膈闷痛，加海藻、昆布、贝母、瓜蒌软坚化痰，宽胸理气；若呕吐痰涎，加莱菔子、生姜汁以温胃化痰。

3. 津亏热结

（1）治法：滋阴养血，润燥生津。

（2）处方：沙参麦冬汤（《温病条辨》）加减。方中沙参、麦冬、玉竹滋补津液；桑叶、天花粉养阴泻热；扁豆、甘草安中和胃；可加玄参、生地、石斛以助养阴之力；加栀子、黄连、黄芩以清肺胃之热。

若肠燥失润，大便干结，可加当归、瓜蒌仁、生首乌润肠通便；若腹中胀满，大便不通，胃肠热盛，可用人参利膈丸或大黄甘草汤泻热存阴，但应中病即止，以免耗伤津液；若食道干涩，口燥咽干，可用滋阴清膈饮以生津养胃。

4. 脾肾阳衰

（1）治法：温补脾肾，益气回阳。

（2）处方：补气运脾汤（《统旨方》）加减。方中人参、黄芪、白术、茯苓、甘草补脾益气；砂仁、陈皮、半夏和胃降逆；加旋覆花降逆止呕；加附子、干姜温补脾阳；加枸杞子、杜仲温养肝肾，填充精血。若气阴两虚加石斛、麦冬、沙参以滋阴生津。

若中气下陷、少气懒言可用补中益气汤；若气血两亏、心悸气短可用十全大补汤加减。

在此阶段，阴阳俱竭，如因阳竭于上而水谷不入，阴竭于下而二便不通，称为关格，系开合之机已废，为阴阳离决的一种表现，当积极救治。

（二）针灸治疗

1. 基本处方

取穴：天突、膻中、内关、上脘、膈俞、足三里、胃俞、脾俞。天突散结利咽，宽贲门；膻中、内关宽胸理气，降逆止吐；上脘和胃降逆，调气止痛；膈俞利膈宽胸；足三里、胃俞、脾俞和胃扶正。

2. 加减运用

（1）气滞痰阻证：加丰隆、太冲以理气化痰，针用泻法。余穴针用平补平泻法。

（2）瘀血阻滞证：加合谷、血海、三阴交以行气活血，针用泻法。余穴针用平补平泻法。

（3）津亏热结证：加天枢、照海以滋补津液、泻热散结，针用补法。余穴针用平补平泻法。

（4）脾肾阳衰证：加命门、气海、关元以温补脾肾、益气回阳。诸穴针用补法，或加灸法。

3. 其他

（1）耳针疗法：取神门、胃、食道、膈，用中等刺激，每日1次，10次为1疗程，或贴压王不留行籽。

（2）穴位注射疗法：取足三里、内关，用维生素B_1、维生素B_6注射液，每穴注射1 mL，每3天注射1次，10次为1疗程。

第三节　呕吐

呕吐是指胃失和降，气逆于上，胃内容物经食管、口腔吐出的一类病证。古代医家认为呕吐有别，谓"有物有声为呕""有物无声为吐"。但呕与吐常同时发生，很难截然分开，故并称为呕吐。呕吐可见于多种急慢性病证中，本篇讨论的是以呕吐为主症的病证。干呕、恶心病机相同，只是轻重有别，故合入本篇讨论。

《内经》对呕吐的病因论述颇详。如《素问·举痛论》曰："寒气客于肠胃，厥逆上出，故痛而呕也。"《素问·六元正纪大论》曰："火郁之发，民病呕逆。"《素问·至真要大论》曰："诸呕吐酸，暴注下迫，皆属于热""厥阴司天，风淫所胜……食则呕""少阴之胜……炎暑至……呕逆""燥淫所胜……民病喜呕，呕有苦""太阴之复，湿变乃举，体重中满，食饮不化，阴气上厥……呕而密默，唾吐清液。"认为呕吐可由寒气、火热、湿浊等引起。另外，还指出呕吐与饮食停滞有关，对肝、胆、脾在呕吐发生中的作用等都有论述，奠定了本病的理论基础。

在治疗上古代医家创立了许多至今行之有效的方剂，并指出呕吐有时是机体排除胃中有害物质的反应，如《金匮要略·呕吐哕下利病脉证治》曰："夫呕家有痈脓，不可治呕，脓尽自愈。"《金匮要略·黄疸病脉证并治》曰："酒疸，心中热，欲吐者，吐之愈。"这类呕吐常由痰水、宿食、脓血所致，不可止呕，邪去呕吐自止。

西医学的急慢性胃炎、胃黏膜脱垂症、贲门痉挛、幽门梗阻、十二指肠壅积症、肠梗阻、肝炎、胰腺炎、胆囊炎、尿毒症、颅脑疾病以及一些急性传染病等，当以呕吐为主要表现时，可参考本篇辨证论治。

一、病因病机

胃主受纳和腐熟水谷，其气主降，以下行为顺，若邪气犯胃，或胃虚失和，气逆而上，则发生呕吐。《圣济总论·呕吐》曰："呕吐者，胃气上逆而不下也。"

（一）外邪犯胃

感受风寒湿燥火之邪，或秽浊之气，邪犯胃腑，气机不利，胃失和降，水谷随逆气上出，发生呕吐。正如《古今医统大全·呕吐哕》所言："无病之人猝然而呕吐，定是邪客胃府，在长夏暑邪所干，在秋冬风寒所犯。"由于感邪不同，正气之盛衰，体质之差异，胃气之强弱，外邪所致的呕吐，常因性质不同而表现各异，以寒邪致病居多。

（二）饮食不节

暴饮暴食，温凉失宜，或过食生冷油腻不洁之物，皆可伤胃滞脾，食滞内停，胃失和降，胃气上逆，发生呕吐。如《重订严氏济生方·呕吐论治》所曰："饮食失节，温凉失调，或喜餐腥脍乳酪，或贪食生冷肥腻，露卧湿处，当风取凉，动扰于胃，胃既病矣，则脾气停滞，清浊不分，中焦为之痞塞，遂成呕吐之患焉。"

（三）情志失调

恼怒伤肝，肝失条达，横逆犯胃，胃失和降，胃气上逆；或忧思伤脾，脾失健运，食停难化，胃失和降，亦可致呕。《景岳全书·呕吐》云："气逆作呕者，多因郁怒致动肝气，胃受肝邪，所以作呕。"

（四）脾胃虚弱

脾胃素虚，病后体虚，劳倦过度，耗伤中气，胃虚不能受纳水谷，脾虚不能化生精微，停积胃中，上逆成呕。《古今医统大全·呕吐哕》谓："久病吐者，胃气虚不纳谷也。"若脾阳不振，不能腐熟水谷，以致寒浊内生，气逆而呕；或热病伤阴，或久呕不愈，以致胃阴不足，胃失濡养，不得润降，而成呕吐。如《证治汇补·呕吐》所谓："阴虚成呕，不独胃家为病，所谓无阴则呕也。"

（五）其他因素

误食毒物或使用化学药物，伤及胃肠，加之情志因素及饮食调养失当，导致脾胃进一步损伤，脾胃虚弱、升降失常而出现恶心呕吐，脘腹胀满，纳呆，体倦乏力等症；后天之本受损，则气血化源不足，日久气阴亏虚。

呕吐的病因是多方面的，外感六淫，内伤饮食，情志不调，脏腑虚弱均可致呕。且常相互影响，兼杂致病。如外邪可以伤脾，气滞可以食停，脾虚或可成饮，故临床当辨证求因。

呕吐病位在胃，与肝、脾相关。胃气之和降，有赖于脾气的升清运化以及肝气的疏泄条达，若脾失健运，则胃气失和，升降失职；肝失疏泄，则气机逆乱，胃失和降，均可致呕吐。

呕吐实者由外邪、饮食、痰饮等邪气犯胃，致胃失和降，气逆而发；虚者由气虚、阳虚、阴虚等正气不足，使胃失温养、濡润，胃气不降所致。一般说来，初病多实，呕吐日久，损伤脾胃，中气不足，由实转虚。基本病机在于胃失和降，胃气上逆。《景岳全书·呕吐》云："呕吐一证，最当详辨虚实，实者有邪，去其邪则愈；虚者无邪，则全由胃气之虚也。所谓邪者，或暴伤寒凉，或暴伤饮食，或因胃火上冲，或因肝气内逆，或以痰饮水气聚于胸中，或以表邪传里，聚于少阳阳明之间，皆有呕证，此皆呕之实邪也。所谓虚证，或其本无内伤，又无外感，而常为呕吐者，此既无邪，必胃虚也。或遇微寒，或遇微劳，或遇饮食少有不调，或肝气微逆，即为呕吐者，总胃虚也。"

二、诊断

（1）以呕吐食物、痰涎、水液诸物为主症，一日数次不等，持续或反复发作，常兼有脘腹不适、恶心纳呆、泛酸嗜杂等症。

（2）起病或急或缓，常有先恶心欲吐之感，多由气味、饮食、情志、冷热等因素而诱发，或因服用化学药物，误食毒物而致。

三、相关检查

（1）胃镜、上消化道钡餐透视可了解胃、十二指肠情况。
（2）血常规、血尿淀粉酶、腹部B超对确定胰腺及胆囊病变的性质有意义。
（3）腹部透视、头部CT或MRI以了解有无肠梗阻、颅脑占位性病变。
（4）若患者面色萎黄，呕吐不止，伴有尿少、浮肿，应及时检查肾功能，以确诊肾功能不全所致呕吐。
（5）育龄期妇女，应作尿液检查，查妊娠实验。
（6）呕吐不止，需检查电解质，了解有无电解质紊乱。

四、鉴别诊断

（一）反胃

反胃多系脾胃虚寒，胃中无火，难于腐熟，食入不化所致。表现为食饮入胃，滞停胃中，良久尽吐而出，吐后转舒，即古人称"朝食暮吐，暮食朝吐"。而呕吐是以有声有物为特征，病机为邪气干扰，胃虚失和所致。实者食入即吐，或不食亦吐，并无规律，虚者时吐时止，但多吐出当日之食。

（二）霍乱

急性呕吐当与霍乱鉴别。急性呕吐以呕吐为主，不伴腹泻；而霍乱则上吐下泻，或伴有腹痛如绞，吐泻剧烈者可出现肢冷、脉沉等危象。

（三）噎膈

呕吐与噎膈，皆有呕吐的症状。然呕吐之病，进食顺畅，吐无定时。噎膈的病位在食管，呕吐的病位在胃。噎膈之病，进食哽噎不顺或食不得入，或食入即吐，甚者因噎废食。呕吐大多病情较轻，病程较短，预后尚好。而噎膈多病情深重，病程较长，预后欠佳。

五、辨证要点

（一）辨可吐不可吐

降逆止呕为治疗呕吐的正治之法，但人体在应激反应状态下会出现保护性的呕吐，使胃内有害物质排出体外，不需要运用止吐的方法。如胃有痰饮、食滞、毒物、痈脓等有害之物发生呕吐时，不可见呕止呕，因这类呕吐可使邪有出路，邪去则呕吐自止。甚至当呕吐不畅时，尚可用探吐之法，切不可降逆止呕，以免留邪，与应该止吐之证区别清楚。

（二）辨实与虚

因外邪、饮食、七情因素，病邪犯胃所致，发病急骤，病程较短，呕吐量多，呕吐物多酸腐臭秽，或伴有表证，脉实有力，多为实证；因脾胃虚寒，胃阴不足而成，起病缓慢，病程较长，呕而无力，时作时止，吐物不多，酸臭不甚，常伴有精神萎靡，倦怠乏力，脉弱无力，多为虚证。

（三）辨呕吐物

吐物的性质常反映病变的寒热虚实、病变脏腑等。如酸腐难闻，多为食积内腐；黄水味苦，多为胆热犯胃；酸水绿水，多为肝气犯胃；痰浊涎沫，多为痰饮中阻；泛吐清水，多属胃中虚寒，或有虫积；黏沫量少，多属胃阴不足。

（四）辨可下与禁下

呕吐之病不宜用下法，病在胃不宜攻肠，以免引邪内陷。且呕吐尚能排除积食、败脓等，若属虚者更不宜下，兼表者下之亦误。所以，仲景有"患者欲吐者不可下之"之训。但若确属胃肠实热，大便秘结，腑气不通，而致浊气上逆，气逆作呕者，可用下法，通其便，折其逆，使浊气下行，呕吐自止。

六、治疗

呕吐的治疗原则以和胃降逆为主。实者重在祛邪，根据病因分别施以解表、消食、化痰、降气之法，辅以和胃降逆之品，以求邪去胃安呕止。虚者重在扶正，分别施以益气、温阳、养阴之法，辅以降逆止呕之药，以求正复胃和呕止之功。虚实夹杂者，应适当兼顾治之。

（一）实证

1. 外邪犯胃

主证：发病急骤，突然呕吐。

兼次证：常伴发热恶寒，头身疼痛，或汗出，头身困重，胸脘满闷，不思饮食。

舌脉：苔白，脉濡缓。

分析：外感风寒之邪，或夏令暑秽浊之气，动扰胃腑，浊气上逆，故突然呕吐，胸脘满闷，不思饮食；邪束肌表，营卫失和，故恶寒发热，头身疼痛；伤于寒湿，则苔白，脉濡缓。

治法：解表疏邪，和胃降逆。

方药：藿香正气散加减。

方中藿香辛散风寒，芳化湿浊，和胃悦脾；辅以半夏燥湿降气，和胃止呕；厚朴行气化湿，宽胸除满；苏叶、白芷助藿香外散风寒，兼可芳香化湿；陈皮理气燥湿，并能和中；茯苓、白术健脾运湿；大腹皮行气利湿；桔梗宣肺利膈；生姜、大枣和脾胃，共为佐药；使以甘草调和诸药。若风寒偏重，寒热无汗，可加荆芥、防风疏风散寒；若暑湿犯胃，身热汗出，可加香薷饮解暑化湿；如秽浊犯胃，呕吐甚剧，可吞服玉枢丹辟秽止呕；若风热犯胃，伴头痛身热，可用银翘散去桔梗之升提，加橘皮、竹茹清热和胃；若兼食滞，脘闷腹胀，嗳腐吞酸，可去白术、甘草，加神曲、鸡内金、莱菔子以消积导滞；若暑热犯胃，壮热口渴，可选用连朴饮。

2. 饮食停滞

主症：呕吐酸腐，脘腹胀满，嗳气厌食，得食愈甚，吐后反快。

兼次症：大便或溏或结，气味臭秽。

舌脉：苔厚腻，脉滑实。

分析：食滞内阻，浊气上逆，故呕吐酸腐；食滞中焦，气机不利，故脘腹胀满，嗳气厌食；升降失常，传导失司，则大便不正常，化热与湿相搏，则便溏，热邪伤津，则便结；湿热内蕴，则苔厚腻，脉滑实。

治法：消食导滞，和胃降逆。

方药：保和丸加减。

方中山楂为主药，以消一切饮食积滞；辅以神曲消食健脾，莱菔子消食下气；佐以半夏、陈皮行气化滞，和胃止呕；茯苓健脾利湿和中；食积易化热，故佐连翘清热而散结。若积滞化热，腹胀便秘，可合小承气汤通腑泄热，使浊气下行，呕吐自止；若食已即吐，口臭干渴，胃中积热上冲，可用大黄甘草汤清胃降逆；若误食不洁、酸腐败物，而见腹中疼痛，欲吐不得者，可因势利导，用瓜蒂散探吐祛邪。

3. 痰饮内停

主症：呕吐多为清水痰涎，头眩心悸。

兼次症：胸脘痞闷，不思饮食，或呕而肠鸣有声。

舌脉：苔白腻，脉滑。

分析：脾不运化，痰饮内停，胃气不降，则胸脘痞闷，呕吐清水痰涎。水饮上犯，清阳之气不展，故头眩。水气凌心则心悸。苔白腻，脉滑，为痰饮内停之证。

治法：温化痰饮，和胃降逆。

方药：小半夏汤合苓桂术甘汤加减。

前方重在和中止呕，为治痰饮呕吐的基础方；后方重在健脾燥湿，温化痰饮。方中半夏、生姜和胃降逆，茯苓、桂枝、白术、甘草温脾化饮。若气滞腹痛者，可加厚朴、枳壳行气除满；若脾气受困，脘闷不食，可加砂仁、白豆蔻、苍术开胃醒脾；若痰浊蒙蔽清阳，头晕目眩，可用半夏白术天麻汤；若痰郁化热，烦闷口苦，可用黄连温胆汤清热化痰。另还可辨证选用二陈汤、甘遂半夏汤等。

4. 肝气犯胃

主症：呕吐吞酸，嗳气频作。

兼次症：胸胁胀满，烦闷不舒，每因情志不遂而呕吐吞酸更甚。

舌脉：舌边红，苔薄腻；脉弦。

分析：肝气不疏，横逆犯胃，胃失和降，因而呕吐吞酸，嗳气频作，气机阻滞，肝失疏泄，胸胁胀满，烦闷不舒；舌边红，苔薄腻，脉弦，为气滞肝旺之证。

治法：疏肝理气，和胃止呕。

方药：半夏厚朴汤合左金丸加减。

前方以厚朴、紫苏理气宽中，半夏、生姜、茯苓降逆和胃止呕；后者黄连、吴茱萸辛开苦降以止呕。若气郁化火，心烦口苦咽干，可合小柴胡汤清热止呕；若兼腑气不通，大便秘结，可用大柴胡汤清热通腑；若气滞血瘀，胁肋刺痛，可用膈下逐瘀汤活血化瘀。还可辨证选用越鞠丸、柴胡疏肝散等。

（二）虚证

1. 脾胃虚寒

主症：饮食稍有不慎，即易呕吐，大便溏薄，时作时止。

兼次症：胃纳不佳，食入难化，脘腹痞闷，口淡不渴，面色少华，倦怠乏力。

舌脉：舌质淡，苔薄白；脉濡弱。

分析：脾胃虚弱，中阳不振，水谷熟腐运化不及，故饮食稍有不慎即吐，时作时止，阳虚不能温布，则面白少华，倦怠乏力；中焦虚寒，气不化津，故口干而不欲饮。脾虚则运化失常，故大便溏薄。舌质淡，苔薄白，脉濡弱，乃脾阳不足象。

治法：益气健脾，和胃降逆。

方药：理中丸加味。

方中人参甘温入脾，补中益气；干姜辛热温中；白术燥湿健脾；炙甘草和中扶正，以达益气健脾，和胃降逆。若胃虚气逆，心下痞硬，干噫食臭，可用旋覆花代赭汤降逆止呕；若中气大亏，少气乏力，可用补中益气汤补中益气，升阳举陷；若病久及肾，肾阳不足，腰膝酸软，肢冷汗出，可用附子理中汤加肉桂、吴茱萸等温补脾肾。

2. 胃阴不足

主症：呕吐反复发作，时作干呕。

兼次症：呕吐量不多，或仅涎沫，口燥咽干，胃中嘈杂，似饥而不欲食。

舌脉：舌质红，少津；脉细数。

分析：胃热不清，耗伤胃阴，以致胃失濡养，气失和降，所以呕吐反复发作，时作干呕，似饥而不欲食。津液不能上承，故口燥咽干；舌质红少津，脉细数，为津液耗伤，虚中有热之象。

治法：滋养胃阴，降逆止呕。

方药：麦门冬汤加减。

方以人参、麦门冬、粳米，甘草等滋养胃阴，半夏降逆止呕。若阴虚甚，五心烦热者，可加石斛、天花粉、知母养阴清热；若呕吐较甚，可加橘皮、竹茹、枇杷叶降气化痰止呕；若阴虚便秘，可加火麻仁、瓜蒌仁、白蜜润肠通便；阴虚呕吐者，去半夏加鲜芦根、刀豆子。

七、转归及预后

一般来说，实证呕吐病程短，病情轻，易治愈，虚证及虚实夹杂者，则病程长，病情重，反复发作，时作时止，较为难治。若失治误治，亦可由实转虚，虚实夹杂，由轻转重，久病久吐，脾胃衰败，化源不足，易生变证。所以，呕吐应及时诊治，防止后天之本受损。呕吐在其他各种病证过程中出现时也应重视。

第四节　胃痛

胃痛是指以胃脘部近心窝处疼痛为主要临床表现的一种病证，又称胃脘痛。

《内经》对本病的论述较多，如《灵枢·邪气脏腑病形》曰："胃病者，腹䐜胀，胃脘当心而痛。"最早记载了"胃脘痛"的病名；又《灵枢·厥病》云："厥心痛，腹胀胸满，心尤痛甚，胃心痛也。"所论"厥心痛"的内容，与本病有密切的关系。

《内经》还指出造成胃脘痛的原因有受寒、肝气不舒及内热等，《素问·举痛论》曰："寒气客于肠胃之间、膜原之下，血不得散，小络急引故痛。"《素问·六元正纪大论》曰："木郁之发，民病胃脘当心而痛。"《素问·气交变大论》曰："岁金不及，炎火通行，复则民病口疮，甚则心痛。"迨至汉代，张仲景在《金匮要略》中则将胃脘部称为心下、心中，将胃病分为痞证、胀证、满证与痛证，对后世很有启发。如："心中痞，诸逆心悬痛，桂枝生姜枳实汤主之。""按之心下满痛者，此为实也，当下之，宜大柴胡汤。"书中所拟的方剂如大建中汤、大柴胡汤等，都是治疗胃脘痛的名方。《仁斋直指方》对胃痛的原因已经认识到"有寒，有热，有死血，有食积，有痰饮，有虫"等不同。《备急千金要方·心腹痛》在论述九痛丸功效时指出，其胃痛有虫心痛、疰心痛、风止痛、悸心痛、食心痛、饮心痛、寒心痛、热心痛、去来心痛九种。

对于胃脘痛的辨证论治，《景岳全书·心腹痛》分析极为详尽，对临床颇具指导意义，指出："痛有虚实……辨之之法，但当察其可按者为虚，拒按者为实；久痛者多虚，暴病者多实；得食稍可者为虚，胀满畏食者为实；痛徐而缓，莫得其处者多虚，痛剧而坚，一定不移者为实；痛在肠脏，中有物有滞者多实，痛在腔胁经络，不干中脏，而牵连腰背，无胀无滞者多虚。脉与证参，虚实自辨。"除此之外，还须辨其寒热及有形无形。《丹溪心法·心脾痛》在论述胃痛治法时指出"诸痛不可补气"的观点，对后世影响很大，而印之临床，这种提法尚欠全面，后世医家逐渐对其进行纠正和补充。

《证治汇补·胃脘痛》对胃痛的治疗提出"大率气食居多，不可骤用补剂，盖补之则气不通而痛愈甚。若曾服攻击之品，愈后复发，屡发屡攻，渐至脉来浮大而空者，又当培补"，值得借鉴。

古代文献中所述胃脘痛，在唐宋以前医籍多以"心痛"代之，宋代之后，医家对胃痛与心痛相混谈提出质疑，至金元《兰室秘藏》首立"胃脘痛"一门，明确区分了胃痛与心痛，至明清时期胃痛与心痛得以进一步区别开来。如《证治准绳·心痛胃脘痛》就指出："或问丹溪言心痛即胃脘痛然乎？曰：心与胃各一脏，其病形不同，因胃脘痛处在心下，故有当心而痛之名，岂胃脘痛即心痛者哉！"《医学正传·胃脘痛》亦云："古方九种心痛……详其所由，皆在胃脘，而实不在于心也。"

现代医学的急、慢性胃炎，消化性溃疡，胃神经官能症，胃癌等疾病，以及部分肝、胆、胰疾病，出现胃痛的临床表现时，可参考本节进行辨证论治。

一、病因病机

胃痛的发生，主要责之于外邪犯胃、饮食伤胃、情志不畅和先天脾胃虚弱等，致胃气郁滞，胃失和降，不通则痛。

（一）外邪犯胃

外邪之中以寒邪最易犯胃，夏暑之季，暑热、湿浊之邪也间有之。邪气客胃，胃气受伤，轻则气机壅滞，重则和降失司，而致胃脘作痛。寒主凝滞，多见绞痛；暑热急迫，常致灼痛；湿浊黏腻，常见闷痛。

（二）饮食伤胃

若纵恣口腹，过食肥甘，偏嗜烟酒，或饥饱失调，寒热不适，或用伤胃药物，均可伐伤胃气，气机升降失调而作胃痛。尤厚味及烟酒，皆湿热或燥热之性，易停于胃腑伤津耗液为先，久则损脾。

（三）情志不畅

情志不舒，伤肝损脾，亦致胃痛。如气郁恼怒则伤肝，肝失疏泄条达，横犯脾胃，而致肝胃不和或肝脾不和，气血阻滞则胃痛；忧思焦虑则伤脾，脾伤则运化失司，升降失常，气机不畅也致胃痛。

（四）脾胃虚弱

身体素虚，劳倦太过，久病不愈，可致脾胃不健，运化无权，升降转枢失利，气机阻滞，而致胃痛；或因胃病日久，阴津暗耗，胃失濡养，或伴中气下陷，气机失调；或因脾胃阳虚，阴寒内生，胃失温养，均可导致胃痛。

胃痛与胃、肝、脾关系最为密切。胃痛初发多属实证，病位主要在胃，间可及肝；病久常见虚证，其病位主要在脾；亦有虚实夹杂者，或脾胃同病，或肝脾同病。

胃痛病因虽有上述不同，病性尚有虚实寒热、在气在血之异，但其发病机制有其共性，即所谓"不通则痛"。胃为阳土，喜润恶燥，主受纳、腐熟水谷，以降为顺。胃气一伤，初则壅滞，继则上逆，此即气滞为病。其中首先是胃气的壅滞，无论外感、食积均可引发；其次是肝胃气滞，即肝气郁结，横逆犯胃所造成的气机阻滞。另外，气为血帅，气行则血行，气滞日久，必致血瘀，也即久病入络之意；"气有余便是火"，气机不畅，可蕴久化热，火能灼伤阴津，或出血之后，血脉瘀阻而新血不生，致阴津亦虚，均可致胃痛加重，每每缠绵难愈。脾属阴土，喜燥恶湿，主运化，输布精微，以升为健，与胃互为表里，胃病延久，可内传于脾。脾气受伤，轻则中气不足，运化无权；继则中气下陷，升降失司；再则脾胃阳虚，阴寒内生，胃络失于温养。若胃痛失治误治，血络损伤，还可见吐血、便血等证。

二、诊断要点

（一）症状

胃脘部疼痛，常伴有食欲不振，痞闷或胀满，恶心呕吐，吞酸嘈杂等。发病常与情志不遂、饮食不节、劳累、受寒等因素有关。起病或急或缓，常有反复发作的病史。

（二）检查

上消化道 X 线钡餐造影、纤维胃镜及病理组织学检查等，有助诊断。

三、鉴别诊断

（一）胃痞

二者部位同在心下，但胃痞是指心下痞塞，胸膈满闷，触之无形，按之不痛的病证。胃痛以痛为主，胃痞以满为患，且病及胸膈，不难区别。

（二）真心痛

心居胸中，其痛常及心下，出现胃痛的表现，应高度警惕，防止与胃痛相混。典型真心痛为当胸而痛，其痛多刺痛、剧痛，且痛引肩背，常有气短、汗出等症，病情较急，如《灵枢·厥病》曰："真心痛，手足青至节，心痛甚，旦发夕死，夕发旦死。"中老年人既往无胃痛病史，而突发胃脘部位疼痛者，当注意真心痛的发生。胃痛部位在胃脘，病势不急，多为隐痛、胀痛等，常有反复发作史。X 线、胃镜、心电图及生化检查有助鉴别。

四、辨证

胃痛的主要部位在上腹胃脘部近心窝处，往往兼见胃脘部痞满、胀闷、嗳气、吐酸、纳呆、胁胀、腹胀，甚至出现呕血、便血等症，常反复发作，久治难愈。至于临床辨证，当分虚实两类。实证多痛急拒按，病程较短；虚证多痛缓喜按，缠绵难愈，这是辨证的关键。

（一）寒邪客胃

证候：胃痛暴作，得温痛减，遇寒加重；恶寒喜暖，口淡不渴，或喜热饮，舌淡，苔薄白，脉弦紧。

分析：寒凝胃脘，气机阻滞，则胃痛暴作，得温痛减，遇寒加重；阳气被遏，失去温煦，则恶寒喜暖，口淡不渴，或喜热饮；舌淡，苔薄白，脉弦紧，为内寒之象。

（二）饮食伤胃

证候：胃脘疼痛，胀满拒按，嗳腐吞酸，或呕吐不消化食物，其味腐臭，吐后痛减，不思饮食，大便不爽，得矢气及便后稍舒，舌苔厚腻，脉滑。

分析：饮食积滞，阻塞胃气，则胃脘疼痛，胀满拒按；食物不化，胃气上逆，则嗳腐吞酸，或呕吐不消化食物，其味腐臭，吐后痛减；胃失和降，腑气不通，则不思饮食，大便不爽，得矢气及便后稍舒；舌质淡，苔厚腻，脉滑，为饮食内停之征。

（三）肝气犯胃

证候：胃脘胀痛，连及两胁，攻撑走窜，每因情志不遂而加重，善太息，不思饮食，精神抑郁，夜寐不安，舌苔薄白，脉弦滑。

分析：肝气郁结，横逆犯胃，肝胃气滞，故胃脘胀痛；胁为肝之分野，故胃痛连胁，攻撑走窜；因情志不遂加重气机不畅，故以息为快；胃失和降，受纳失司，故不思饮食；肝郁不舒，则精神抑郁，夜寐不安；舌苔薄白，脉弦滑为肝胃不和之象。

（四）湿热中阻

证候：胃脘灼热而痛，得凉则减，遇热加重。伴口干喜冷饮，或口臭不爽，口舌生疮。甚至大便秘结，排便不畅，舌质红，苔黄少津，脉滑数。

分析：胃气阻滞，日久化热，故胃脘灼痛，得凉则减，遇热加重，口干喜冷饮或口臭不爽，口舌生疮；胃热久积，腑气不通，故大便秘结，排便不畅；舌质红，苔黄少津，脉象滑数，为胃热蕴积之象。

（五）瘀血停胃

证候：胃脘疼痛，状如针刺或刀割，痛有定处而拒按，入夜尤甚。病程日久，胃痛反复发作而不愈，面色晦暗无华，唇黯，舌质紫黯或有瘀斑，脉涩。

分析：气滞则血瘀，或吐血、便血之后，离经之血停积于胃，胃络不通，而成瘀血，瘀血停胃，故疼痛状如针刺或刀割，固定不移，拒按；瘀血不净，新血不生，故面色晦黯无华，唇黯；舌质紫黯，或有瘀点、瘀斑，脉涩，为血脉瘀阻之象。

（六）胃阴亏耗

证候：胃脘隐痛或隐隐灼痛，伴嘈杂似饥，饥不欲食，口干不思饮，咽干唇燥，大便干结，舌体瘦，质嫩红，少苔或无苔，脉细而数。

分析：气郁化热，热伤胃津，或瘀血积留，新血不生，阴津匮乏，阴津亏损则胃络失养，故见胃脘隐痛；若阴虚有火，则可见胃中灼痛隐隐；胃津亏虚则胃纳失司，故嘈杂似饥，知饥而不欲纳食；阴液亏乏，津不上承，故咽干唇燥；阴液不足则肠道干涩，故大便干结；舌体瘦舌质嫩红，少苔或无苔，脉细而数，皆为胃阴不足而兼虚火之象。

（七）脾胃虚寒

证候：胃脘隐痛，遇寒或饥时痛剧，得温或进食则缓，喜暖喜按。伴面色不华，神疲肢怠，四末不温，食少便溏，或泛吐清水。舌质淡而胖，边有齿痕，苔薄白，脉沉细无力。

分析：胃病日久，累及脾阳。脾胃阳虚，故胃痛绵绵，遇寒或饥时痛剧，得温熨或进食则缓，喜暖喜按；气血虚弱，故面色不华，神疲肢怠；阳气虚不达四末，故四肢不温；脾虚不运，转输失常，故食少便溏；脾阳不振，寒湿内生，饮邪上逆，故泛吐清水；舌质淡而胖，边有齿痕，苔薄白，脉沉细无力，为脾胃虚寒之象。

五、治疗

治疗以理气和胃止痛为主，审证求因，辨证施治。邪盛以祛邪为急，正虚以扶正为先，虚实夹杂者，则当祛邪扶正并举。虽有"通则不痛"之说，但决不能局限于狭义的"通"法，要从广义的角度理解和运用"通"法。属于胃寒者，散寒即所谓通；属于血瘀者，化瘀即所谓通；属于食停者，消食即所谓通；属于气滞者，理气即所谓通；属于热郁者，泻热即所谓通；属于阴虚者，益胃养阴即所谓通；属于阳虚者，温运脾阳即所谓通。

（一）中药治疗

1. 寒邪客胃

治法：温胃散寒，行气止痛。

处方：香苏散合良附丸加减。

方中高良姜、吴茱萸温胃散寒；香附、乌药、陈皮、木香行气止痛。如兼见恶寒、头痛等风寒表证者，可加苏叶、藿香等以疏散风寒，或内服生姜汤、胡椒汤以散寒止痛；若兼见胸脘痞闷，胃纳呆滞，嗳气或呕吐者，是为寒夹食滞，可加枳实、神曲、鸡内金、制半夏、生姜等以消食导滞，降逆止呕。若寒邪郁久化热，寒热错杂，可用半夏泻心汤辛开苦降，寒热并调。

中成药可选用良附丸、胃痛粉等。

2. 饮食伤胃

治法：消食导滞，和胃止痛。

处方：保和丸加减。

方中神曲、山楂、莱菔子消食导滞；茯苓、半夏、陈皮和胃化湿；连翘散结清热。

若脘腹胀甚者，可加枳实、砂仁、槟榔等以行气消滞；若胃脘胀痛而便闭者，可合用小承气汤或改用枳实导滞丸以通腑行气；胃痛急剧而拒按，伴见苔黄燥，便秘者，为食积化热成燥，则合用大承气汤以泻热解燥，通腑荡积。

中成药可选用加味保和丸、枳实消痞丸等。

3. 肝气犯胃

治法：疏肝解郁，理气止痛。

处方：柴胡疏肝散加减。

方中柴胡、芍药、川芎、郁金、香附疏肝解郁；陈皮、枳壳、佛手、甘草理气和中。

若胃痛较甚者,可加川楝子、延胡索以加强理气止痛作用;嗳气较频者,可加沉香、旋覆花以顺气降逆;泛酸者,可加乌贼骨、煅瓦楞子中和胃酸。痛势急迫,嘈杂吐酸,口干口苦,舌红苔黄,脉弦或数,乃肝胃郁热之证,改用化肝煎或丹栀逍遥散加黄连、吴茱萸以疏肝泻热和胃。

中成药可选用气滞胃痛冲剂、胃苏冲剂等。

4. 湿热中阻

治法:清化湿热,理气和胃。

处方:清中汤加减。

方中黄连、栀子清热燥湿;制半夏、茯苓、草豆蔻祛湿健脾;陈皮、甘草理气和中。

湿偏重者,加苍术、藿香燥湿醒脾;热偏重者,加蒲公英、黄芩清胃泻热;伴恶心呕吐者,加竹茹、橘皮以清胃降逆;大便秘结不通者,可加大黄(后下)通下导滞;气滞腹胀者,加厚朴、枳实以理气消胀;纳呆少食者,加神曲、谷芽、麦芽以消食导滞。

中成药可选用清胃和中丸。

5. 瘀血停胃

治法:理气活血,化瘀止痛。

方药:失笑散合丹参饮加减。

前方以五灵脂、蒲黄活血祛瘀,通利血脉以止痛;后方重用丹参活血化瘀,檀香、砂仁行气止痛。

若因气滞而致血瘀,气滞仍明显时,宜加理气之品,但忌香燥太过。若血瘀而兼血虚者,宜合四物汤等养血活血之味。若血瘀而兼脾胃虚衰者,宜加炙黄芪、党参等健脾益气以助血行。若瘀血日久,血不循常道而外溢出血者,应参考吐血、便血篇处理。

中成药可选用九气拈痛丸。

6. 胃阴亏耗

治法:滋阴益胃,和中止痛。

处方:益胃汤合芍药甘草汤加减。

方中沙参、玉竹补益气阴;麦冬、生地滋养阴津;冰糖生津益胃;芍药,甘草酸甘化阴,缓急止痛。

若气滞仍著时,加佛手、香橼皮、玫瑰花等轻清畅气而不伤阴之品;津伤液亏明显时,可加芦根、天花粉、乌梅等以生津养液;大便干结者,加火麻仁、郁李仁、瓜蒌仁等润肠之品。若兼肝阴亦虚,症见脘痛连胁者,可加白芍、枸杞、生地等柔肝之品,也可用一贯煎化裁为治。

中成药可选用养胃舒胶囊。

7. 脾胃虚寒

治法:温中健脾。

方药:黄芪建中汤加减。

方中以黄芪补中益气、饴糖益气养阴为君;以桂枝温阳气、芍药益阴血为臣;以生姜温胃、大枣补脾为佐;炙甘草调和诸药,共奏温中健脾,和胃止痛之功。

若阳虚内寒较重者,也可用大建中汤化裁,或加附子、肉桂、荜茇等温中散寒;兼泛酸者,可加黄连汁炒吴茱萸、煅瓦楞、海螵蛸等制酸之品;泛吐清水时,可予小半夏加茯苓汤或苓桂术甘汤合方为治;兼见血虚者,也可用归芪建中汤治之。若胃脘坠痛,证属中气下陷者,可用补中益气汤化裁为治。

此外,临床上胃强脾弱,上热下寒者也不少见,症状除胃脘疼痛以外,还可见恶心呕吐,嗳气,肠鸣便溏或大便秘结,舌质淡,苔薄黄腻,脉细滑等,治疗时,可选用半夏泻心汤、黄连理中汤或乌梅丸等以调和脾胃,清上温下。

中成药可选用人参健脾丸、参苓白术丸等。

(二)针灸治疗

1. 基本处方

中脘、内关、足三里。

中脘、足三里募合相配,内关属心包经,历络三焦,通调三焦气机而和胃,三穴远近结合,共同调理胃腑气机。

2. 加减运用

（1）寒邪客胃证：加神阙、梁丘以散寒止痛，神阙用灸法。余穴针用平补平泻法。

（2）饮食伤胃证：加梁门、建里、璇玑以消食导滞。诸穴针用泻法。

（3）肝气犯胃证：加期门、太冲以疏肝理气，针用泻法。余穴针用平补平泻法。

（4）湿热中阻证：加阴陵泉、内庭以清利湿热，阴陵泉针用平补平泻法。余穴针用泻法。

（5）瘀血停胃证：加膈俞、阿是穴以化瘀止痛，针用泻法。余穴针用平补平泻法，或加灸法。

（6）胃阴亏耗证：加胃俞、太溪、三阴交以滋阴养胃。诸穴针用补法。

（7）脾胃虚寒证：加神阙、气海、脾俞、胃俞以温中散寒，神阙用灸法。余穴针用补法，或加灸法。

3. 其他

（1）指针疗法：取中脘、至阳、足三里等穴，以双手拇指或中指点压、按揉，力度以患者能耐受并感觉舒适为度，同时令病人行缓慢腹式呼吸，连续按揉 3～5 分钟即可止痛。

（2）耳针疗法：取胃、十二指肠、脾、肝、神门、下脚端，每次选用 3～5 穴，毫针浅刺，留针 30 分钟；或用王不留行籽贴压。

（3）穴位注射疗法：根据中医辨证，分别选用当归注射液、丹参注射液、参附注射液或生脉注射液等，也可选用维生素 B_1 或维生素 B_{12} 注射液，按常规取 2～3 穴，每穴注入药液 2～4 mL，每日或隔日 1 次。

（4）埋线疗法：取穴：肝俞、脾俞、胃俞、中脘、梁门、足三里。方法：将羊肠线用埋线针植入穴位内，无菌操作，每月 1 次，连续 3 次。适用于慢性胃炎之各型胃痛症者。

（5）兜肚法：取艾叶 30 g，荜茇、干姜各 15 g，甘松、山柰、细辛、肉桂、吴茱萸、延胡索、白芷各 10 g，大茴香 6 g，共研为细末，用柔软的棉布折成 15 cm 直径的兜肚形状，将上药末均匀放入，紧密缝好，日夜兜于中脘穴或疼痛处，适用于脾胃虚寒胃痛。

第五节　腹痛

腹痛是指胃脘以下、耻骨毛际以上部位疼痛为主症的病证。感受六淫之邪，虫积、食滞所伤，气滞血瘀，或气血亏虚，经脉失荣等，均可导致腹痛。

一、历史沿革

腹痛首见于《内经》。其对腹痛的论述，多从寒热邪气客于肠胃立论。《素问·举痛论篇》谓："寒气客于肠胃之间，膜原之下，血不得散，小络急引故痛""热气留于小肠，肠中痛，瘅热焦渴，则坚干不得出，故痛而闭不通矣。"

《素问·气交变大论篇》还分别对雨湿、风气、燥气所致腹痛的症状作了描述。《灵枢·邪气脏腑病形》及"师传""胀论""经脉"等篇对感寒泄泻，肠鸣飧泄，胃热肠寒，热病挟脐急痛等腹痛亦有所论述。

汉代张仲景《金匮要略》在有关篇章中对腹痛，辨证确切，并创立了许多有效治法方剂。如《金匮要略·腹满寒疝宿食病脉证治》谓："病者腹满，按之不痛为虚，痛者为实，可下之。舌黄未下者，下之黄自去。"指出按之而痛者，为有形之邪，结而不行，其满为痛，并以舌黄作为实热积滞之征象，治当攻下。对"腹中寒气，雷鸣切痛，胸胁逆满，呕吐"的脾胃虚寒，水湿内停的腹满痛证及寒邪攻冲之证分别提出附子粳米汤及大建中汤治疗，而"心下满痛"及"痛而闭"则有大柴胡汤、厚朴三物汤，提示了热结、气滞腹痛的治法。此外"疮痈肠痈浸淫病脉证治"篇还对"肠痈"加以论治。以上，在理论与实践方面，均有很大的指导价值。

隋代巢元方《诸病源候论》将腹痛专立单独病候，分为急腹痛与久腹痛。该书"腹痛病诸候"篇谓："凡腹急痛，此里之有病""由府藏虚，寒冷之气客于肠胃膜原之间，结聚不散，正气与邪气交争，相击故痛""久腹痛者，藏府虚而有寒，客于腹内，连滞不歇，发作有时，发则肠鸣而腹绞痛，谓之寒中。是冷搏于阴经，令阳气不足，阴气有余也。寒中久痛不瘥，冷入于大肠，则变下利。"对病因、证候描述较之前人为详。

唐代孙思邈《备急千金要方》立"心腹痛门",该书提出注心痛、虫心痛、风心痛、悸心痛、食心痛、饮心痛、冷心痛、热心痛、去来心痛等9种心痛名称,其中包括某些上腹部疼痛。孙氏列有治心腹痛及腹痛方十多首,如有治虚冷腹痛的当归汤方、腹冷绞痛的羊肉当归汤方、腹痛脐下绞结的温脾汤方等,包括了温中、化瘀、理气止痛等治法。此外,还包括若干熨法和刺灸法,反映了治疗手段日趋丰富。王焘《外台秘要》对许多心腹痛方进行了收集,如该书载有《广济》疗心腹中气时之痛等症的桔梗散方,《肘后》疗心腹俱胀痛等症的栀豉汤方,《深师》疗久寒冷心腹绞痛等症的前胡汤方,《小品》疗心腹绞痛等症的当归汤方,《古今录验》疗心腹积聚寒中绞痛等症的通命丸方等,对急性腹痛提供了更多方剂。

宋代杨士瀛《仁斋直指方》对腹痛分寒热、死血、食积、痰饮、虫等,并对不同腹痛提出鉴别,如谓:"气血、痰水、食积、风冷诸症之痛,每每停聚而不散,惟虫病则乍作乍止,来去无定,又有呕吐清沫之可验。"对临床辨证颇有裨益。

金元时期,李杲将腹痛按三阴经及杂病进行辨证论治,尤其强调腹痛不同部位分经辨治,对后世颇有启发。如谓中脘痛太阴也,理中汤、加味小建中汤、草豆蔻丸之类主之;脐腹痛,少阴也,四逆汤、姜附汤或五积散加吴茱萸主之;少腹痛,厥阴也,当归四逆汤加吴茱萸主之;杂证腹痛以四物苦楝汤或芍药甘草汤等为主方,并依据不同脉象进行加减。尤其李氏在《医学发明·泄可去闭葶苈大黄之属》,明确提出了"痛则不通"的病机学说,并在治疗上确立了"痛随利减,当通其经络,则疼痛去矣"之说,给后世很大的影响。

《丹溪心法》对腹痛以寒、积热、死血、食积、痰湿划分,尤对气、血、痰、湿作痛提出相应的用药,强调对老人、肥人应该根据不同体质施治,并提出初痛宜攻,久痛宜升消的治则,立"痛忌补气"之说。此外,朱氏对感受外邪作痛及伤食痛,颠仆损伤腹痛亦分列了处方。

明代《古今医鉴》在治法上提出"是寒则温之,是热则清之,是痰则化之,是血则散之,是气则顺之,是虫则杀之,临证不可惑也"。《医学正传》亦提出"浊气在上者涌之,清气在下者提之,寒者温之,热者清之,虚者培之,实者泻之,结者散之,留者行之,此治法之大要也"等原则。

明代李梴《医学入门》对腹痛分证治疗及症状的描述则更加具体。如谓:"瘀血痛有常处,或忧思逆郁,跌扑伤瘀,或妇女经来产后,恶瘀不尽而凝,四物汤去地黄,加桃仁、大黄、红花。又血虚郁火燥结阻气,不运而痛者,四物汤倍芍药加炒干姜,凡痛多属血涩,通用芍药甘草汤为主。"

《医方考》则对治疗腹痛的丁香止痛散、三因七气汤、桂枝加大黄汤等有效方剂的组成、功用、配伍、适应症状等加以解说,以便于临床运用。张景岳对腹痛虚实辨证,尤为精详,认为暴痛多由食滞、寒滞、气滞;渐痛多由虫、火、痰、血。明确提出"多滞多逆者,方是实证,如无滞逆则不得以实论也"。并从喜按与否、痛徐而缓、痛剧而坚以及脉象和痛的部位等方面辨证。可以看出这一时期对腹痛的病因、病机及治疗,无论理论实践,均有了进一步的深化和提高。

清代医家对腹痛证治疗更有发展。如《张氏医通》对腹痛证候方要详备。其谓感暑而痛,或泻利并作,用十味香薷饮;腹中常热作痛,此为积热,用调胃承气汤;七情内结心腹绞痛选用七气汤;酒积作痛曲药丸等皆逐一叙述,并载有大寒腹痛,瘀血留结腹痛等验案,其理法方药均可体现。

叶天士《临证指南医案》对腹痛记载了发疹腹痛。该书对腹痛辨证强调:须知其无形为患者,如寒凝、火郁、气阻、营虚及夏秋暑湿痧秽之类;所谓有形为患者,如蓄血、食滞、癥瘕、蛔蛕内疝及平素嗜好成积之类。对其治疗方法则是强调以"通"为主,如用吴茱萸汤、四逆汤为通阳泄浊法,左金丸及金铃子散为清火泄郁法,四七汤及五磨饮为开通气分法,穿山甲、桃仁、归须、韭根及下瘀血汤为宣通营络法,芍药甘草汤加减及甘麦大枣汤为缓而和法,肉苁蓉、柏子仁、肉桂、当归之剂及复脉加减为柔而通法。至于食滞消之,蛔扰安之,癥瘕理之,内疝平之,痧秽芳香解之,均理法方药具备,形成了较为完整的理论。而《医林改错》《血证论》对瘀血腹痛的治则方剂,更有新的创见。如王清任少腹逐瘀汤即为治疗瘀血腹痛的名方。

二、范围

腹痛也是一个症状，西医学多种疾病，如急性胰腺炎、胃肠痉挛、嵌顿疝早期、肠易激综合征腹痛、消化不良腹痛，以及腹型过敏性紫癜、腹型癫痫等引起的腹痛均可参考本篇辨证论治。

三、病因病机

腹痛病因很多，外感风、寒、暑、湿，或内伤饮食，或手术外伤等均可导致腹痛，总体均可归纳为气机阻滞，或脏腑失养两端。

（一）感受寒邪，阻逆为痛

外受寒邪风冷，侵袭于中，或寒冷积滞阻结胃肠，或恣食生冷太过；中阳受伐，均可导致气机升降失常，阴寒内盛作痛。《素问·举痛论篇》指出："寒气客于脉外则脉寒，脉寒则缩踡，缩踡则脉绌急，绌急则外引小络，故猝然而痛。"又说："寒气客于肠胃，厥逆上出，故痛而呕也；寒气客于小肠，小肠不得成聚，故后泄腹痛矣。"均说明感受外寒与腹痛有密切的关系。

（二）素体阳虚，寒从内生

多有脾阳不运，脏腑虚而有寒；或因中阳虚馁，寒湿停滞；或因气血不足，脏腑失其温养而致腹痛。亦有房室之后为寒邪所中而导致阴寒腹痛者。

（三）饮食不节，邪滞内结

恣饮暴食，肥甘厚味停滞不化，误食腐馊不洁之物，脾胃损伤，为导致腹痛之因；里热内结，积滞胃肠，壅遏不通；或恣食辛辣，湿热食滞交阻，使气机失其疏利，传道之令不行而痛。此外暑热内侵，湿热浸淫使肠胃功能逆乱，亦可导致腹痛。

（四）情志失调，气滞不痛

情志怫郁，恼怒伤肝，肝失疏泄，气失条达，肝郁气滞，横逆攻脾，肝脾不和，气机失畅，可引起气滞腹痛。正如《类证治裁·腹痛》云："七情气郁，攻冲作痛。"《证治汇补·腹痛》谓："暴触怒气，则两胁先痛而后入腹。"可见，情志失调、气机郁滞是产生腹痛的重要因素之一。

（五）跌仆创伤，瘀阻为痛

跌仆创伤，或腹部手术以致脏腑经络受损，气血瘀滞不通。如《丹溪心法·腹痛》说："如颠仆损伤而腹痛者，乃是瘀血。"血络受损，络脉不通，则腹部疼痛如针刺，痛处固定不移，痛而拒按。

总之，腹痛最主要的病机特点是"不通则痛"，或因邪滞而不通，或由正虚运行迟缓而不通。病机性质有虚有实。外邪侵袭、饮食不节、情志失调、跌仆创伤等因素导致腹内脏腑气机郁滞、血行受阻，或腹部经脉为病邪所滞，络脉痹阻，不通而痛，此属实痛。而素体阳虚，气血不足，脏腑失养所产生的腹痛，此属虚痛。与腹痛的相关病理因素有寒凝、湿热、瘀血、积食等。

腹痛之虚、实、寒、热、气、血之间常相互转化兼夹为病。如寒痛日久，郁而化热，可致郁热内结；气滞作痛，迁延不愈，由气入血，可致血瘀腹痛；实证腹痛，经久不愈，耗伤气血，可由实转虚，或虚实夹杂；虚痛感邪或夹食滞则成虚实夹杂，本虚标实之证。

四、诊断与鉴别诊断

（一）诊断

1. 发病特点

本病发作多以外感、劳作、饮食不节或情志郁怒等为诱因。

2. 临床表现

腹痛以脘以下、耻骨毛际以上部位疼痛为主要表现。急性发作时常伴有呕吐、腹泻、便秘、发热等症状。腹痛由癫病引起者，发作过程或中止后可出现意识障碍，嗜睡，腹部或肢体肌肉跳动或抽动，流涎，偏头痛和吞咽咀嚼动作表现。

（二）鉴别诊断

1. 胃脘痛

胃居上脘，其疼痛部位在胃脘近心窝处。而腹痛在胃脘以下，耻骨毛际以上的部位。胃脘痛多伴嗳气、吐酸、嘈杂或得食痛减，或食后痛增等特征。而腹痛常少有这些症状，但胃痛与腹痛因部位相近，关系密切，故临证时需谨慎鉴别。

2. 胁痛

胁痛的疼痛部位在一侧或双侧季肋下，很少有痛及脐腹及小腹者，故不难与腹痛鉴别。

3. 淋证

淋证之腹痛，多属于小腹，并伴有排尿窘迫，茎中涩痛等症。

4. 痢疾、霍乱、癥积

痢疾之腹痛与里急后重、下痢赤白黏冻同见；霍乱之腹痛往往猝然发病，上吐下泻互见；癥积之腹痛与腹内包块并见，但有时也可以腹痛为首发症状，须注意观察鉴别。

5. 外科、妇科腹痛

内科腹痛常先发热，后腹痛，一般疼痛不剧，痛无定处，难以定位，压痛不明显，腹部柔软。而外科腹痛，一般先腹痛，后发热，疼痛较剧，痛有定处，部位局限，压痛明显，常伴有肌紧张或反跳痛。妇科腹痛多在小腹，常与经、带、胎、产有关。

五、辨证

（一）辨证要点

1. 注意分别腹痛的性质

（1）寒痛：寒主收引，寒气所客，则痛多拘急，腹鸣切痛，寒实可兼气逆呕吐，坚满急痛；虚寒则痛势绵绵。

（2）热痛：多痛在脐腹，痛处亦热，或伴有便秘、喜饮冷等症。

（3）瘀血痛：多痛而不移其处，刺痛，拒按，经常在夜间加剧，一般伴有面色晦暗，口唇色紫。

（4）气滞痛：疼痛时轻时重，部位不固定，攻冲作痛，伴有胸胁不舒，嗳气，腹胀，排气之后暂得减轻。

（5）伤食痛：多因饮食过多，或食积不化，肠胃作痛，嗳腐，痛甚欲便，得便则减。

（6）虚痛：一般久痛属虚，虚痛多痛势绵绵不休，可按或喜按。

（7）实痛：暴痛多属实。实痛多有腹胀、呕逆、拒按等表现。

2. 注意分别腹痛的部位

（1）少腹痛：腹痛偏在少腹，或左或右，或两侧均痛，多属于肝经症状。少腹痛偏于右侧，按之更剧，常欲蜷足而卧，发热，恶心，大便欲解不利，为"肠痈"。少腹近脐左右痛，按之有长形结块（按之大者如臂，如黄瓜；小者如指），劲如弓弦，往往牵及胁下，名为"痃癖"。

（2）脐腹痛：肠内绞痛，欲吐不吐，欲泻不泻，烦躁闷乱，严重者面色青惨，四肢逆冷，头汗出，脉沉浮，名为"干霍乱"。时痛时止，痛时剧烈难忍，或吐青黄绿水，或吐出蛔虫，痛止又饮食如常，为"虫积痛"，多见于小儿。腹中拘挛，绕脐疼痛，冷汗出，怯寒肢冷，脉沉紧者，名为"寒疝"。

（3）小腹痛：小腹痛偏在脐下，痛时拘急结聚硬满，小便自利，甚至发狂，为下焦蓄血。

（二）证候

1. 实寒腹痛

症状：腹痛较剧烈，大便不通，胁下偏痛，手足厥逆。苔白，脉弦紧。

病机分析：寒实内结，升降之机痞塞，阳气不通，故腹胀或胁下痛；手足厥逆，为阳气不能布达之象；大肠为传导之官，寒邪积滞阻结于内，传化失司，故大便秘结；舌白为寒；脉弦主痛，紧主寒。

2. 虚寒腹痛

症状：腹中时痛或绵绵不休，喜得温按，按之则痛减，伴见面色无华、神疲、畏寒、气短等症。舌淡苔白，脉细无力。

病机分析：中阳虚寒，络脉不和，故腹中时痛或绵绵不休，寒得温散则痛减，虚痛得按则松；中虚不运化源不足，则面色无华，伴见气短神疲；中阳不足，卫外之阳亦虚，故形寒畏冷。舌淡苔白，脉来无力，均为虚寒之证。

3. 实热腹痛

症状：腹部痞满胀痛，拒按，潮热，大便不通，并见于口干渴引饮，手足汗出，矢气频转，或下利清水，色纯青，腹部作痛，按之硬满，所下臭秽。苔焦黄起刺或焦黑干燥，脉沉实有力。

病机分析：热结于内，腑气不痛，不通则痛，故腹痛拒按，大便不通，矢气频转；实热积滞壅结，灼伤津液，故口渴引饮，潮热，手足汗出；肠中实热积滞较甚，"热结旁流"，故下利清水。苔黄，脉沉实有力，均可实热之象。

4. 气滞腹痛

症状：腹痛兼胀闷不舒，攻窜不定，痛引少腹，嗳气则舒，情绪急躁加剧。苔薄白，脉弦。

病机分析：气机郁滞，升降失司，故腹痛且胀；病在气分，忽聚忽散，故攻窜不定，痛引少腹；嗳气后气机暂得疏通，故痛势稍减；若遇郁怒，肝气横逆，气聚为患，故痛势增重；脉弦为肝气不疏之象。

5. 瘀血腹痛

症状：少腹痛积块疼痛，或有积块不疼痛，或疼痛无积块，痛处不移。舌质青紫，脉涩。

病机分析：瘀血阻滞，阻碍气机，不通则痛，故无论积块之有无，而腹痛可见；瘀血入络，痹阻不移，故痛有定处。舌紫，脉涩，皆为瘀血之象。

6. 食积腹痛

症状：脘腹胀满疼痛，拒按，嗳腐吞酸，厌食呕恶，痛甚欲便，得大便痛减，或大便不通。舌苔厚腻，脉滑有力。

病机分析：饮食不节或暴饮暴食，以至食积不化，肠胃壅滞，故腹痛，胀满拒按；胃失和降，浊气上逆，故厌食呕恶，嗳腐吞酸；食滞中阻欲得外泄，故得便痛减；传化失司，腑气不行，故大便不通。苔腻脉滑，均为食积内停之象。

六、治疗

（一）治疗原则

治疗腹痛，多以"通"字为法。但"通"者，绝非单指攻下通利。正如《医学真传》说："夫通则不痛，理也。但通之之法，各有不同，调气以和血，调血以和气，通也；下逆者使之上行，中结者使之旁达，亦通也；虚者助之使之通，寒者温之使之通，无非通之之法也。若必以下泄为通则妄矣。"明代龚廷贤提出"寒者温之，热者清之，虚者补之，实者泻之"的治疗原则。由此可见，具体施治时，应视其证候的虚实寒热，在气在血，予以不同的治法。

1. 注意补通关系

腹痛初起，邪实为主，元气未虚，当首推泻法，或祛邪，或导滞，或驱虫，通则不痛，所谓"痛随利减"。若妄投补气之法，必使邪留、食滞、虫积，气机不畅，腹痛益增。然久病体虚之人，可以温中补虚，缓急止痛之法，冀其中阳恢复，腹痛逐渐痊愈。虚实夹杂者，审其虚实程度，或通利为主，或补虚为主，或攻补兼施，不可一味使用补气法。

2. 寒热实证各有侧重

寒实腹痛，因阴寒凝滞所致，有大便秘结者，虽可加大黄等荡除积滞，通里攻下，以救其急，切勿过度，以免日久伤正。实热腹痛，在泄热通腑基础上，可选用理气和中之品，如木香、白蔻仁、陈皮、姜半夏之属，有助通滞。

3. 暴痛重气、久痛在血

腹痛暴作，胀痛拒按，部位不定，乃气机阻滞所致。宜通利气机，通阳泄浊。腹痛缠绵不愈，痛如针刺，部位固定，或腹痛日久，邪滞经络，由气入血，血行不畅，气滞血瘀，正如叶天士所谓"久痛入络"。宜采用辛润活血通络之法，亦可加入理气之品，气血同治，冀气行则血行。

（二）治法方药

1. 寒实腹痛

治法：温里散寒，通便止痛。

方药：大黄附子汤加味。本方主在温散寒凝而开闭结，通下大便以除积滞，故用附子辛热以温里散寒治疗心腹痛。大黄荡除积结，细辛辛温宣通，散寒止痛，协助附子以增加散寒作用，共成温散寒凝，苦辛通降之剂。寒实积腹痛，在非温不能避其寒，非下不能去其实时，使用本方，最为恰当。

腹胀满，可加厚朴、木香以加强行气导滞作用；体虚而有积滞者，可用制大黄，以缓其峻下之力；如体虚较甚，可加党参、当归益气养血。恶寒腹痛，绵绵不已，手足厥冷者，亦可选五积散温通经脉。卒然心腹胀痛，痛如锥刺，口噤暴厥者，可用三物备急丸。

2. 虚寒腹痛

治法：温中补虚，缓急止痛。

方药：小建中汤加减。本方以桂枝温阳，芍药益阳，饴糖补脾缓急，生姜辛温散寒，炙甘草、大枣甘温补中。其中芍药倍炙草为芍药甘草汤，有缓急止痛之效。

若失血虚羸不足，腹中疼痛不止，或少腹拘急，痛引腰背，不能饮食，属营血内虚，可于本方加当归，名当归建中汤；若兼气虚，自汗，短气困倦者，本方加黄芪，名为黄芪建中汤。

若阴寒内盛，脘腹剧痛，呕不能食，上冲皮起，按之似有头足，上下攻痛，不可触近，或腹中漉漉有声，用大建中汤温阳逐寒，降逆止痛。

肠鸣腹痛，喜按喜湿，大便溏泻或反秘结，小便清长，手足不温，脉沉细或迟缓，舌淡苔白滑，属太阴寒痛，用理中汤。若厥阴寒痛，肢厥，脉细欲绝，用当归四逆汤。若大肠虚寒，冷积便秘腹痛，用温脾汤，温补寓以通下导滞。男女同房之后，中寒而痛，属于阴寒，用葱姜捣烂炒热，熨其脐腹，以解其阴寒凝滞之气，并用理阴煎或理中汤服之。

3. 实热腹痛

治法：清热通肺。

方药：大承气汤加减。方中大黄苦寒泄热通便，荡涤肠胃；辅以芒硝咸寒泻热，软坚润燥；积滞内阻，每致气滞不行，故以厚朴，行气散结，消痞除满，使积滞迅速得以外泄，其痛自已。

若属火郁腹痛，时作时止，按之有热感，用清中汤，或二陈汤、金铃子散加栀子、黄连、芍药、郁金；合并与紫癜者，可再加丹皮、失笑散等。伤暑腹痛宜香薷散加生姜、木瓜。

4. 气滞腹痛

治则：疏肝解郁，理气止痛。

方药：四逆散加减。本方具疏肝行气解郁，调和肝脾之功。柴胡苦平，条达肝木而疏少阳之郁；芍药微苦寒，平肝止痛；枳实苦辛破积行滞；甘草性平，缓急而和诸药，共成疏肝理气，和中缓急之剂。本方加川芎、香附、枳实易枳壳，名柴胡疏肝散，兼有活血作用。

若腹痛拘急可加芍药甘草汤缓急止痛；若少腹绞痛，腹部胀满，肠鸣漉漉，排气则舒，或阴囊疝痛，苔白，脉弦，用天台乌药散加减，或选五磨饮子、立效散等。若寒气滞痛而腹满者，用排气饮加砂仁去泽泻。

5. 瘀血腹痛

治则：活血化瘀。

方药：少腹逐瘀汤加减。方中当归、川芎、赤芍养血和营，小茴香、肉桂、干姜温通下焦而止痛；生蒲黄、五灵脂、没药、延胡索活血化瘀，和络定痛。亦可选用活血汤和营通络止痛。若瘀血积于腹部，连及胁间刺痛，用小柴胡汤加香附、姜黄、桃仁、大黄；若血蓄下焦，则季肋、少腹胀满刺痛，大便色黑，用手拈散加制大黄、桃仁，或用桃仁承气汤加苏木、红花。若合并癥瘕者也可参照本型论治。

6. 食积腹痛

治则：消食导滞。

方药：枳术汤加木香、砂仁送服保和丸。本方重用枳实行气消痞，辅以白术健脾，加木香、砂仁醒胃宽中，送服保和丸以助消食导滞之功。

若胸腹痞满，下痢，泄泻腹痛后重，或大便秘结，小便短赤，舌红，苔黄腻，脉沉实等，可用枳实导滞丸。

（三）其他治法

1. 针刺

（1）腹痛取内关、支沟、照海、巨阙、足三里。

（2）脐腹痛取阴陵泉、太冲、足三里、支沟、中脘、关元、天枢、公孙、三阴交、阴谷。

（3）腹中切痛取公孙；积痛取气海、中脘、隐白。

2. 灸法

脐中痛、大便溏，灸神阙。

七、转归及预后

腹痛一证，病情复杂，如治不及时常可产生多种变证。如因暴饮暴食，进食大量肥甘厚味，或酗酒过度，致使湿热壅滞，宿食停滞，腑气不通，若治不及时，湿热蕴而化毒，气滞血瘀，腹痛益增，痛处固定拒按，腹肌紧张如板，痛引后背；因湿毒中阻，胃气上逆而呕吐频作；因湿热熏蒸而见黄疸、发热，可转为重症胆瘅、胰瘅，病情危急，预后难料。若腹痛日久，气机阻滞，血行不畅，气滞血瘀，邪滞经络，经久不散，可逐步形成积聚，预后欠佳。若虚寒腹痛，日久耗伤气血，脾胃中阳衰微，又可转为虚劳。

腹痛的预后尚取决于患者的体质、病程、病变的性质等因素。若感受时邪、饮食不节、情志抑郁，正气强盛，邪实不甚，治疗及时，则腹痛迅速缓解，预后较佳。若反复恼怒，肝郁气滞日久，或跌仆损伤、腹部手术后，血络受损，气滞血瘀，则腹痛时作时止，迁延难愈。

八、预防与护理

腹痛的发病，与感受寒邪、暴饮暴食、肝郁气滞关系最为密切。尤其是阳虚阴盛之体，在寒冷季节，更要加强腹部保暖，并避免生冷饮食，养成良好卫生习惯，不食不洁瓜果蔬菜，以防虫卵入侵。饮食须有节制，切忌暴饮暴食、过食辛辣厚味、酗酒过度。饭后不要剧烈运动。加强精神调摄，平时要保持心情舒畅，避免忧思过度、暴怒惊恐。

急性腹痛剧烈者，应卧床休息，视病情或禁食，或少量进半流质、流质饮食，一般以少油腻、高能量饮食为主；慢性腹痛者，应根据疾病性质，采用综合治疗，适当运动，避免过于劳作。对剧烈腹痛，或疼痛不止者，应卧床休息，并加强护理与临床观察。对伴见面色苍白、冷汗淋漓、肢冷、脉微者，尤应注意，谨防变端。

第六节　痞满

痞满是指以自觉心下痞塞，胸膈胀满，触之无形，按之柔软，压之无痛为主要症状的病证。按部位痞满可分为胸痞、心下痞等。心下痞即胃脘部。本节主要讨论以胃脘部出现上述症状的痞满，又可称胃痞。

一、病因病机

感受外邪、内伤饮食、情志失调等可引起中焦气机不利，脾胃升降失职而发生痞满。

（一）病因

1. 感受外邪

外感六淫，表邪入里，或误下伤中，邪气乘虚内陷，结于胃脘，阻塞中焦气机，升降失司，遂成痞满。如《伤寒论》曰："脉浮而紧，而复下之，紧反入里，则作痞，按之自濡，但气痞耳。"

2. 内伤饮食

暴饮暴食，或恣食生冷，或过食肥甘，或嗜酒无度，损伤脾胃，纳运无力，食滞内停，痰湿阻中，气机被阻，而生痞满。如《伤寒论》云："胃中不和，心下痞硬，干噫食臭""谷不化，腹中雷鸣，心下痞硬而满。"

3. 情志失调

抑郁恼怒，情志不遂，肝气郁滞，失于疏泄，横逆乘脾犯胃，脾胃升降失常，或忧思伤脾，脾气受损，运化不力，胃腑失和，气机不畅，发为痞满。如《景岳全书·痞满》言："怒气暴伤，肝气未平而痞。"

（二）病机

脾胃同居中焦，脾主运化，胃主受纳，共司饮食水谷的消化、吸收与输布。脾主升清，胃主降浊，清升浊降则气机调畅。肝主疏泄，调节脾胃气机。肝气条达，则脾升胃降，气机顺畅。上述病因均可影响到胃，并涉及脾、肝，使中焦气机不利，脾胃升降失职，而发痞满。

痞满初期，多为实证，因外邪入里，食滞内停，痰湿中阻等诸邪干胃，导致脾胃运纳失职，清阳不升，浊阴不降，中焦气机阻滞，升降失司出现痞满；如外感湿热、客寒，或食滞、痰湿停留日久，均可困阻脾胃而成痞；肝郁气滞，横逆犯脾，亦可致气机郁滞之痞满。实痞日久，可由实转虚，正气日渐消耗，损伤脾胃，或素体脾胃虚弱，而致中焦运化无力；湿热之邪或肝胃郁热日久伤阴，阴津伤则胃失濡养，和降失司而成虚痞。因痞满常与脾虚不运、升降无力有关，脾胃虚弱，易招致病邪内侵，形成虚实夹杂、寒热错杂之证。此外，痞满日久不愈，气血运行不畅，脉络瘀滞，血络损伤，可见吐血、黑便，亦可产生胃痛或积聚、噎膈等变证。

总之，痞满的基本病位在胃，与肝、脾的关系密切。中焦气机不利，脾胃升降失职为导致本病发生的病机关键。病理性质不外虚实两端，实即实邪内阻（食积、痰湿、外邪、气滞等），虚为脾胃虚弱（气虚或阴虚），虚实夹杂则两者兼而有之。因邪实多与中虚不运、升降无力有关，而中焦转运无力，最易招致病邪的内阻。

二、诊断要点

（一）诊断依据

（1）临床以胃脘痞塞、满闷不舒为主症，并有按之柔软、压之不痛、望无胀形的特点。

（2）发病缓慢，时轻时重，反复发作，病程漫长。

（3）多由饮食、情志、起居、寒温等因素诱发。

（二）相关检查

电子胃镜或纤维胃镜可诊断慢性胃炎并排除溃疡病、胃肿瘤等，病理组织活检可确定慢性胃炎的类型以及是否有肠上皮化生、异型增生，X线钡餐检查也可以协助诊断慢性胃炎、胃下垂等，胃肠动力检测（如胃肠测压、胃排空试验、胃电图等）可协助诊断胃动力障碍、紊乱等，幽门螺旋杆菌(Hp)相关检测可查是否为 Hp 感染，B超、CT检查可鉴别肝胆疾病及腹水等。

三、病证鉴别

1. 痞满与胃痛

两者病位同在胃脘部，且常相兼出现。然胃痛以疼痛为主，胃痞以满闷不适为患，可累及胸膈；胃痛病势多急，压之可痛，而胃痞起病较缓，压无痛感，两者差别显著。

2. 痞满与鼓胀

两者均为自觉腹部胀满的病证，但鼓胀以腹部胀大如鼓，皮色苍黄，脉络暴露为主症；胃痞则以自觉满闷不舒，外无胀形为特征；鼓胀发于大腹，胃痞则在胃脘；鼓胀按之腹皮绷紧，胃痞却按之柔软。如《证治汇补·痞满》曰："痞与胀满不同，胀满则内胀而外亦有形，痞满则内觉满塞而外无形迹。"

3. 痞满与胸痹

胸痹是胸中痞塞不通，而致胸膺内外疼痛之证，以胸闷、胸痛、短气为主症，偶兼脘腹不舒。如《金匮要略·胸痹心痛短气病脉证治》云："胸痹气急胀满，胸背痛，短气。"而胃痞则以脘腹满闷不舒为主症，多兼饮食纳运无力之症，偶有胸膈不适，并无胸痛等表现。

4. 痞满与结胸

两者病位皆在脘部，然结胸以心下至小腹硬满而痛，拒按为特征；痞满则在心下胃脘，以满而不痛、手可按压、触之无形为特点。

四、辨证论治

辨证要点：应首辨虚实。外邪所犯，食滞内停，痰湿中阻，湿热内蕴，气机失调等所成之痞皆为有邪，有邪即为实痞；脾胃气虚，无力运化，或胃阴不足，失于濡养所致之痞，则属虚痞。痞满能食，食后尤甚，饥时可缓，伴便秘，舌苔厚腻，脉实有力者为实痞；饥饱均满，食少纳呆，大便清利，脉虚无力者属虚痞。次辨寒热。痞满绵绵，得热则减，口淡不渴，或渴不欲饮，舌淡苔白，脉沉迟或沉涩者属寒；而痞满势急，口渴喜冷，舌红苔黄，脉数者为热。临证还要辨虚实寒热的兼夹。

治疗原则：痞满的基本病机是中焦气机不利，脾胃升降失宜。所以，治疗总以调理脾胃升降、行气除痞消满为基本法则。根据其虚、实分治，实者泻之，虚者补之，虚实夹杂者补消并用。扶正重在健脾益胃，补中益气，或养阴益胃。祛邪则视具体证候，分别施以消食导滞、除湿化痰、理气解郁、清热祛湿等法。

（一）实痞

1. 饮食内停证

脘腹痞闷而胀，进食尤甚，拒按，嗳腐吞酸，恶食呕吐，或大便不调，矢气频作，味臭如败卵，舌苔厚腻，脉滑。

（1）证机概要：饮食停滞，胃腑失和，气机壅塞。

（2）治法：消食和胃，行气消痞。

（3）代表方：保和丸加减。本方消食导滞，和胃降逆，用于食谷不化，脘腹胀满者。

（4）常用药：山楂、神曲、莱菔子消食导滞，行气除胀；制半夏、陈皮和胃化湿，行气消痞；茯苓健脾渗湿，和中止泻；连翘清热散结。

若食积较重者，可加鸡内金、谷芽、麦芽以消食；脘腹胀满者，可加枳实、厚朴、槟榔等理气除满；食积化热，大便秘结者，加大黄、枳实通腑消胀，或用枳实导滞丸推荡积滞，清利湿热；兼脾虚便溏者，加白术、扁豆等健脾助运，化湿和中，或用枳实消痞丸消除痞满，健脾和胃。

2. 痰湿中阻证

脘腹痞塞不舒，胸膈满闷，头晕目眩，身重困倦，呕恶纳呆，口淡不渴，小便不利，舌苔白厚腻，脉沉滑。

（1）证机概要：痰浊阻滞，脾失健运，气机不和。

（2）治法：除湿化痰，理气和中。

（3）代表方：二陈平胃汤加减。本方燥湿健脾，化痰利气，用于脘腹胀满，呕恶纳呆之症。

（4）常用药：制半夏、苍术、藿香燥湿化痰；陈皮、厚朴理气消胀；茯苓、甘草健脾和胃。

若痰湿盛而胀满甚者，可加枳实、紫苏梗、桔梗等，或合用半夏厚朴汤以加强化痰理气；气逆不降，嗳气不止者，加旋覆花、代赭石、枳实、沉香等；痰湿郁久化热而口苦、舌苔黄者，改用黄连温胆汤；兼脾胃虚弱者加用党参、白术、砂仁健脾和中。

3. 湿热阻胃证

脘腹痞闷，或嘈杂不舒，恶心呕吐，口干不欲饮，口苦，纳少，舌红苔黄腻，脉滑数。

（1）证机概要：湿热内蕴，困阻脾胃，气机不利。

（2）治法：清热化湿，和胃消痞。

（3）代表方：泻心汤合连朴饮加减。前方泻热破结，后方清热燥湿，理气化浊，两方合用可增强清热除湿，散结消痞，用于胃脘胀闷嘈杂，口干口苦，舌红苔黄腻之痞满者。

（4）常用药：大黄泻热散痞，和胃开结；黄连、黄芩苦降泻热和阳；厚朴理气祛湿；石菖蒲芳香化湿，醒脾开胃；制半夏和胃燥湿；芦根清热和胃，止呕除烦；栀子、豆豉清热除烦。

若恶心呕吐明显者，加竹茹、生姜、旋覆花以止呕；纳呆不食者，加鸡内金、谷芽、麦芽以开胃导滞；嘈杂不舒者，可合用左金丸；便溏者，去大黄，加扁豆、陈皮以化湿和胃。如寒热错杂，用半夏泻心汤苦辛通降。

4. 肝胃不和证

脘腹痞闷,胸胁胀满,心烦易怒,善太息,呕恶嗳气,或吐苦水,大便不爽,舌质淡红,苔薄白,脉弦。

（1）证机概要：肝气犯胃,胃气郁滞。

（2）治法：疏肝解郁,和胃消痞。

（3）代表方：越鞠丸合枳术丸加减。前者长于疏肝解郁,善解气、血、痰、火、湿、食六郁,后者消补兼施,长于健脾消痞,合用能增强行气消痞功效,适用于治疗胃脘胀满连及胸胁,郁怒心烦之痞满者。

（4）常用药：香附、川芎疏肝散结,行气活血；苍术、神曲燥湿健脾,消食化滞；栀子泻火解郁；枳实行气消痞；白术健脾益胃；荷叶升养胃气。

若气郁明显,胀满较甚者,酌加柴胡、郁金、厚朴等,或用五磨饮子加减以理气导滞消胀；郁而化火,口苦而干者,可加黄连、黄芩泻火解郁；呕恶明显者,加制半夏、生姜和胃止呕；嗳气甚者,加竹茹、沉香和胃降气。

（二）虚痞

1. 脾胃虚弱证

脘腹满闷,时轻时重,喜温喜按,纳呆便溏,神疲乏力,少气懒言；语声低微,舌质淡,苔薄白,脉细弱。

（1）证机概要：脾胃虚弱,健运失职,升降失司。

（2）治法：补气健脾,升清降浊。

（3）代表方：补中益气汤加减。本方健脾益气,升举清阳,用于治疗喜温喜按、少气乏力的胃脘胀满者。

（4）常用药：黄芪、党参、白术、炙甘草益气健脾,鼓舞脾胃清阳之气；升麻、柴胡协同升举清阳；当归养血和营以助脾；陈皮理气消痞。

若胀闷较重者,可加枳壳、木香、厚朴以理气运脾；四肢不温,阳虚明显者,加制附子,干姜温胃助阳,或合理中丸以温胃健脾；纳呆厌食者,加砂仁、神曲等理气开胃；舌苔厚腻,湿浊内蕴者,加制半夏、茯苓,或改用香砂六君子汤加减以健脾祛湿,理气除胀。

2. 胃阴不足证

脘腹痞闷,嘈杂,饥不欲食,恶心嗳气,口燥咽干,大便秘结,舌红少苔,脉细数。

（1）证机概要：胃阴亏虚,胃失濡养,和降失司。

（2）治法：养阴益胃,调中消痞。

（3）代表方：益胃汤加减。本方滋养胃阴,行气除痞,用于口燥咽干、舌红少苔之胃痞不舒者。

（4）常用药：生地、麦冬、沙参、玉竹滋阴养胃；香橼疏肝理脾,消除心腹痞满。若津伤较重者,可加石斛、花粉等以加强生津；腹胀较著者,加枳壳、厚朴花理气消胀；食滞者,加谷芽、麦芽等消食导滞；便秘者,加火麻仁、玄参润肠通便。

五、护理与预防

（1）患者应节制饮食,勿暴饮暴食,同时饮食宜清淡,忌肥甘厚味、辛辣醇酒以及生冷之品。

（2）注意精神调摄,保持乐观开朗,心情舒畅。

（3）慎起居,适寒温,防六淫,注意腹部保暖。

（4）适当参加体育锻炼,增强体质。

第六章　肝胆疾病

第一节　鼓胀

鼓胀系因情志失调、饮食不节等原因致肝、脾、肾三脏受损，气、血、水停积腹内，引起腹胀大如鼓、皮色苍黄、脉络暴露为主要症状的一种病证。古代医籍中称之为单腹胀、蛊胀、蜘蛛蛊等。

鼓胀为临床常见多发的病证，许多肝系疾病如胁痛、黄疸、积聚、肝癌失治，终至形成鼓胀，因此鼓胀是临床重症，古代医家把它列为"风、痨、鼓、膈"四大顽症之一。

鼓胀之名，首见于《内经》，在《灵枢·水胀篇》《素问·腹中论》对鼓胀的症状、治法、方药均作了概括性论述。金元时期对鼓胀的治疗，有主攻、主补之争，主攻派以张从正为代表，他提倡用舟车丸、禹功丸等攻下药治之；主补派以朱震亨为代表，主张养正补虚治之。通过学术争鸣，促使了鼓胀研究的发展。明清时期，《医门法律》确立了鼓胀为气、血、水内停的病理观。《医宗金鉴》提出了攻补兼施的治则。

现代医学所指的肝硬化、腹腔内肿瘤、结核性腹膜炎等形成的腹水，均可参照本节辨治。

一、病因

鼓胀的病因有酒食不节，情志刺激，虫毒感染，黄疸、积聚日久四个方面。

（一）酒食不节

嗜酒过度，或恣食肥甘厚腻，湿热蕴聚中焦，清浊相混，气机壅塞，肝失疏泄，气血郁滞；肝郁克脾，脾虚及肾，开合不利，致气、血、水内停而形成鼓胀。

（二）情志刺激

忧思恼怒致肝气郁结，气滞日久而生瘀血。肝郁克脾，脾运失职，水湿内停，气血水湿蕴结，日久不化形成鼓胀。

（三）虫毒感染

血吸虫流行区域，捕鱼、游泳感染血吸虫，阻塞经隧，脉道不通，内伤肝脾，气滞血瘀，清浊相混，水液停积而成鼓胀。

（四）黄疸、积聚日久

黄疸迁延，湿邪蕴阻，肝脾受损，气滞血瘀；积聚气血瘀滞日久，脉络壅塞，脾肾两伤，水湿内停，从而发为鼓胀。

二、病机

（一）基本病机

鼓胀的病机重点为肝、脾、肾三脏受损，气滞、血瘀、水饮互结腹内。

（二）病位

本病病位主在肝、脾、肾三脏，由肝脾累及于肾。肝主藏血，主疏泄，肝病则气血瘀滞，癥积内生，进而横逆乘脾；脾主运化，脾病则水湿内聚，进而土壅木郁，以致肝脾俱病。病延日久，累及于肾，肾关开合不利，水湿不化，终至气、血、水停积。

（三）病理性质

本病总属本虚标实，初起多实，后期多属本虚标实，或以本虚为主。

（四）病机转化

鼓胀脾肾阳虚，湿浊内生，上蒙清窍，导致神志昏迷；或正气衰败，气阴涸竭，导致亡阴亡阳之脱证；或因阴虚郁热，蒸液生痰，痰热扰心，引动肝风，出现神昏谵语、痉厥等险恶证候。

三、诊断

（一）临床表现

初起脘腹作胀，腹部膨大，食后尤甚，叩之呈鼓音或移动性浊音。继则腹部胀满高于胸部，重者腹壁青筋暴露，脐孔突出。

（二）病史

往往有胁痛、黄疸、积聚等病史。

（三）辅助检查

腹部B超、X线食管钡餐造影、CT检查和腹水检查，肝功能检查等有助于诊断。

四、鉴别诊断

水肿是指体内水液潴留，泛滥肌肤，引起局部或全身浮肿。严重的水肿病人可出现胸水、腹水，因此，需与鼓胀做出鉴别诊断。水肿病证病位多在肌肤，其基本病机为肺、脾、肾三脏失调，水液泛滥于肌肤。其临床表现：初起从眼睑开始，继则延及头面四肢以至全身，亦有从下肢开始水肿，后及全身，皮色不变；后期病势严重，可见腹胀满，不能平卧等症。

鼓胀病位在腹部，其病机为肝、脾、肾功能失调，气、血、水互结于腹内。其临床表现为腹部胀大，甚则腹大如鼓，初起腹部胀大但按之柔软，逐渐坚硬，以至脐心突起，四肢消瘦，皮色苍黄；晚期可出现四肢浮肿，甚则吐血、昏迷等危象。

五、辨证要点

（一）辨新久缓急

鼓胀虽然病程较长，但在缓慢发病当中又有缓急之分。若鼓胀在半月至1个月之间不断进展，为缓中之急，多为阳证、实证；若鼓胀迁延数月，则为缓中之缓，多属阴证、虚证。

（二）辨气、血、水

腹部膨隆，脐突皮光，叩之如鼓，以气滞为主；腹大状如蛙腹，按之如囊裹水，以水饮为主；腹胀大，内有癥积疼痛，外有赤丝血缕，则以血瘀为主。

六、治疗原则

因本病的病理性质为本虚标实，所以攻补兼施是鼓胀的治疗准则。早期以祛邪为主，补虚为辅，根据病邪的不同，分别采用理气祛湿、行气活血、健脾利水、清热利湿等法，必要时可暂用峻剂逐水，后期以补虚为主，祛邪为辅，宜温肾健脾，滋养肝肾。总之补虚不忘实，泄实不忘虚，切忌一味攻伐，导致正气不支，邪恋不去，出现危象。

七、分型论治

（一）气滞湿阻

症状：腹部胀大，按之不坚，胁下胀痛，饮食减少，食后胀甚，得嗳气或矢气后稍舒，小便短少，或下肢浮肿。

舌象：舌淡红，苔薄白腻。

脉象：脉弦。

证候分析：肝郁气滞，脾失健运，湿阻中焦，浊气充塞，故腹胀，饮食减少，食后胀甚；肝失条达，胁络不和，故胁下胀痛；嗳气、矢气后气机暂得舒畅，则胀势略减；气壅湿阻，水道不利，故小便短少，下肢浮肿；苔薄白腻、脉弦为肝郁湿阻之象。

治法：疏肝理气，健脾化湿。

方药：柴胡疏肝散合胃苓汤加减。

气滞偏重者以柴胡疏肝散为主方，湿阻偏重者胃苓汤为主方，气滞湿阻均重者二方合用。

方中柴胡、枳壳、白芍药、香附、川芎疏肝解郁；茯苓、白术、猪苓、泽泻健脾利湿；桂枝辛温通阳，助气化而利水；苍术、厚朴、陈皮化湿理气，散满除胀；甘草调和诸药。

加减：气滞较甚，腹胀难忍者加木香、大腹皮疏调气机；气滞血瘀，胁下刺痛，面色青紫，舌暗，脉弦涩者，加延胡索、莪术、丹参理气活血；气郁化火，口干而苦，苔黄腻，脉弦数者加牡丹皮、栀子。

（二）寒湿困脾

症状：腹大胀满，按之如囊裹水，脘腹痞胀，得热稍舒，身体困重，怯寒懒动，或下肢浮肿，小便短少，大便溏薄。

舌象：舌淡苔白腻。

脉象：脉弦迟。

证候分析：脾阳不振，水湿停聚，故腹大胀满，按之如囊裹水；寒水相搏，中焦气机不利，故脘腹痞胀，得热稍舒；寒湿困脾，肾阳不足，气化失司，故小便短少，下肢浮肿，大便溏薄；怯寒神疲，苔白腻，脉弦迟本为湿胜阳微之象。

治法：温中健脾，化湿利水。

方药：实脾饮加减。

方中附子、干姜振奋脾阳，茯苓、白术健脾利水，厚朴、木香、草果、槟榔理气除湿，木瓜利湿而不伤阴，生姜、大枣、甘草调和药性。

加减：水湿较盛，腹大坚满者，加肉桂、猪苓、泽泻、车前子；大便稀溏者去槟榔、厚朴加薏苡仁、扁豆；脾阳虚衰，懒动乏力者，加黄芪、党参益气健脾。

（三）湿热蕴结

症状：腹大坚满，脘腹绷急，外坚内胀，烦热口渴，渴不饮水，小便赤涩，大便秘结或溏垢，面目肌肤发黄。

舌象：舌边尖红，苔黄腻，或灰黑而润。

脉象：脉弦数。

证候分析：湿热蕴结，水势壅盛，则腹大坚满，脘腹绷急，外坚内胀；湿热上蒸故烦热口渴，渴不欲饮；湿热壅阻，肝胆疏泄不利，胆汁外溢，故面目肌肤发黄；湿热阻滞气机，故小便赤涩，大便秘结或溏垢不爽；舌边尖红，苔黄腻或灰黑而润，脉弦数，本为湿热内阻之象。

治法：清热利湿，攻下逐水。

方药：中满分消丸合茵陈蒿汤、舟车丸。

中满分消丸中炒厚朴、炒枳实下气除胀；砂仁、陈皮、半夏、干姜和胃健脾，理气除胀；黄连、黄芩清热利湿；茯苓、猪苓、泽泻淡渗利湿；人参、白术健脾益气；姜黄活血化瘀，知母滋阴清热；甘草调和药性。诸药合用，热清水去气行，中满得除。茵陈蒿汤中茵陈清热利湿退黄，栀子清利三焦湿热，大黄泄降肠中瘀热。

舟车丸中甘遂、大戟、芫花攻逐水饮；大黄、黑丑荡涤泻下，使水从二便分消；青皮、陈皮、槟榔、木香理气行水，气行则水行；轻粉走而不守，逐水通便，但轻粉燥烈有毒，应严格掌握剂量，内服量为1.0~0.3 g。舟车丸每服3~6 g，视病情与服药后反应掌握用量。

加减：若热迫血溢，病势突变，骤然大量吐血、下血者，病情危急，可用犀角地黄汤加三七、仙鹤草、地榆炭清热凉血，活血止血；若湿热蒙闭心包，出现怒目狂叫，四肢抽搐或颤动，口喷臭气，渐至神志昏迷者，可选用至宝丹、安宫牛黄丸、紫雪丹、醒脑静等。

（四）肝脾血瘀

症状：腹大坚满，青筋暴露，胁腹刺痛，拒按，面色黧黑，面颈胸臂有血痣，口渴不欲饮，大便色黑，唇紫。

舌象：舌质紫红或有紫斑。

脉象：脉细涩或芤。

证候分析：肝脾血瘀，隧道不通，水气内聚，故腹大坚满，脉络怒张，胁腹刺痛；瘀热蕴阻下焦，病邪日深，入肾则面色黧黑，入血则面颈胸臂出现血痣；瘀血水浊互结，故口渴不欲饮；瘀血血不归经，胃肠道出血，则便血色黑；舌紫红、有瘀斑、唇紫、脉弦涩，均为瘀血停滞之征。

治法：活血化瘀，行气利水。

方药：调营饮加减。

方中当归、赤芍药、川芎、大黄、莪术、延胡索活血化瘀；瞿麦、赤茯苓、葶苈子清热利水；槟榔、大腹皮、陈皮、桑白皮理气利水；细辛、肉桂通阳化湿；甘草调和药性。

加减：大便色黑加三七、侧柏叶；癥积甚者加穿山甲、䗪虫；水胀满甚者可加用十枣汤攻逐水饮。

（五）脾肾阳虚

症状：腹大胀满，形如蛙腹，撑胀不甚，朝宽暮急，面色苍黄，脘闷纳呆，畏寒肢冷，小便不利。

舌象：舌质淡胖，有齿痕，苔白厚腻、水滑。

脉象：脉沉弱。

证候分析：脾肾阳虚，水湿内停，故腹大胀满，形如蛙腹，入暮尤甚；水湿中阻，故脘闷纳呆；阳虚气化不利，故小便短少；脾肾阳虚，失却温煦，故畏寒肢冷。舌体淡胖，有齿痕，苔水滑，脉沉弱，实为脾肾阳衰、水湿内停之征。

治法：温补脾肾，化气利水。

方药：附子理中丸合五苓散、济生肾气丸。

附子理中丸方中用附子、干姜温中散寒；党参、白术、甘草益气健脾除湿。五苓散中桂枝温阳化气；白术健脾燥湿；茯苓、猪苓、泽泻淡渗利湿。济生肾气丸方中附子、肉桂温补肾阳；熟地黄、山萸肉、怀牛膝、山药滋肾填精，茯苓、泽泻、车前子、丹皮利水消肿。

加减：肢冷畏寒，腰膝冷痛者，加仙茅、仙灵脾温补脾肾；便溏纳呆者加薏苡仁、扁豆健脾益气。

（六）肝肾阴虚

症状：腹大坚满，甚则青筋暴露，形体消瘦，面色晦滞，唇紫，小便短少、口燥咽干，心烦少寐，齿衄、鼻出血。

舌象：舌红绛少津。

脉象：脉弦细数。

证候分析：肝肾阴虚，气机郁滞，津液不能输布，水湿停聚于内，故腹大胀满，小便短少；血行涩滞，瘀血阻络，则青筋暴露，面色晦滞，唇紫；阴虚内热，则口干咽燥；虚热扰心，则心烦少寐；虚火灼伤血络，则齿衄、鼻出血；舌红绛少津，脉细数皆为肝肾阴虚之征。

治法：滋养肝肾，化瘀利水。

方药：六味地黄丸、猪苓汤、膈下逐瘀汤。

六味地黄丸中熟地黄、山萸肉、山药滋补肝肾，茯苓、牡丹皮、泽泻淡渗利湿。猪苓汤中滑石、猪苓、茯苓、泽泻利湿，阿胶滋阴养血。膈下逐瘀汤中五灵脂、赤芍药、桃仁、红花、牡丹皮活血化瘀；川芎、乌药、延胡索、香附、枳壳理气化瘀，甘草调和药性。

加减：午后潮热者加地骨皮、白薇、银柴胡、鳖甲；阴虚阳浮、耳鸣、面赤、颧红者，宜加龟甲、鳖甲、生牡蛎滋阴潜阳；齿衄、鼻出血者可加鲜茅根、藕节、仙鹤草。

肝肾阴虚证，病情较重，多为鼓胀的晚期，滋阴易助湿，利水又易伤阴，治疗颇为棘手，故掌握好养阴与利水的关系，实为治疗的关键。

八、预防与调护

（1）对胁痛、黄疸、瘕积等病应早期治疗，避免与血吸虫疫水的接触。

（2）饮食宜清淡而富于营养，忌饮酒浆；养成细嚼慢咽的习惯，忌食粗硬食物，以免损络动血；腹水尿少者应忌盐。

（3）注意卧床休息，腹水较多者可取半卧位。

（4）养情怡性，安心静养。注意保暖，防止正虚邪袭。

第二节　胁痛

胁痛是指以一侧或两侧胁肋部疼痛为主要临床表现的一种病证。胁，指侧胸部，为腋以下至第十二肋骨部位的统称。如《医宗金鉴·卷八十九》明确指出："其两侧自腋而下，至肋骨之尽处，统名曰胁。"《医方考·胁痛门》又谓："胁者，肝胆之区也。"因肝胆经脉布于两胁，故"胁"现代又指两侧下胸肋及肋缘部，肝胆胰所居之处。

本病证早在《内经》就有记载，并明确指出胁痛的发生主要是肝胆的病变。如《素问·热论》曰："三日少阳受之，少阳主胆，其脉循胁络于耳，故胸胁痛而耳聋。"《素问·刺热论》谓："肝热病者，小便先黄……胁满痛。"《灵枢·五邪》说："邪在肝，则两胁中痛。"《素问·藏气法时论》中说："肝病者，两胁下痛引少腹，令人善怒。"《素问·缪刺论》言："寒气客于厥阴之脉，厥阴之脉者，络阴器，系于肝，寒气客于脉中，则血泣脉急，故胁肋与少腹相引痛矣。"

其后，历代医家对胁痛病因的认识，在《内经》的基础上，逐步有了发展。如《诸病源候论·腹痛诸候·胸胁痛候》言："胸胁痛者，由胆与肝及肾之支脉虚，为寒所乘故也……此三经之支脉并循行胸胁，邪气乘于胸胁，故伤其经脉。邪气之与正气交击，故令胸胁相引而急痛也。"明确指出胁痛的发病脏腑主要与肝、胆、肾相关。《景岳全书·胁痛》将胁痛病因分为外感与内伤两大类，并提出以内伤为多见，其论述为："胁痛有内伤外感之辨……内伤胁痛者十居八九，外感胁痛则间有之耳。"

《临证指南医案·胁痛》对胁痛之属久病入络者，善用辛香通络、甘缓补虚、辛开祛瘀等法，立方遣药，颇为实用，对后世医家影响较大。

《类证治裁·胁痛》在叶氏的基础上将胁痛分为肝郁、肝瘀、痰饮、食积、肝虚诸类，对胁痛的分类与辨证论治做出了一定的贡献。

现代医学的急慢性肝炎、肝硬化、肝寄生虫病、肝癌、急慢性胆囊炎、胆石症、胆管蛔虫、慢性胰腺炎、胁肋外伤以及肋间神经痛等疾病，出现胁痛的临床表现时，可参考本节进行辨证论治。

一、病因病机

胁痛的病因责之于情志不遂、饮食不节、跌仆外伤、久病体虚等多种因素。这些因素或致肝气郁结，气机失于调达；或致瘀血内停，痹阻胁络；或致湿热内蕴，肝失疏泄；或致肝阴不足，络脉失养等，最终导致胁痛发生。

（一）情志不遂

肝乃将军之官，喜条达，主调畅气机。若因情志所伤，或暴怒伤肝，或抑郁忧思，皆使肝失条达，疏泄不利，气机阻滞，络脉痹阻，发为肝郁胁痛。正如《金匮翼·胁痛统论·肝郁胁痛》云："肝郁胁痛者，悲哀恼怒，郁伤肝气。"若气郁日久，血行不畅，瘀血渐生，阻于胁络，不通则痛，亦致瘀血胁痛。如《临证指南医案·胁痛》云："久病在络，气血皆窒"。

（二）跌仆损伤

气为血之帅，气行则血行。或因跌仆外伤，或因强力负重，致使胁络受损，瘀血停留，阻滞胁络，亦发为胁痛。《金匮翼·胁痛统论·瘀血胁痛》谓："瘀血胁痛者，凡跌仆损伤，瘀血必归胁下故也。"

（三）饮食所伤

饮食不节，过食肥甘厚味，损伤脾胃，湿热内生，郁于肝胆，肝胆失于疏泄，发为胁痛。《景岳全书·胁痛》指出："以饮食劳倦而致胁痛者，此脾胃之所传也。"

（四）外感湿热

湿热外袭，郁结少阳，枢机不利，肝胆经气失于疏泄，可以导致胁痛。《素问·缪刺论》中言："邪客于足少阳之络，令人胁痛。"

（五）劳欲久病

久病耗伤，劳欲过度，使精血亏虚，肝阴不足，血不养肝，脉络失养，拘急而痛。《景岳全书·胁痛》指出："凡房劳过度，肾虚羸弱之人，多有胸胁间隐隐作痛，此肝肾精虚。"

胁痛之病位主要在肝胆，又与脾胃和肾有关。因肝居胁下，经脉布于两胁，胆附于肝，其脉亦循于胁，故胁痛之病，主要责之肝胆。脾胃主受纳腐熟水谷，运化水湿，若因饮食不节，致脾失健运，湿热郁遏肝胆，气机疏泄不畅，亦可发为胁痛。肝肾同源，精血互生，若因肝肾阴虚，精亏血少，肝脉失于濡养，则胁肋隐隐作痛。

胁痛的基本病机为肝气失疏，胁络失和，可归结为"不通则痛"与"不荣则痛"两类。

胁痛之病性有虚实之分，湿热蕴结、气滞血瘀所导致的胁痛多属实证，是为"不通则痛"，临床较为多见；阴血虚少，肝络失养所致的胁痛则为虚证，是为"不荣则痛"。胁痛初病在气，由肝郁气滞、气机不畅而致胁痛；若气滞日久，血行不畅，其病变由气滞转为血瘀，或气滞血瘀并见。气滞日久，易于化火伤阴；因饮食所伤，肝胆湿热所致之胁痛，日久亦可耗伤阴津，皆可致肝阴耗伤，脉络失养，而转为虚证或虚实夹杂证。

二、诊断

（一）症状

以一侧或两侧胁肋部疼痛为主要表现者，可以诊断为胁痛。胁痛的性质可以表现为刺痛、胀痛、灼痛、隐痛、钝痛等不同特点。部分患者可伴见胸闷、腹胀、嗳气、呃逆、急躁易怒、口苦、纳呆、厌食恶心等症，常有饮食不节、情志内伤、感受外湿、跌仆闪挫或劳欲久病等病史。

（二）检查

胁痛以右侧为主者，多与肝胆疾病有关。

（1）检测肝功能指标以及甲、乙、丙、丁、戊等各型肝炎病毒指标，有助于病毒性肝炎的诊断。

（2）B型超声检查及CT、MRI可以作为肝硬化、肝胆结石、急慢性胆囊炎、脂肪肝等疾病的诊断依据。

（3）血生化中的血脂、血浆蛋白等指标亦可作为诊断脂肪肝、肝硬化的辅助诊断指标。

（4）检查血中胎甲球蛋白、碱性磷酸酶等指标可作为初步筛查肝内肿瘤的参考依据。

（5）基因可早期运用测肝病的恶性质信息，当今较先进亦可选择。

三、鉴别诊断

胁痛应与悬饮相鉴别：

悬饮亦可见胁肋疼痛，但其表现为饮留胁下，胸胁胀满，持续不已，伴见咳嗽、咳痰、咳嗽、呼吸时，疼痛加重，且常喜向病侧睡卧，患侧肋间饱满，叩诊呈浊音，或兼见发热，一般不难鉴别。

四、辨证

胁痛辨证应分清气血虚实。胀痛多属气郁，且疼痛游走不定，时轻时重，症状轻重变化与情绪有关；刺痛多属血瘀，且痛处固定不移，疼痛持续不已，局部拒按，入夜尤甚；实证多以气机郁滞、瘀血内阻、湿热内蕴为主，病程短，来势急，症见疼痛较重而拒按，脉实有力。

虚证多为阴血不足，脉络失养，症见疼痛隐隐，绵绵不休，且病程较长，来势较缓，并伴见全身阴血亏虚之证。

（一）肝郁气滞

证候：胁肋胀痛，走窜不定，甚则痛引胸背肩臂，疼痛因情志变化而增减，胸闷腹胀，嗳气频作，得嗳气而胀痛稍舒，纳少口苦，舌苔薄白，脉弦。

分析：肝气失于条达，阻于胁络，故胁肋胀痛；气属无形，时聚时散，聚散无常，故疼痛走窜不定；情志变化与肝气之郁结关系密切，故疼痛随情志变化而有所增减；肝经气机不畅，故胸闷气短；肝气横逆，易犯脾胃，故食少嗳气；脉弦为肝郁之象。

（二）肝胆湿热

证候：胁肋胀痛或灼热疼痛，口苦口黏，胸闷不适，纳呆食少，恶心呕吐，小便黄赤，大便质黏不爽，或兼有发热恶寒，身目发黄，舌红苔黄腻，脉弦滑数。

分析：湿热蕴结于肝胆，肝络失和，胆不疏泄，故胁痛口苦；湿热中阻，升降失常，故胸闷纳呆，恶心呕吐；肝开窍于目，肝火上炎，则目赤；湿热交蒸，胆汁不循常道而外溢，可出现目黄、身黄、小便黄赤；舌苔黄腻，脉弦滑数均是肝胆湿热之征。

（三）瘀血阻络

证候：胁肋刺痛，痛有定处，痛处拒按，入夜尤甚，胁肋下或见有癥块，舌质紫黯，脉象沉涩。

分析：肝郁日久，气滞血瘀，或跌仆损伤，致瘀血停着，痹阻胁络，故胁痛如刺，痛处不移，入夜痛甚；瘀结停滞，积久不散，则渐成癥块；舌质紫黯，脉象沉涩，均属瘀血内停之征。

（四）肝络失养

证候：胁肋隐隐作痛，悠悠不休，遇劳加重，口干咽燥，心中烦躁不安，头晕目眩，舌红或绛，少苔，脉细弦而数。

分析：肝郁日久化热，耗伤肝阴，或久病体虚，精血亏损，不能濡养肝络，故胁络隐痛，悠悠不休，遇劳加重；阴虚易生内热，故口干咽燥，心中烦躁不安；精血亏虚，不能上荣，头晕目眩；舌红或绛，少苔，脉细弦而数，均为阴虚内热之象。

五、治疗

胁痛之治疗当根据"通则不痛"的理论，以疏肝和络止痛为基本治则，结合肝胆的生理特点，灵活运用。实证之胁痛，宜用理气活血、清利湿热之法；虚证之胁痛，宜补中寓通，采用滋阴、养血、柔肝之法。

（一）中药治疗

1. 肝郁气滞

治法：疏肝解郁，理气止痛。

处方：柴胡疏肝散加减。

方中柴胡、枳壳、香附、川楝子疏肝理气，解郁止痛；白芍、甘草养阴柔肝，缓急止痛；川芎活血行气通络。

若胁痛甚，可加青皮、延胡索以增强理气止痛之力；若气郁化火，症见胁肋掣痛，口干口苦，烦躁易怒，溲黄便秘，舌红苔黄者，可去方中辛温之川芎，加山栀、丹皮、黄芩、夏枯草；若肝气横逆犯脾，症见肠鸣，腹泻，腹胀者，可酌加茯苓、白术；若肝郁化火，耗伤阴津，致精血亏耗，肝络失养，症见胁肋隐痛不休，眩晕少寐，舌红少津，脉细者，可去方中川芎，酌配枸杞子、菊花、首乌、丹皮、栀子；若兼见胃失和降，恶心呕吐者，可加半夏、陈皮、生姜、旋覆花等；若气滞兼见血瘀者，可酌加丹皮、赤芍、当归尾、川楝子、延胡索、郁金等。

2. 肝胆湿热

治法：清热利湿。

处方：龙胆泻肝汤加减。

方中龙胆草清泻肝胆湿热；山栀、黄芩清泻肝火；川楝子、枳壳、延胡索疏肝理气止痛；泽泻、车前子清热渗湿。若兼见发热，黄疸者，加茵陈、黄柏以清热利湿退黄；若肠胃积热，便秘，腹胀腹满者，可加大黄、芒硝；若湿热煎熬，结成砂石，阻滞胆管，症见胁肋剧痛连及肩背者，可加金钱草、海金沙、川楝子，或酌情配以硝石矾石散；呕吐蛔虫者，先以乌梅丸安蛔，再予驱蛔。

3. 瘀血阻络

治法：祛瘀通络。

处方：血府逐瘀汤或复元活血汤加减。

方中当归、川芎、桃仁、红花，活血化瘀，消肿止痛；柴胡、枳壳疏肝调气，散瘀止痛；制香附、川楝子、广郁金，善行血中之气，行气活血，使气行血畅；五灵脂、延胡索散瘀活血止痛；三七粉活血散瘀、止痛通络。若因跌打损伤而致胁痛，局部积瘀肿痛者，可酌加穿山甲、酒军、瓜蒌根破瘀散结，通络止痛。

4. 肝络失养

治法：养阴柔肝。

处方：一贯煎加减。

方中生地、枸杞子、黄精、沙参、麦冬可滋补肝肾，养阴柔肝；当归、白芍、炙甘草，滋阴养血，柔肝缓急；川楝子、延胡索疏肝理气止痛。若阴亏过甚，舌红而干，可酌加石斛、玄参、天冬；若心神不宁，而见烦躁不寐者，可酌配酸枣仁、炒栀子、合欢皮；若肝肾阴虚，头目失养，而见头晕目眩者，可加菊花、女贞子、熟地等；若阴虚火旺，可酌配黄柏、知母、地骨皮等。

（二）针灸治疗

1. 基本处方

期门、支沟、阳陵泉、足三里。

肝募期门疏利肝胆气机，行气止痛；支沟、阳陵泉上下相伍，和解少阳，疏肝泄胆，舒筋活络，缓急止痛；配足三里取"见肝之病，当先实脾"之意。

2. 加减运用

（1）肝气郁结证：加太冲以疏肝理气。诸穴针用泻法。

（2）湿热蕴结证：加中脘、阴陵泉、三阴交以清热利湿。诸穴针用平补平泻法。

（3）瘀血阻络证：加合谷、膈俞、血海、三阴交、阿是穴以化瘀止痛。诸穴针用泻法。

（4）肝阴不足证：加肝俞、肾俞、太溪、太冲以滋肾养肝。诸穴针用平补平泻法。

第三节 黄疸

黄疸是以目黄、身黄、小便黄为主症的一种病证，其中目睛黄染尤为本病的重要特征。

《内经》即有关于黄疸病名和主要症状的记载，如《素问·平人气象论》说："溺黄赤，安卧者，黄疸……目黄者曰黄疸。"

汉·张仲景《伤寒杂病论》把黄疸分为黄疸、谷疸、酒疸、女劳疸、黑疸五种，并对各种黄疸的形成机制、症状特点进行了探讨，其创制的茵陈蒿汤成为历代治疗黄疸的重要方剂。《诸病源候论》根据本病发病情况和所出现的不同症状，区分为二十八候。《圣济总录》又分为九疸、三十六黄。两书都记述了黄疸的危重证候"急黄"，并提到了"阴黄"一证。

宋·韩祗和《伤寒微旨论·阴黄证》除论述了黄疸的"阳证"外，并详述了阴黄的辨证施治，指出："伤寒病发黄者，古今皆为阳证治之……无治阴黄法。"

元·罗天益在《卫生宝鉴》中又进一步把阳黄与阴黄的辨证施治加以系统化，对临床具有重要指导意义。程钟龄《医学心悟》创制茵陈术附汤，至今仍为治疗阴黄的代表方剂。《景岳全书·黄疸》篇提出了"胆黄"的病名，认为"胆伤则胆气败，而胆液泄，故为此证"。初步认识到黄疸的发生与胆液外泄有关。

清·沈金鳌《沈氏尊生书·黄疸》篇有"天行疫疠，以致发黄者，俗称之瘟黄，杀人最急"的记载，对黄疸可有传染性及严重的预后转归有所认识。

本节讨论以身目黄染为主要表现的病证。黄疸常与胁痛、癥积、鼓胀等病证并见，应与之互参。本病证与西医所述黄疸意义相同，可涉及西医学中肝细胞性黄疸、阻塞性黄疸和溶血性黄疸。临床常见的急慢性肝炎、肝硬化、胆囊炎、胆结石、钩端螺旋体病、蚕豆黄及某些消化系统肿瘤等疾病，凡出现黄疸者，均可参照本节辨证施治。

一、病因病机

黄疸的病因有外感和内伤两个方面，外感多属湿热疫毒所致，内伤常与饮食、劳倦、病后有关。黄疸的病机关键是湿，由于湿邪困遏脾胃，壅塞肝胆，疏泄失常，胆汁泛溢而发生黄疸。

（一）病因

1. 外感湿热疫毒

夏秋季节，暑湿当令，或因湿热偏盛，由表入里，内蕴中焦，湿郁热蒸，不得泄越，而致发病。若温热夹时邪疫毒伤人，则病势尤为暴急，具有传染性，表现热毒炽盛，内及营血的危重现象，称为急黄。如《诸病源候论·急黄候》指出："脾胃有热，谷气郁蒸，因为热毒所加，故卒然发黄，心满气喘，命在顷刻，故云急黄也。"

2. 内伤饮食、劳倦

（1）过食酒热甘肥或饮食不洁：长期嗜酒无度，或过食肥甘厚腻，或饮食污染不洁，脾胃损伤，运化失职，湿浊内生，郁而化热，湿热熏蒸，胆汁泛溢而发为黄疸。如《金匮要略·黄疸病脉证并治》说："谷气不消，胃中苦浊，浊气下流，小便不通……身体尽黄，名曰谷疸。"《圣济总录·黄疸门》说："大率多因酒食过度，水谷相并，积于脾胃，复为风湿所搏，热气郁蒸，所以发为黄疸。"

（2）饮食饥饱、生冷或劳倦病后伤脾：长期饥饱失常，或恣食生冷，或劳倦太过，或病后脾阳受损，都可导致脾虚寒湿内生，困遏中焦，壅塞肝胆，致使胆液不循常道，外溢肌肤而为黄疸。如《类证治裁·黄疸》篇说："阴黄系脾脏寒湿不运，与胆液浸淫，外渍肌肤，则发而为黄。"

3. 病后续发

胁痛、癥积或其他疾病之后，瘀血阻滞，湿热残留，日久损肝伤脾，湿遏瘀阻，胆汁泛溢肌肤，也可产生黄疸。如《张氏医通·杂门》指出："有瘀血发黄，大便必黑，腹胁有块或胀，脉沉或弦。"

（二）病机

黄疸的病理因素有湿邪、热邪、寒邪、疫毒、气滞、瘀血六种，但其中以湿邪为主，黄疸形成的关键是湿邪为患，如《金匮要略·黄疸病脉证并治》篇指出："黄家所得，从湿得之。"

湿邪既可从外感受，亦可自内而生。如外感湿热疫毒，为湿从外受；饮食劳倦或病后瘀阻湿滞，属湿自内生。由于湿邪壅阻中焦，脾胃失健，肝气郁滞，疏泄不利，致胆汁输泄失常，胆液不循常道，外溢肌肤，下注膀胱，而发为目黄、肤黄、小便黄之病证。

黄疸的病位主要在脾胃肝胆，黄疸的病理表现有湿热和寒湿两端。由于致病因素不同及个体素质的差异，湿邪可从热化或从寒化。由于湿热所伤或过食甘肥酒热，或素体胃热偏盛，则湿从热化，湿热交蒸，发为阳黄。由于湿和热的偏盛不同，阳黄有热重于湿和湿重于热的区别。如湿热蕴积化毒，疫毒炽盛，充斥三焦，深入营血，内陷心肝，可见猝然发黄，神昏谵妄，痉厥出血等危重症，称为急黄。若病因寒湿伤人，或素体脾胃虚寒，或久病脾阳受伤，则湿从寒化。寒湿瘀滞，中阳不振，脾虚失运，胆液为湿邪所阻，表现为阴黄证。如黄疸日久，脾失健运，气血亏虚，湿滞残留，面目肌肤淡黄晦暗久久不能消退，则形成阴黄的脾虚血亏证。

阳黄、急黄、阴黄在一定条件下可以相互转化。如阳黄治疗不当，病情发展，病状急剧加重，热势鸱张，侵犯营血，内蒙心窍，引动肝风，则发为急黄。如阳黄误治失治，迁延日久，脾阳损伤，湿从寒化，则可转为阴黄。如阴黄复感外邪，湿郁化热，又可呈阳黄表现，病情较为复杂。

在黄疸的预后转归方面，一般说来，阳黄病程较短，消退较易；但阳黄湿重于热者，消退较缓，应防其迁延转为阴黄。急黄为阳黄的重症，湿热疫毒炽盛，病情重笃，常可危及生命，若救治得当，亦可转危为安。阴黄病程缠绵，收效较慢；倘若湿浊瘀阻肝胆脉络，黄疸可能数月或经年不退，须耐心调治。总之，黄疸以速退为顺，如《金匮要略·黄疸病脉证并治》指出："黄疸之病，当以十八日为期，治之十日以上瘥，反剧者为难治。"若久病不愈，气血瘀滞，伤及肝脾，则有酿成癥积、鼓胀之可能。

二、诊查要点

（一）诊断依据

（1）目黄、肤黄、小便黄，其中目睛黄染为本病的重要特征。
（2）常伴食欲减退，恶心呕吐，胁痛腹胀等症状。
（3）常有外感湿热疫毒，内伤酒食不节，或有胁痛、癥积等病史。

（二）病证鉴别

1. 黄疸与萎黄

黄疸发病与感受外邪、饮食劳倦或病后有关；其病机为湿滞脾胃，肝胆失疏，胆汁外溢；其主症为身黄、目黄、小便黄。萎黄之病因与饥饱劳倦、食滞虫积或病后失血有关；其病机为脾胃虚弱，气血不足，肌肤失养；其主症为肌肤萎黄不泽，目睛及小便不黄，常伴头昏倦怠，心悸少寐，纳少便溏等症状。

2. 阳黄与阴黄

临证应根据黄疸的色泽，并结合症状、病史予以鉴别。阳黄黄色鲜明，发病急，病程短，常伴身热，口干苦，舌苔黄腻，脉象弦数。急黄为阳黄之重症，病情急骤，疸色如金，兼见神昏、发斑、出血等危象。阴黄黄色晦暗，病程长，病势缓，常伴纳少、乏力、舌淡、脉沉迟或细缓。

（三）相关检查

血清总胆红素能准确地反映黄疸的程度，结合胆红素、非结合胆红素定量对鉴别黄疸类型有重要意义。尿胆红素及尿胆原检查亦有助鉴别。此外，肝功能、肝炎病毒指标、B超、CT、MRI、胃肠钡餐检查、消化道纤维内镜、逆行胰胆管造影、肝穿刺活检等均有利于确定黄疸的原因。

三、辨证要点

黄疸的辨证，应以阴阳为纲，阳黄以湿热疫毒为主，其中有热重于湿、湿重于热、胆腑郁热与疫毒炽盛的不同；阴黄以脾虚寒湿为主，注意有无血虚血瘀表现。临证应根据黄疸的色泽，结合病史、症状，区别阳黄与阴黄。

四、治疗要点

黄疸的治疗大法，主要为化湿邪，利小便。化湿可以退黄，如属湿热，当清热化湿，必要时还应通利腑气，以使湿热下泄；如属寒湿，应予健脾温化。利小便，主要是通过淡渗利湿，达到退黄的目的。正如《金匮要略》所说："诸病黄家，但利其小便。"至于急黄热毒炽盛，邪入心营者，又当以清热解毒、凉营开窍为主；阴黄脾虚湿滞者，治以健脾养血，利湿退黄。

五、证治分类

（一）阳黄

1. 热重于湿证

身目俱黄，黄色鲜明，发热口渴，或见腹部胀闷，口干而苦，恶心呕吐，小便短少黄赤，大便秘结，舌苔黄腻，脉象弦数。

证机概要：湿热熏蒸，困遏脾胃，壅滞肝胆，胆汁泛溢。

治法：清热通腑，利湿退黄。

代表方：茵陈蒿汤加减。本方有清热通腑，利湿退黄的作用，是治疗湿热黄疸的主方。

常用药：茵陈蒿为清热利湿退黄之要药；栀子、大黄、黄柏、连翘、垂盆草、蒲公英，清热泻下；茯苓、滑石、车前草利湿清热，使邪从小便而去。

如胁痛较甚，可加柴胡、郁金、川楝子、延胡索等疏肝理气止痛；如热毒内盛，心烦，可加黄连、龙胆草，以增强清热解毒作用；如恶心呕吐，可加橘皮、竹茹、半夏等和胃止呕。

2. 湿重于热证

身目俱黄，黄色不及前者鲜明，头重身困，胸脘痞满，食欲减退，恶心呕吐，腹胀或大便溏垢，舌苔厚腻微黄，脉象濡数或濡缓。

证机概要：湿遏热伏，困阻中焦，胆汁不循常道。

治法：利湿化浊运脾，佐以清热。

代表方：茵陈五苓散合甘露消毒丹加减。二方比较，前者作用在于利湿退黄，使邪从小便中去；后者作用在于利湿化浊，清热解毒，是湿热并治的方剂。

常用药：藿香、白蔻仁、陈皮芳香化浊，行气悦脾；茵陈蒿、车前子、茯苓、黄芩、连翘利湿清热退黄。

如湿阻气机，胸腹痞胀，呕恶纳差等症较著，可加入苍术、厚朴、半夏，以健脾燥湿，行气和胃。

本证湿重于热，湿为阴邪，黏腻难解，治法当以利湿化浊运脾为主，佐以清热，不可过用苦寒，以免脾阳受损。如治疗失当，迁延日久，则易转为阴黄。如邪郁肌表，寒热头痛，宜先用麻黄连翘赤小豆汤疏表清热，利湿退黄，常用药如麻黄、藿香疏表化湿，连翘、赤小豆、生梓白皮清热利湿解毒，甘草和中。

3. 胆腑郁热证

身目发黄，黄色鲜明，上腹、右胁胀闷疼痛，牵引肩背，身热不退，或寒热往来，口苦咽干，呕吐呃逆，尿黄赤，大便秘，苔黄舌红，脉弦滑数。

证机概要：湿热砂石郁滞，脾胃不和，肝胆失疏。

治法：疏肝泄热，利胆退黄。

代表方：大柴胡汤加减。本方有疏肝利胆，通腑泄热的作用，适用于肝胆失和，胃腑结热之证。

常用药：柴胡、黄芩、半夏和解少阳，和胃降逆；大黄、枳实通腑泄热；郁金、佛手、茵陈、山栀疏肝利胆退黄；白芍、甘草缓急止痛。

若砂石阻滞，可加金钱草、海金沙、玄明粉利胆化石；恶心呕逆明显，加厚朴、竹茹、陈皮和胃降逆。

4. 疫毒炽盛证（急黄）

发病急骤，黄疸迅速加深，其色如金，皮肤瘙痒，高热口渴，胁痛腹满，神昏谵语，烦躁抽搐，或见衄血、便血，或肌肤瘀斑，舌质红绛，苔黄而燥，脉弦滑或数。

证机概要：湿热疫毒炽盛，深入营血，内陷心肝。

治法：清热解毒，凉血开窍。

代表方：《千金》犀角散加味。本方功能清热退黄，凉营解毒，适用于湿热疫毒所致的急黄。

常用药：犀角（用水牛角代）、黄连、栀子、大黄、板蓝根、生地、玄参、丹皮清热凉血解毒；茵陈、土茯苓利湿清热退黄。

如神昏谵语，加服安宫牛黄丸以凉开透窍；如动风抽搐者，加用钩藤、石决明，另服羚羊角粉或紫雪丹，以息风止痉；如衄血、便血、肌肤瘀斑重者，可加黑地榆、侧柏叶、紫草、茜根炭等凉血止血；如腹大有水，小便短少不利，可加马鞭草、木通、白茅根、车前草，并另吞琥珀、车前仁、沉香粉，以通利小便。

（二）阴黄

1. 寒湿阻遏证

身目俱黄，黄色晦暗，或如烟熏，脘腹痞胀，纳呆减少，大便不实，神疲畏寒，口淡不渴，舌淡苔腻，脉濡缓或沉迟。

证机概要：中阳不振，寒湿滞留，肝胆失于疏泄。

治法：温中化湿，健脾和胃。

代表方：茵陈术附汤加减。本方温化寒湿，用于寒湿阻滞之阴黄。

常用药：附子、白术、干姜，温中健脾化湿；茵陈、茯苓、泽泻、猪苓，利湿退黄。

若脘腹胀满，胸闷、呕恶显著，可加苍术、厚朴、半夏、陈皮，以健脾燥湿，行气和胃；若胁腹疼痛作胀，肝脾同病者，当酌加柴胡、香附以疏肝理气；若湿浊不清，气滞血结，胁下癥结疼痛，腹部胀满，肤色苍黄或黧黑，可加服硝石矾石散，以化浊祛瘀软坚。

2. 脾虚湿滞证
面目及肌肤淡黄，甚则晦暗不泽，肢软乏力，心悸气短，大便溏薄，舌质淡苔薄，脉濡细。
证机概要：黄疸日久，脾虚血亏，湿滞残留。
治法：健脾养血，利湿退黄。
代表方：黄芪建中汤加减。本方可温中补虚，调养气血，适用于气血亏虚，脾胃虚寒之证。
常用药：黄芪、桂枝、生姜、白术益气温中；当归、白芍、甘草、大枣补养气血；茵陈、茯苓利湿退黄。如气虚乏力明显者，应重用黄芪，并加党参，以增强补气作用；畏寒，肢冷，舌淡者，宜加附子温阳祛寒；心悸不宁，脉细而弱者，加熟地、何首乌、酸枣仁等补血养心。

（三）黄疸消退后的调治

黄疸消退，有时并不代表病已痊愈。如湿邪不清，肝脾气血未复，可导致病情迁延不愈，或黄疸反复发生，甚至转成癥积、鼓胀。因此，黄疸消退后，仍须根据病情继续调治。

1. 湿热留恋证
脘痞腹胀，胁肋隐痛，饮食减少，口中干苦，小便黄赤，苔腻，脉濡数。
证机概要：湿热留恋，余邪未清。
治法：清热利湿。
代表方：茵陈四苓散加减。
常用药：茵陈、黄芩、黄柏清热化湿；茯苓、泽泻、车前草淡渗分利；苍术、苏梗、陈皮化湿行气宽中。

2. 肝脾不调证
脘腹痞闷，肢倦乏力，胁肋隐痛不适，饮食欠香，大便不调，舌苔薄白，脉来细弦。
证机概要：肝脾不调，疏运失职。
治法：调和肝脾，理气助运。
代表方：柴胡疏肝散或归芍六君子汤加减。前方偏重于疏肝理气，用于肝脾气滞者；后方偏重于调养肝脾，用于肝血不足，脾气亏虚者。
常用药：当归、白芍、柴胡、枳壳、香附、郁金养血疏肝；党参、白术、茯苓、山药益气健脾；陈皮、山楂、麦芽理气助运。

3. 气滞血瘀证
胁下结块，隐痛、刺痛不适，胸胁胀闷，面颈部见有赤丝红纹，舌有紫斑或紫点，脉涩。
证机概要：气滞血瘀，积块留着。
治法：疏肝理气，活血化瘀。
代表方：逍遥散合鳖甲煎丸。
常用药：柴胡、枳壳、香附疏肝理气；当归、赤芍、丹参、桃仁、莪术活血化瘀。并服鳖甲煎丸，以软坚消积。

六、预防调护

（一）预防

黄疸与多种疾病有关，本病要针对不同病因予以预防。
（1）在饮食方面，要讲究卫生，避免不洁食物，注意饮食节制，勿过嗜辛热甘肥食物，应戒酒类饮料。
（2）对有传染性的病人，从发病之日起至少隔离30～45天，并注意餐具消毒，防止传染他人。注射用具及手术器械宜严格消毒，避免血液制品的污染，防止血液途径传染。
（3）注意起居有常，不妄作劳，顺应四时变化，以免正气损伤，体质虚弱，邪气乘袭。
（4）有传染性的黄疸病流行期间，可进行预防服药，可用茵陈蒿90g、生甘草6g，或决明子15g、贯众15g、生甘草10g，或茵陈蒿30g、凤尾草15g，水煎，连服3～7日。

（二）调护

关于本病的调护，应注意一下几个方面：

（1）在发病初期，应卧床休息，急黄患者须绝对卧床。

（2）恢复期和转为慢性久病患者，可适当参加体育活动，如散步、太极拳、静养功之类。

（3）保持心情愉快舒畅，肝气条达，有助于病情康复。

（4）进食富于营养而易消化的饮食，以补脾益肝；禁食辛辣、油腻、酒热之品，防止助湿生热，碍脾运化。

（5）密切观察脉证变化，若出现黄疸加深，或出现斑疹吐衄，神昏痉厥，应考虑热毒耗阴动血，邪犯心肝，属病情恶化之兆；如出现脉象微弱欲绝，或散乱无根，神志恍惚，烦躁不安，为正气欲脱之征象，均须及时救治。

第四节　积聚

积聚是指以腹内结块，或胀或痛为主要临床表现的一种病证。积是有形，固定不移，痛有定处，病属血分，乃为脏病；聚是无形，聚散无常，痛无定处，病在气分，乃为腑病。积与聚关系密切，故并而讨论。

积聚之名首见于《内经》，《灵枢·五变》篇说："人之善病肠中积聚者……如此则胃肠恶，恶则邪气留止，积聚乃伤。"《金匮要略·五脏风寒积聚病脉证并治》篇说明了积与聚的不同，指出："积者，脏病也，终不移；聚者，腑病也，发作有时，辗转痛移。"《景岳全书·积聚》篇认为积聚的治疗"总其要不过四法，曰攻曰消曰散曰补，四者而已"，《医宗必读·积聚》提出积聚应分初、中、末三阶段而治疗的原则。在古代医籍中，积聚亦称为癥瘕，如《诸病源候论·癥瘕病诸候》指出："癥瘕者，皆由寒温不调，饮食不化，与脏器相搏结所生也。其病不动者，直名为癥；如病虽有结瘕而可推移者，名为瘕。瘕者假也，谓虚假可动也。"《杂病广要·积聚》篇更明确指出："癥即积，瘕即聚。"

现代医学的肝脾肿大、腹腔肿瘤及增生性肠结核等疾病，多属"积"之范畴；而胃肠功能紊乱、不完全性肠梗阻等疾病所致的包块多属"聚"之范畴，可参考本节进行辨证论治。

一、病因病机

积聚的发生，多因情志失调，或饮食所伤，或寒邪外袭，以及病后体虚，或黄疸、疟疾等经久不愈，致肝脾受损，脏腑失和，气机阻滞，瘀血内停或痰湿凝滞而成。

（一）情志失调

情志不舒，肝气郁结，气机阻滞，血行不畅，气滞血瘀，日积月累，结积成块发为积聚，《金匮翼·积聚统论》篇说："凡忧思郁怒，久不得解者，多成此疾。"

（二）饮食所伤

酒食不节，饥饱失宜，损伤脾胃，脾失健运，精微不布，湿浊凝聚成痰，痰阻气机，血行不畅，脉络壅塞，痰浊和气血搏结，而成本病。另外，若纳食时遇怒，食气交阻，气机不畅，也可形成聚证。

（三）感受寒湿

寒湿侵袭，伤及中阳，脾不健运，湿痰内聚，阻滞气机，气血瘀滞渐成积块。《灵枢·百病始生》篇说："积之始生，得寒乃生。"亦有风寒侵袭，复因饮食所伤，脾失健运，湿浊不化，凝聚成痰，风、寒、痰、食诸邪与气血搏结，壅塞脉络；或外感寒邪，复因情志内伤，气因寒遏，脉络不畅，阴血凝聚亦可形成积聚。

（四）久病邪恋

黄疸、胁痛病后，湿浊流连，气血蕴结；或久疟不愈，痰血凝结，脉络痹阻；或感染虫毒，致肝脾不和，气血凝滞；或久泻、久痢之后，脾气虚弱，营血运行不畅，均可导致积聚。积聚之病位主要在于肝脾。若肝气不畅，脾运失职，肝脾失调，可致气血凝滞，壅塞不通，形成腹中结块。

积聚之病机主要是气滞所导致的瘀血内结，至于湿热、风寒、痰浊均是促成气滞血瘀的间接因素。

同时，本病的形成、病机演变与正气强弱密切相关，正如《素问·经脉别论》说："勇者气行则已，怯者则著而为病也。"一般初病多实，久则多虚实夹杂，后期则正虚邪实。少数聚证日久不愈，可以由气入血，转化为积证。癥积日久，瘀阻气滞，脾运失健，生化乏源，可导致气虚、血亏，甚则气阴并亏。若正气愈亏，气虚血涩，则瘕积愈加不易消散，甚则逐渐增大。如病势进一步发展，还可以出现一些严重变证，如肝脾统藏失职，或瘀热灼伤血络，可致出血；若湿热蕴结中焦，可出现黄疸；如水湿泛滥，可出现腹满肢肿等症。

二、诊断要点

（一）症状

积证以腹部可扪及或大或小、质地或软或硬的包块，并有胀痛或刺痛。积块出现之前，相应部位常有疼痛，或兼恶心、呕吐、腹胀，以及倦怠乏力，胃纳减退，逐渐消瘦等正气亏虚的症状。而积证的后期，一般虚损症状均较为突出。聚证以腹中气聚、攻窜胀痛、时作时止为临床特征。其发作时，可见病变部位有气聚胀满的现象，但一般扪不到包块，缓解时气聚胀满现象消失。

（二）检查

结合病史，做 B 超、CT、胃肠钡剂 X 线检查及纤维内镜检查等有助于诊断。

三、鉴别诊断

积聚应与痞满相鉴别。痞满是指脘腹部痞塞胀满，为自觉症状，无块状物可触及；积聚则是腹内结块，或痛或胀，不仅有自觉症状，还可以触及结块。

四、辨证

积聚之证，按其病情和病机的不同，分别为积为聚；但就临床所见，每有先因气滞为聚，日久则血瘀成积，由于在病机上不能绝对划分，故前人以积聚并称。为了临证便于掌握，所以下面分别论述。

（一）聚证

1. 肝气郁结

证候：腹中结块，时聚时散，攻窜胀痛，或脘胁胀闷不适，苔白，脉弦。

分析：肝失疏泄，气结作梗，腹气结聚，气机不畅，聚散失常，故结块时聚时散，攻窜胀痛，或脘胁胀闷不适；脉弦为肝气不舒，气机不利之象。

2. 食滞痰阻

证候：腹胀或痛，时有条索状物聚起，按则胀痛更甚，便秘，纳呆，舌苔腻，脉弦滑。

分析：食滞胃肠，脾运失司，湿痰内生，痰食互阻，气机不畅，故见腹胀或痛，便秘，纳呆；痰食阻滞，气聚不散，故腹部聚起条索状物，按之阻滞加重，故胀痛更甚；苔腻，脉弦滑均为食滞痰阻之征。

（二）积证

1. 气滞血阻

证候：腹部积块软而不坚，固着不移，胀痛不适，舌苔薄，脉弦。

分析：气滞血阻，脉络不和，积而成块，故腹部积块固着不移，胀痛不适；病属初起，积犹未久，故积块软而不坚；脉弦为气滞之象。

2. 瘀血内结

证候：腹部积块硬痛不移，隐痛或刺痛，面黯，消瘦，纳减乏力，面颈胸臂或有赤脉如缕，女子月事不下，舌质紫黯或有瘀斑瘀点，脉细涩。

分析：气血凝结，脉络阻塞，血瘀成块，故腹部积块硬痛不移；营卫不和，脾胃失调，故纳减乏力，消瘦；瘀血阻滞，经脉不畅，故面黯，面颈胸臂或有赤脉如缕，女子月事不下；舌暗紫，脉细涩，均为病在血分，瘀血内结之象。

3. 正虚血结

证候：积块坚硬，疼痛逐渐加重，面色萎黄或黧黑，肌肉瘦削，饮食大减，神倦乏力，甚则面肢浮肿，舌质淡紫，舌光无苔，脉细数或弦细。

分析：积块日久，血络瘀结，故积块日益坚硬，疼痛逐渐加重；瘀血久积，中气大伤，运化无权，故饮食大减，肌肉瘦削，神倦乏力；血瘀日久，新血不生，营气大虚，故面色萎黄，甚或黧黑；"血不利则为水"，气血瘀阻，水湿泛滥，则面肢浮肿；舌质淡紫，舌光无苔，脉细数或弦细，均为瘀血积久，气血耗伤，津液枯竭之象。

五、治疗

积证治疗宜分为初、中、末三阶段。初期多为邪实正未衰，治应以攻为主；中期多为邪实正虚，治应消补兼施；后期正虚为甚，应在培补气血扶正基础上，酌加攻瘀之剂。若气滞血阻者，予以理气活血；血瘀为主者，予以活血化瘀散结。

（一）中药治疗

1. 聚证

（1）肝气郁结：①治法：疏肝解郁，行气散结。②处方：逍遥散。方中柴胡、白芍、当归、薄荷养血疏肝；白术、茯苓、甘草调理脾胃。若气滞甚者，可加香附、青皮、木香等疏肝理气之品；若兼瘀象者，加玄胡、莪术等；若寒湿中阻，症见脘腹痞满，食少纳呆，舌苔白腻，脉象弦缓者，可用木香顺气散以温中散寒，行气化湿。

（2）食滞痰阻：①治法：理气化痰，导滞散结。②处方：六磨汤。方中大黄、枳实、槟榔行气导滞通便；沉香、木香、乌药理气化痰，气机通畅，痰聚自散。若痰湿较重，兼有食滞，腹气虽通，苔腻不化者，可用平胃散加山楂、六曲等以健脾消导，燥湿化痰；若因蛔虫结聚，阻于肠道者，可加鹤虱、雷丸、使君子等驱虫药。

2. 积证

（1）气滞血阻：①治法：理气活血，通络消积。②处方：金铃子散合失笑散。方中以金铃子疏肝理气；玄胡活血止痛；并以蒲黄、五灵脂活血祛瘀，使气血流通。若兼烦热口干，舌红，脉弦细者，加丹皮、山栀、赤芍、黄芩等凉血清热；若腹中冷痛，畏寒喜温，舌苔白，脉缓，可加肉桂、吴茱萸、当归等温经祛寒散结。

（2）瘀血内结：①治法：祛瘀软坚，兼调脾胃。②处方：膈下逐瘀汤加减。方中当归、川芎、桃仁、红花、赤芍、五灵脂、丹皮、玄胡活血化瘀；香附、乌药、枳壳行气止痛；甘草益气缓中。并可加川楝子、三棱、莪术等增强祛瘀软坚之力。本方与六君子汤间服，以补益脾胃，为攻补兼施之法。

（3）正虚瘀结：①治法：补益气血，活血化瘀。②处方：八珍汤合化积丸。方中以三棱、莪术、香附、苏木、五灵脂、瓦楞子活血祛瘀，软坚散结；阿魏消痞去积；海浮石化痰软坚散结；槟榔理气泻下（便溏或腹泻者不宜使用）。积块日久，正气大伤，方用八珍汤大补气血。如头晕目眩，舌光无苔，脉象细数，阴伤甚者，可加生地、北沙参、枸杞、石斛等以养其津液。虽正气大伤，但积块坚硬，气血瘀滞，故用化积丸，上述两方可间服，并可根据病情采用补一攻一，或补二攻一治法。

（二）针灸治疗

1. 基本处方

肝俞、脾俞、期门、章门、中脘。

肝俞、脾俞与期门、章门，乃俞募配穴法，以理气化结；脏会章门，腑会中脘，通调腑气，化积消聚。

2. 加减运用

肝气郁结证：加膻中、太冲、阳陵泉以疏肝解郁、行气散结。诸穴针用泻法。

食滞痰阻证：加下脘、丰隆以消食化痰，下脘针用泻法。余穴针用平补平泻法。

气滞血阻证：加太冲、血海、三阴交以理气活血、通络消积。诸穴针用泻法。

瘀血内结证：加合谷、血海、三阴交以祛瘀软坚、兼调脾胃。诸穴针用泻法。

正虚血结证：加胃俞、足三里以补益气血、活血化瘀。诸穴针用平补平泻法，或加灸法。

3. 其他

耳针疗法：取肝、脾、胃，毫针浅刺，每次留针 30 min，每日 1 次；或用王不留籽贴压。穴位注射疗法：取基本处方，用丹参注射液，或维生素 B_1、维生素 B_{12} 注射液，每穴每次注射 0.5～1 mL，每日 1 次，10 次为 1 疗程。

第五节 痉病

痉证是指以项背强直，四肢抽搐，甚至口噤不开、角弓反张为主要临床表现的一种病证。古代亦称为"痉"。

历代医家对痉证有较多论述。《内经》认为痉证的发生与风、寒、湿邪有关，如《素问·至真要大论》曰："诸痉项强，皆属于湿""诸暴强直，皆属于风。"《灵枢·经筋》曰："经筋之病，寒则反折筋急。"

汉·张仲景在继承《内经》理论的基础上，对痉证有了进一步的认识，不仅明确了刚痉、柔痉之别，还提出误治、失治亦可伤亡津液而致痉，这既丰富了对内伤致痉的认识，又为后世医家认识本病奠定了基础。

朱丹溪《医学明理·痉门论》指出："方书皆谓感受风湿而致，多用风药，予细详之，恐仍未备，当作气血内虚，外物干之所致。"认为痉证不仅有外感所致，也有内伤气血所致，切不可一概从风论治而专用"风药"。

《景岳全书·痉证》也说："凡属阴虚血少之辈，不能养营筋脉，以致搐挛僵仆者，皆是此证。如中风之有此者，必以年力衰残，阴之败也；产妇之有此者，必以去血过多，冲任竭也；疮家之有此者，必以血随脓出，营气涸也……凡此之类，总属阴虚之证。"强调阴虚精血亏损可致痉证。

随着清代温病学说的发展，对痉证的认识日趋完善。吴鞠通在《温病条辨·痉有寒热虚实四大纲论》中说："六淫致病，实证也；产后亡血，病久致痉，风家误下，温病误汗，疮家发汗者，虚痉也。风寒、风湿致痉者，寒证也；风温、风热、风暑、燥火致痉者，热痉也。"将痉证概括为虚、实、寒、热四大纲领。

中医学里尚有"瘛疭"一证，瘛，即抽搐。《张氏医通·瘛疭》说："瘛者，筋脉拘急也；疭者，筋脉弛纵也，俗谓之抽。"瘛疭既可为痉证的症状之一，也可单独出现而为病。如《温病条辨·痉病瘛疭总论》所述："痉者，强直之谓，后人所谓角弓反张，古人所谓痉也。瘛者，蠕动引缩之谓，后人所谓抽掣、搐搦，古人所谓瘛也。"

现代医学的各种原因引起的高热惊风，以及某些中枢神经系统病变，如流行性脑脊髓膜炎、流行性乙型脑炎、中毒性脑病、高血压脑病、颅内占位性病变、颅脑外伤等疾病，出现痉证的临床表现时，可参考本节进行辨证论治。

一、病因病机

风、寒、湿、热之邪外袭，壅阻经络，气血不畅；或热盛动风；或肝肾阴虚，肝阳化风；或阴虚血少，虚风内动，俱可发为痉证。

（一）邪壅经络

风寒湿邪外袭，阻遏经络，导致气血运行不利，阴血不能濡养筋脉，筋脉拘急而成痉。

（二）热盛动风

热病邪入营血，引动肝风；或热盛于里，消灼津液，阴血亏乏，筋脉失于濡养，发为痉证。

（三）阴血亏损

素体阴虚血虚，或因亡血，或因汗、下太过，或误治失治，或久病伤阴，致使阴亏血少，无以濡养筋脉，因而成痉。

痉证病在筋脉，与肝的关系极为密切。肝主筋，倘肝血不能濡养筋脉，则筋脉拘急，发为痉证。

证之病性，有虚实两端。虚为脏腑虚损，阴阳、气血、津液亏乏；实为外邪气盛。痉证之发病，不外外感和内伤两个方面。

外感多为风寒湿邪客于经脉所致，病性以实为主；内伤多见热盛津伤或阴虚血少而致痉，病性以虚为多。又邪气往往伤正,而呈正虚邪实,虚实夹杂之证。痉证总属阴虚血少,筋脉失养。正如《医学原理·痉门》所说:"虽有数因不同,其于津亏血少,无以滋荣经脉则一。"

二、诊断要点

(一)症状
突然发病,以颈项强直、四肢不自主抽搐、口噤不开甚至角弓反张为主要证候特征。严重者可伴有神昏谵语等意识障碍。发病前多有外感或内伤病史。

(二)检查
血常规检查、脑脊液检查、脑部CT以及MRI检查、肝肾功能检查等,均有助于痉证的病因、病性和病位的诊断。

三、鉴别诊断

(一)痫证
痫证是一种发作性的神志异常疾病,主要症状是突然倒地,昏不知人,口吐涎沫,四肢抽搐,两目上视,或口中如作猪羊声。发作片刻后可自行苏醒,且醒后如常人。

痉证与痫证均为突然发病,有四肢抽搐、神昏等症状,但痉证的抽搐、筋脉拘急多呈持续性,难以自行恢复,且大多伴有高热或头痛等其他症状;而痫证的神昏、抽搐症状发作片刻后可自行缓解,醒后如常人,既往有类似发病史。

(二)厥证
厥证主要表现为突然昏倒,不省人事,四肢逆冷。虽然二者均可出现神昏症状,但厥证以四肢逆冷为主,无颈项强直、四肢抽搐等表现,两者不难鉴别。

(三)中风
中风以突然昏仆,不省人事,偏身麻木,口眼歪斜,言语謇涩或不经昏仆,仅表现为半身不遂,口眼歪斜为主要症状。而痉证表现为项背强直,四肢抽搐,甚至角弓反张,无半身不遂、口眼歪斜等症状。

(四)颤证
颤证是一种慢性病证,表现为头颈、手足不自主地振摇、抖动,且动作的幅度小,频率快,呈持续性,但无发热、神昏等症状。而痉证的肢体抽搐幅度较大,呈持续性,但可伴有短时间的间歇,部分病人有发热、神昏等症状。结合病史,不难与颤证鉴别。

(五)破伤风
破伤风临床表现为项背强急,四肢抽搐,角弓反张,伴口噤,苦笑面容,与痉证症状相似,但破伤风发病前多有金疮破伤、伤口不洁病史,结合相关检查,可与痉证鉴别。

四、辨证

本病的辨证主要是辨虚实。一般而言,颈项强直,牙关紧闭,角弓反张,四肢抽搐频繁有力且幅度较大者,属实证,多由外感或痰浊、瘀血所致;手足蠕动,或抽搐时作时休,神疲倦怠,属虚证,多由内伤所致气血津液不足。

(一)邪壅经络
证候:头痛,项背强直,四肢抽搐,伴恶寒发热,肢体酸重,甚至口噤不能言。舌苔薄白或白腻,脉浮紧。

分析:风寒湿邪侵于肌表,则恶寒发热;客于经络,气血运行不畅则头痛,项背强直;外邪侵袭,筋脉拘急则肢体酸重,四肢抽搐,口噤不能言。风寒为患则苔薄白,脉浮紧;风湿外袭则舌苔白腻。

(二)肝经热盛
证候:高热头痛,口噤龄齿,手足躁动不安,甚则项背强急,四肢抽搐,角弓反张,舌质红绛,舌苔薄黄或少苔,脉弦细数。

分析：火热之邪内蕴于肝，循经上扰，则高热头痛；热盛伤阴，致阴血不能濡养经筋，则口噤龂齿，手足躁动不安，甚则项背强急，四肢抽搐，角弓反张；舌质红绛，苔薄黄或少苔，脉弦细数，均为肝火旺盛之征。

（三）阳明热盛

证候：壮热汗出，项背强急，手足挛急，甚则角弓反张，腹满便结，面红，口渴喜冷饮，舌质红，苔黄燥，脉弦数。

分析：阳明经热甚，则壮热、大汗、大渴；热甚津伤，筋失濡养，则项背强急，手足挛急，角弓反张，燥屎不下，腹满便结；面红，渴喜冷饮，舌红，苔黄燥，脉数，为热甚之象。

（四）心营热盛

证候：高热烦躁，神昏谵语，躁动不安，项背强急，四肢抽搐，甚则角弓反张，舌质红绛，苔黄少津，脉细数。

分析：热入营血，扰动心神，则高热烦躁，神昏谵语；热盛煎熬阴血，阴血亏虚不能濡润筋脉，故四肢抽搐，项背强急，角弓反张；热盛则舌质红绛，苔黄，脉细数。

（五）痰浊阻滞

证候：头痛昏蒙如裹，神识呆滞，项背强急，四肢抽搐，胸脘满闷，食少纳呆，呕吐痰涎，舌苔白腻，脉滑或弦滑。

分析：痰湿壅盛，阻滞经络，清阳不能上达头面，故见头痛昏蒙如裹，神识呆滞；筋脉失于濡养，则项背强急，四肢抽搐；痰浊阻滞中焦，则胸脘满闷，食少纳呆，呕吐痰涎；舌苔白腻，脉滑，均为痰浊之象。

（六）阴血亏虚

证候：项背强急，四肢麻木，抽搦或筋惕肉动，两目直视，口噤，伴头目昏眩，自汗，神疲气短乏力，或低热，舌质淡或舌红少苔，脉细弱或数。

分析：素体阴虚，筋脉不得滋润濡养，故项背强急，四肢麻木，筋惕肉动；气虚血少，不能濡润眼睛，则两目直视；不能滋养口唇，则口噤；阴血亏虚，不能营养周身，则头目昏眩，神疲气短，脉细弱；低热，舌红苔少，脉细数，此为阴虚之征。

五、治疗原则

"急则治其标，缓则治其本"为痉证治疗总则。治标应舒筋解痉。感受风、寒、湿、热之邪而致痉者，治以祛风散寒，清热祛湿，择而用之。肝经热盛者，治以清肝潜阳，熄风止痉；阳明热盛者，治以清泻胃热，存阴止痉；心营热盛者，治以清心凉血，开窍止痉；瘀血内阻而致痉者，治以活血化瘀，通窍止痉；痰浊阻滞而致痉者，治以祛风豁痰，熄风镇痉。治本以养血滋阴，舒筋止痉为主。津伤血少在痉证的发病中具有重要作用，所以滋养营阴是痉证的重要治疗方法。

六、中药治疗

（一）邪壅经络

治法：祛风散寒，燥湿和营。

处方：羌活胜湿汤加减。

方中羌活、独活、防风、藁本、川芎、蔓荆子祛风胜湿；葛根、白芍、甘草解肌和营，缓急止痉。

若寒邪较甚，项背强急，肢痛拘挛，无汗，病属刚痉，则以葛根汤为主方，葛根、麻黄、桂枝、生姜温经散寒，解肌止痉；芍药、甘草、大枣酸甘缓急，调和营卫；若风邪偏盛，项背强急，发热不恶寒，汗出，头痛者，病属柔痉，则当以瓜蒌桂枝汤为主方加减，用桂枝汤调和营卫，发汗解表散邪通脉；栝楼根清热生津、和络柔筋。

（二）肝经热盛

治法：清肝潜阳，熄风镇痉。

处方：羚角钩藤汤加减。

方中水牛角、钩藤、桑叶、菊花凉肝熄风止痉；川贝母、竹茹清热化痰通络；茯神宁心安神定志；白芍、生地、甘草酸甘化阴，补养肝血，缓急止痉。

若口苦、苔黄，加龙胆草、栀子、黄芩清泻肝热；口干渴甚者，加生石膏、天花粉、麦冬以甘寒清热、生津止渴；痉证反复发作，加全蝎、蜈蚣、僵蚕、蝉衣以熄风止痉。若神昏痉厥者，选用安宫牛黄丸、局方至宝丹或紫雪丹，清心泻热，开窍醒神，熄风镇痉。

（三）阳明热盛

治法：清泻胃热，增液止痉。

处方：白虎汤合增液承气汤加减。

方中生石膏、知母、玄参、生地、麦冬清热养阴生津止渴，濡润筋脉；大黄、芒硝清泻热毒，软坚润燥，荡涤胃腑积热；粳米、甘草和胃养阴。

若热邪伤津而无腑实证者，可用白虎加人参汤，以清热救津；抽搐甚者，加天麻、地龙、全蝎、菊花、钩藤等熄风止痉之品；热甚烦躁者，加淡竹叶、栀子、豆豉、黄芩清心泻火除烦。

（四）心营热盛

治法：清心透营，开窍止痉。

处方：清营汤加减。

方中水牛角、莲子心、淡竹叶、连翘清心泻热，凉血解毒；玄参、生地、麦冬清热滋阴养津。

若高热烦躁明显，加丹皮、栀子、生石膏、知母以清热除烦；四肢抽搐，加全蝎、蜈蚣、僵蚕、蝉衣等凉肝熄风止痉之品；若神昏谵语，躁动不安，四肢挛急抽搐，角弓反张，酌情选用安宫牛黄丸、至宝丹或紫雪丹以清心泻热，醒神开窍，镇痉熄风。

本证为心营热盛致痉，临证时辨其营血热毒深浅轻重，可分别选用化斑汤、清瘟败毒饮、神犀丹化裁；若肢体抽搐无力，面色苍白，四肢厥冷，气短汗出，舌淡，脉细弱，证属亡阳脱证，当予急服独参汤、生脉散以回阳救逆。

（五）痰浊阻滞

治法：豁痰开窍，熄风镇痉。

处方：导痰汤加减。

方中半夏、石菖蒲、陈皮、胆南星、姜汁、竹沥豁痰化浊开窍；枳实、茯苓、白术健脾化湿；全蝎、地龙、蜈蚣熄风镇痉。

若言语不利，加白芥子、远志以祛痰开窍醒神；胸闷甚者，加瓜蒌、黄芩、天竺黄、竹茹、青礞石以清热宽胸，涤痰散结；若昏厥抽搐，可急用竹沥加姜汁冲服安宫牛黄丸以清心醒神止痉。

（六）阴血亏虚

治法：滋阴养血，熄风止痉。

处方：四物汤合大定风珠加减。

方中生熟地、白芍、麦门冬、阿胶、五味子、当归、麻子仁补血滋阴柔肝养血；生龟甲、生鳖甲、生牡蛎熄风止痉；鸡子黄养阴宁心。

若阴虚内热，手足心烦者，加白薇、青蒿、黄连、淡竹叶；抽动不安，心烦失眠者，加栀子、夜交藤、炒枣仁、生龙骨；阴虚多汗，时时欲脱者，加人参、沙参、麦冬、五味子；气虚自汗，卫外不固，加黄芪、浮小麦；久病，阴血不足，气虚血滞，瘀血阻络，加黄芪、丹参、川芎、赤芍、鸡血藤。

七、针灸治疗

（一）基本处方

水沟、大椎、筋缩、合谷、太冲、阳陵泉。

《素问·骨空论》云："督脉为病，脊强反折。"且督脉总督诸阳，故取水沟、大椎、筋缩，息风通络止痉；合谷、太冲合称四关，宁神镇痉；筋会阳陵泉，镇肝熄风。

（二）加减运用

1. 邪壅经络证

风邪甚者，加风池、风门以祛风止痉，诸穴针用泻法；湿邪甚者，加阴陵泉、公孙以健脾化湿，诸穴针用平补平泻法。

2. 肝经热盛证

加肝俞、行间以清肝泻热、平肝潜阳。诸穴针用泻法。

3. 阳明热盛证

加天枢、上巨虚、曲池、内庭以通腑泻热。诸穴针用泻法。

4. 心营热盛证

加曲泽、劳宫以清心除烦、泻热止痉，曲泽点刺出血。余穴针用泻法。

5. 痰浊阻滞证

加丰隆、公孙以健脾化痰。诸穴针用平补平泻法。

6. 阴血亏虚证

加肾俞、肝俞、太溪、三阴交以补益肝肾，针用补法。余穴针用平补平泻法。

7. 神昏

加百会、十宣（选3~5穴）以开窍醒神，十宣点刺出血。诸穴针用泻法。

（三）其他

1. 耳针疗法

取肝、肾、皮质下、神门、脑干，毫针强刺激，留针30~60分钟，每日1次。

2. 电针疗法

取合谷、太冲、阳陵泉等穴，在针刺得气的基础上接电针治疗仪，用连续波、快频率强刺激20~30分钟，每日或隔日1次。

3. 穴位注射疗法

取合谷、太冲、阳陵泉、曲池、三阴交，每次选2~3穴，用地龙注射液，每穴注射0.5~1 mL。

第六节 疟疾

疟疾是因感受疟邪，邪正交争所致，以寒战、壮热、头痛、汗出、休作有时为临床特征，具有传染性的一类病证。我国大部分地区都有流行，其中又以南方发病较多，多发于夏秋季节。

一、病因病机

本病的病因是疟邪，《内经》称为"疟气"，主要是人体被疟蚊叮吮感受而得。疟邪入侵人体后，舍于营卫，伏藏于半表半里，内搏五脏，横连募原。由于疟邪与正气相争，虚实更作，阴阳相移，而发生疟疾的一系列症状。疟邪与卫气相集，人与阴争，阴实阳虚，以致恶寒战栗；出与阳争，阳盛阴虚，内外皆热，以致壮热汗出，头痛，口渴。疟邪与卫气相离，不与营卫相搏，热退身凉，发作停止。当疟邪与卫气再次相搏邪正交争时，则再一次引起疟疾发作。

因疟邪具有盛虚更替的特性，疟气之浅深，其行之迟速，决定着与卫气相搏的周期，从而表现病以时作的特点。疟疾以间日一作最为多见，正如《素问·疟论》说："其间日发者，由于邪气内搏于五脏，横连募原也。其道远，其气深，其行迟，不能与卫气俱行，不得皆出，故间日乃作也。"疟气深而行更迟者，则间二日而发，形成三阴疟，或称三日疟。

根据疟疾阴阳偏盛、寒热程度的不同，把通常情况下所形成的疟疾称为正疟；素体阳盛及疟邪引起的病机变化以阳热偏盛为主，临床表现寒少热多者，则形成温疟；素体阳虚及疟邪引起的病机变化以阳虚寒盛为主，临床表现寒多热少者，则形成寒疟。南方地域，由瘴毒疟邪引起，以致阴阳极度偏盛，寒热偏颇，心神蒙蔽，神昏谵语，则形成瘴疟。若因疟邪传染流行，病及一方，同期内多人发病，则形成疫疟。疟病日久，疟邪留滞，耗伤人体气血，正气不足，每遇劳累，疟邪复与卫气相集而发病者，则形成劳疟。疟病日久，气机郁滞，血脉瘀滞，津凝成痰，结于胁下，则形成疟母。

总而言之，疟疾是由于感受疟邪，邪正相交所致的疾病，疟邪致病，伏于半表半里舍于营卫，集于卫气邪正相交则发病，离于卫气则病休。临床有正疟、温疟、寒疟、瘴疟、劳疟、疫疟、疟母之分。

二、辨证要点

（一）典型症状

周期性发作的寒战、发热、出汗，在间歇期症状消失，与常人无异，是诊断的重要依据。

（二）传染及流行病史

居住或近期到过疟疾流行地区，在夏秋季节发病，或流行地区见相似病例，是重要参考依据，实验室血涂片检查到疟原虫是确诊依据。

（三）相关检查

（1）血涂片查疟原虫：典型疟疾发作时，血液涂片或骨髓片可找到疟原虫。一般采用薄血片与厚血片检查方法，厚血片阳性率高，在发冷期及发作6小时内，血液疟原虫较多。

（2）血常规检查：红细胞和血红蛋白在疟疾多次发作过程中呈进行性降低。

（3）肝功能检查：血清胆红素可略见增高，肝功能可异常。

（4）肝、脾B超检查：肝脏、脾脏可肿大。

（5）尿液和肾功能检查：部分患者可有蛋白尿，尿中红、白细胞和管型；个别有肾功能损害。

三、类证鉴别

其他有寒热往来的疾病感冒、伤寒、风温、下焦湿热、肝胆湿热痨瘵等病证，均可出现寒热往来，但这些疾病发热发作的时间规律、兼见症状、未发时的表现等与疟疾都有不同，血检也无疟原虫阳性发现，均可供鉴别。

四、辨证论治

（一）辨证要点

1. 辨轻重

一般疟疾发作症状较为典型。发作时先寒战后高热，随大汗出而症状暂可缓解，休止之时，可如常人，定时而作，周期明显，多神识清楚，发病虽以南方多见，但全国各地均有，其病较轻。瘴疟则症状多样，虽有寒战发热汗出之症，而表现不典型，未发作时也有症状存在，周期不如一般疟疾明显，发作多不定时，多有神昏谵语，主要在南方地区发病，其病较重。

2. 辨寒热偏盛

《景岳全书·疟疾》指出："治疟当辨寒热，寒胜者即为阴证，热胜者即为阳证。"对于一般的疟疾，典型发作者属于正疟，与正疟相比较，阳热偏盛，寒少热多者，则为温疟。阴寒偏盛，寒多热少者，则为寒疟。在瘴疟之中，热甚寒微，甚至壮热不寒者为热瘴，寒甚热微，甚至但寒不热者为冷瘴。此为疟疾寒热偏盛的区别。

3. 辨正气之虚实

一般疟疾，病初及病程短者，正气未虚，多属实证。疟疾每发，必耗人体气血，病程越长，则气血伤耗日甚。正气亏虚，易于形成劳疟而反复发作。或疟疾虽缓解，而脾胃虚弱、气血不足等证已现。病瘴疟者，瘴毒入脏腑而耗营血，其病程虽不长，正气已伤。

（二）治疗原则

祛邪截疟是疟疾的基本治疗原则。在祛邪截疟的基础上，根据疟疾证候的不同，分别施治。邪在少阳者，宜和解少阳，以达疟邪于外；偏热者，宜清热以解表；偏寒者，宜辛温以散邪；感受瘴气者，治当辟秽解瘴；夹痰夹食者，宜祛痰消滞；病久证虚者，给予调补脾胃或补养气血。证属虚实夹杂，寒热交错者，则应攻补兼施，寒温并用。

（三）分证论治

1. 正疟

（1）证候：寒战壮热，休作有时。先有呵欠乏力，继则寒战鼓颔，寒罢则内外皆热，终则遍身汗出，热退身凉，每日或间一二日发作一次。头痛面赤，口渴引饮。舌质红，苔薄白或黄腻；脉弦。

（2）证候分析：疟邪伏于半表半里，出入于营卫之间，病发之初，疟邪从阴分而入，阻遏阳气，营卫不和，故见呵欠乏力，寒战鼓颔；疟邪出而与阳争，阳盛阴虚，故见壮热，头痛面赤，舌质红，口渴引饮；邪热迫津外出，则遍身汗出；邪气伏藏，疟暂休止，则见热退身凉，每日或间一二日发作一次。舌质红为热象，初病舌苔多薄白，邪伏半表半里为少阳之属，故其脉弦。

（3）治法：祛邪截疟，和解表里。

（4）方药：柴胡截疟饮。方中柴胡、黄芩、人参、甘草、半夏、生姜、大枣即小柴胡汤，和解表里，导邪外出；常山祛邪截疟；槟榔、乌梅理气和胃，并减轻常山致吐的不良反应。若津液损伤，口渴甚者，加葛根、石斛生津止渴；胸脘痞闷，苔白腻者，去滞气碍湿之参、枣二药，加苍术、厚朴、青皮理气化湿；烦渴、苔黄、脉弦数热盛伤津者，去参、姜、枣之辛温药，加石膏、天花粉清热生津。

2. 温疟

（1）证候：热多寒少，汗出不畅。头痛，骨节疼痛，口渴引饮，尿赤便秘。舌质红，苔黄；脉弦数。

（2）证候分析：邪正交争，阳热偏盛于里，则热多寒少；热邪郁闭肌表，腠理不通，故汗出不畅，头痛，骨节疼痛；口渴引饮，尿赤便秘，舌质红，苔黄，弦数均为热盛之故。

（3）治法：清热解表，和解祛邪。

（4）方药：白虎加桂枝汤。方中石膏、知母清泄里热；粳米、甘草益胃护津；桂枝疏风解肌。可加青蒿、柴胡祛邪截疟；若口渴引饮，酌加生地、麦冬、石斛养阴生津止渴。

3. 寒疟

（1）证候：寒多热少。口不渴，胸脘痞闷，神疲体倦。苔白腻；脉弦。

（2）证候分析：邪正交争，阳虚阴寒偏盛，故寒多热少，口不渴；阳气郁遏，气机不畅，寒湿内盛则见胸脘痞闷，神疲体倦；苔白腻，脉弦为寒湿之征。

（3）治法：和解表里，温阳达邪。

（4）方药：柴胡桂枝干姜汤。方中以柴胡、黄芩和解表里，桂枝、干姜、甘草温通阳气，达邪于外，天花粉、牡蛎散结软坚。可加青蒿、常山祛邪截疟。若脘腹痞闷，苔白腻者，为寒湿内盛，宜酌加草果、厚朴、陈皮、苍术等理气化湿，温运脾胃。

4. 热瘴

（1）证候：寒微热甚，或壮热不寒。头痛，肢体烦疼，面红目赤，胸闷呕吐，烦渴饮冷，大便秘结，小便热而短赤，甚至神昏谵语。舌质红绛，苔黄腻或垢黑；脉洪数或弦数。

（2）证候分析：瘴疟之一，由于瘴毒入侵人体，阴阳相移，阳热偏盛，故见寒微热甚，或壮热不寒；热毒熏灼，邪热上扰，则头痛，肢体烦疼，面红目赤；热蕴中焦，胃气上逆，则胸闷呕吐；邪热内盛，津液亏耗，则烦渴饮冷，大便秘结，小便热而短赤；热毒入于心包，蒙蔽心神，则见神昏谵语；舌质红绛，苔黄腻或垢黑。脉洪数或弦数为热毒内盛之象。

（3）治法：除瘴解毒，清热保津。

（4）方药：清瘴汤。该方为治疟之验方，方中青蒿、常山清热截疟除瘴；黄连、黄芩、柴胡、知母清热解毒；竹茹、半夏、茯苓、陈皮、枳实清肝利胆和胃；滑石、甘草、朱砂清热解暑，利湿除烦。若壮热不解者，可加生石膏清热泻火；口渴心烦，津伤明显者，加生地、玄参、沙参、石斛、玉竹等清热养阴生津；肠腑不通者，可予大承气汤；热入心包，见神昏谵妄者，急用安宫牛黄丸、紫雪或至宝丹清心开窍。

5. 冷瘴

（1）证候：寒甚热微，或但寒不热。或呕吐，腹泻，甚则神昏谵语。苔白厚腻；脉弦。

（2）证候分析：瘴疟之一，由于瘴毒入侵人体，阴阳相移，阴寒内盛，故见寒甚热微，或但寒不热；寒湿内阻，升降失司，故呕吐，腹泻；若瘴毒湿浊之邪蒙蔽心窍，则见神昏谵语；苔白厚腻，脉弦为寒湿内阻之征。

（3）治法：解毒除瘴，芳化湿浊。

（4）方药：不换金正气散。方中以苍术，厚朴、陈皮、甘草燥湿运脾；藿香、半夏、佩兰、荷叶芳香化浊，辟秽祛湿，和胃降逆止呕；槟榔、草果理气温脾除湿；石菖蒲豁痰宣窍。宜加青蒿或常山截疟。若见神昏谵语，合用苏合香丸芳香开窍辟秽；如见但寒不热，四肢厥冷，脉弱无力，为阳虚气脱，加人参、附子、干姜益气温阳固脱。

6. 劳疟

（1）证候：疟疾迁延日久不愈，每遇劳累易发，寒热时作。倦怠乏力，短气懒言，面色萎黄，形体消瘦。舌质淡；脉细无力。

（2）证候分析：疟疾日久，疟邪未除，邪正相争，正气耗损，故每遇劳累疟疾易发，寒热时作，迁延日久不愈而成劳疟；久病伤及脾胃，气血亏虚，故见倦怠乏力，短气懒言，面色萎黄，形体消瘦；舌质淡，脉细无力为气血虚之象。

（3）治法：益气养血，扶正祛邪。

（4）方药：何人饮。方中以人参益气扶正，制何首乌当归补益精血，陈皮、生姜理气和中，加青蒿或常山祛邪截疟。若气虚较甚，倦怠乏力自汗者，加黄芪、浮小麦；以阴虚为主的，可用小营煎，该方药用熟地、当归、白芍、枸杞子、山药、炙甘草，以滋阴益精。阴虚潮热者，可酌加青蒿、常山、柴胡、鳖甲、生地等清退虚热。

7. 疟母

（1）证候：久疟不愈，胁下结块，触之有形，按之疼痛，或胁肋胀痛。面色萎黄，神疲乏力，形体消瘦。舌质紫黯，或有瘀斑；脉细涩。

（2）证候分析：疟病迁延日久不愈，反复发作，致正气渐衰，疟邪瘀血痰凝，结成痞块居于胁下，故见胁下结块，触之有形，按之疼痛，或胁肋胀痛，此乃《金匮要略》所称之疟母。久病伤及脾胃，气血亏损，故见面色萎黄，神疲乏力，形体消瘦。舌质紫黯，或有瘀斑，脉细涩，为瘀血、痰浊阻络之征。

（3）治法：软坚散结，祛瘀化痰。

（4）方药：鳖甲煎丸。本方出自《金匮要略》，为治疟母的主方。方中重用鳖甲以软坚散结，配大黄、桃仁、䗪虫、蜣螂等活血化瘀，以人参、阿胶、桂枝、芍药等调和营卫，增强正气，使邪去而不伤正。本方寒热并用，攻补兼施，具有扶正祛邪、软坚散结消积之功，由于药力较峻，且重在驱邪，故久病体弱气血偏虚者，久服有伤正之弊，当与益气养血等补益剂配合使用。

第七章 肾系疾病

第一节 淋病

淋证是由于饮食不节、劳欲久病等致肾与膀胱气化失司，水道不利所引起的以小便频急、淋沥不尽、尿道涩痛、小腹拘急、痛引腰腹为主要临床表现的一类病证。

淋之名称，始见于《内经》。华佗《中藏经》将淋证分为冷、热、气、劳、膏、砂、虚、实八种，为后世淋证的辨证施治奠定了基础。巢元方《诸病源候论》提出了淋证的主要病机为"肾虚膀胱热"，把淋证分为石、劳、气、血、膏、寒、热七种。《肘后方》分为石、膏、气、劳、血五淋。《千金要方》《外台秘要》均以气、石、膏、劳、热为五淋。按照临床实际，因气淋、血淋、石淋、热淋、膏淋、劳淋均为常见之证，故本节以六淋分类。现代医学的泌尿系感染、泌尿系结石、泌尿系肿瘤、乳糜尿等均可参照本节辨证施治。

一、病因

淋证多因饮食不节、外感湿热、情志郁怒、劳欲体虚所致。

（一）饮食不节

多食肥甘厚腻，或嗜酒太过，酿成湿热，下注膀胱，导致膀胱气化不利，形成淋证。

（二）外感湿热

女性下阴不洁，秽浊上逆，内犯膀胱，酿成湿热，而发生淋证。

（三）情志郁怒

忧思恼怒，肝气郁结，气滞膀胱或气郁化火，气火互结，膀胱气化不利而发为淋证。

（四）劳欲体虚

老年脏气亏虚，或久病多欲，肾气虚衰，或淋久不愈，反复发作，耗伤正气，脾肾两虚，膀胱气化无权，从而发生淋证。

二、病机

（一）基本病机

湿热蕴结下焦，膀胱气化不利是淋证初起的病机所在。热结膀胱，小便灼热刺痛则为热淋；湿热久蕴，煎熬尿液，尿中杂质结为砂石，石阻尿道，小便艰涩刺痛发为石淋；膀胱湿热，热盛灼络，迫血外溢，致小便涩痛有血，发为血淋；湿热阻肾，肾失分清泌浊，清浊相混，小便混浊涩痛，发为膏淋。

脾肾两虚，膀胱气化无权是淋证久病的病机关键。脾气不足，气虚下陷，发为气淋；脾虚不能统血，血随尿出，发为血淋。肾阴不足，阴虚火旺，虚火扰络，络伤血溢，则为血淋；肾气虚衰，固涩无权，不能制约脂液，尿液混浊如膏，发为膏淋；脾肾两虚，劳则气耗，遇劳即发，发为劳淋。

（二）病位

淋证的病位主在膀胱和肾，与肝、脾关系密切。

（三）病理性质

本病初起多实，以湿热为主。日久致正虚邪实，湿热耗伤气阴，形成气虚湿热、阴虚湿热。后期致阴阳两虚，以虚证为主。

（四）病机转化

各型淋证之间虚实可互相转化。如实证的热淋、血淋、气淋可转化为虚证的劳淋；反之，虚证的劳淋，也可能转化为实证的热淋、血淋、气淋。其次，某些淋证间可相互转化或同时并见，如热淋可转为血淋，血淋也可诱发热淋；又如在石淋的基础上，可并见热淋、血淋。

热淋、血淋初起，病情较重者可发生湿热弥漫三焦，热入营血，出现高热、神昏、谵语等危重证候。劳淋日久，脾肾衰败，肾亏肝旺，水不涵木，肝风上扰，出现头晕肢倦、恶心呕吐、不思纳食、烦躁不安，甚则昏迷、抽搐等症。

三、诊断

（一）临床表现

小便频急，淋沥涩痛，小腹拘急，腰部酸痛为诊断淋证的主要依据。

（二）辅助检查

如尿常规、尿细菌培养、X线腹部摄片、肾盂造影、B超、膀胱镜等检查可明确诊断。

四、鉴别诊断

（一）癃闭

癃闭小便量少、排尿困难与淋证相似，但癃闭以排尿困难，小便点滴不通或点滴全无为特征，无尿痛，每日排尿总量低于正常。而淋证以小便频数疼痛为特征，每日排尿总量正常。

（二）尿血

血淋和尿血都有小便出血，尿色红赤，甚至尿出纯血等症状。其鉴别要点是有无尿痛，一般以痛者为血淋，不痛者为尿血。

（三）尿浊

尿浊虽然小便混浊，白如泔浆，与膏淋相似，但排尿时无疼痛滞涩感，与淋证不同。

五、辨证要点

（一）辨明淋证的类别

小便频数短涩，滴沥刺痛，欲出未尽，小腹拘急，或痛引腰腹，为诸淋所共有。但各种淋证又有特征证候。石淋以小便排出砂石，或腰腹剧痛为主。膏淋以小便混浊如米泔水，或滑腻如脂膏为主。血淋为尿血而痛。气淋以少腹胀满，小便艰涩，尿有余沥为主。热淋为小便灼热刺痛。劳淋为小便淋沥不已，遇劳即发。

（二）审察证候虚实

一般说来，初起或在急性发作阶段属实，以膀胱湿热、气滞不利为主，病位主在膀胱；久病多虚，病在脾肾，以脾虚、肾虚、气阴两虚为主。同一淋证中亦有虚实之别。如同属气淋，因气滞不利者属实，因气虚下陷者属虚；又如同属血淋，由于湿热下注，热盛伤络者属实，由于阴虚火旺，扰动阴血者属虚。

六、治疗原则

实则清利，虚则补益是治疗淋证的基本原则。实证以膀胱湿热为主者，治宜清热利湿；以热灼血络为主者，治宜凉血止血；以砂石结聚为主者，治宜通淋排石；以气滞不利为主者，治宜利气疏导。虚证以脾虚为主者，治宜健脾益气；以肾虚为主者，治宜补虚益肾。

淋证的治法，古有忌汗、忌补之说，验之临床实际，未必都是如此。淋证往往有恶寒、发热，此非外邪袭表，多因湿热郁蒸，少阳枢机不利所致，治当和解清热为法，无须发汗解表。因淋证多属膀胱有热，阴液常常不足，若发汗，则营阴愈耗，故有淋证忌汗之说。若淋证确由外感诱发，或素患淋证新感外邪，症见恶寒、发热、鼻塞流涕者，仍可运用辛凉解表发汗之剂。因淋证为膀胱有热，阴液不足，即使感受寒邪，亦容易化热，故应避免辛温助热之品。至于淋证忌补之说，是指实热证而言，若属脾肾亏虚者，健脾益气、补肾固涩之法自当应用。

七、分型论治

（一）热淋

症状：小便频急短涩，灼痛黄赤，小腹拘急胀痛，或伴腰痛，或寒热往来，口干口苦，恶心呕吐，大便秘结。

舌象：舌质红，苔黄腻。

脉象：脉濡数。

证候分析：湿热蕴结下焦，膀胱气化不利，则小便频急短涩，灼痛黄赤，小腹拘急；腰为肾之府，湿热伤肾故腰痛；若湿热内蕴，邪正相争，则寒热起伏，口苦，呕恶；热盛伤津，故大便秘结。苔黄腻，脉濡数为湿热内蕴之象。

治法：清热利湿通淋。

方药：八正散加减。方中萹蓄、瞿麦、木通、车前子、滑石通淋利湿；山栀、大黄清热泻火，甘草梢缓急止痛。

加减：大便秘结，腹胀，腑实内阻者，可用生大黄，加枳实通腑泄热；寒热往来者，可加小柴胡汤和解少阳；少腹拘急疼痛者，为湿热阻滞，气机不利，加青皮、乌药疏利下焦气机。

（二）石淋

症状：尿中时夹砂石，小便艰涩，排尿突然中断。或一侧腰腹绞痛难忍，少腹拘急，尿频急，色黄赤，或因痛甚而面色苍白，出冷汗，恶心呕吐，腰腹绞痛停止后，诸症随之消失，仅感腰部酸痛。

舌象：舌红，苔黄腻。

脉象：脉弦或弦数。

证候分析：湿热蕴结煎熬尿液，日久结成砂石，故尿中有砂石排出；若砂石较大，尿道阻塞，气机不通则腰腹绞痛，排尿中断；若痛甚，气机逆乱，阳气不能外达则见面色苍白，冷汗自出；气逆于胃，胃气上逆则见恶心呕吐。

治法：清热利湿，通淋排石。

方药：石韦散加味。方中石韦、冬葵子、滑石、瞿麦、车前子排石通淋。可加金钱草、海金沙、鸡内金加强排石之功效。

加减：腰腹绞痛剧烈者可加白芍药、延胡索、川楝子、甘草理气缓急止痛；尿中带血者，可加小蓟、生地黄、藕节凉血止血；腰部酸痛为主，结石盘踞日久不动者，可加王不留行、川牛膝、虎杖。

砂石久留不去，耗伤气血，见神疲乏力，气短懒言，面色不华，舌淡，脉细弱者，宜用二神散合八珍汤。耗伤肾阴，可见手足心热，舌红少津，脉象细数者，宜六味地黄丸合石韦散；肾阳不足者，宜金匮肾气丸合石韦散。

（三）气淋

症状：小便涩滞，淋沥不宣，少腹满痛者为实证；少腹坠胀，尿有余沥，面色发白者为虚证。

舌象：舌淡红，苔薄黄，为实；舌质淡，苔薄白，为虚。

脉象：脉沉弦者为实；脉虚细无力者为虚。

证候分析：情志郁怒，肝失条达，气机郁结，膀胱气化不利，则见小便涩滞不畅，少腹满痛；肝气郁滞，则脉象沉弦。中气不足，气虚下陷，则少腹坠胀，气虚不能摄纳，则尿有余沥；面色发白，舌淡，脉虚细无力，本属气虚之征。

治法：实证者予以疏肝行气，利尿通淋；虚证者予以健脾补中，益气升阳。

方药：实证者给予沉香散；虚证者给予补中益气汤。沉香散中沉香、陈皮利气；当归、白芍药柔肝；

石韦、滑石、冬葵子、王不留行利尿通淋；甘草调和药性。补中益气汤中黄芪、人参、白术、炙甘草益气健脾；当归养血；陈皮理气；升麻、柴胡升举阳气。

加减：若实证兼胸胁胀满者可加青皮、郁金、乌药以疏调肝气；实证者兼气滞导致血瘀者可加红花、赤芍药、川芎、川牛膝、益母草活血利水；虚证兼肾气不足者可加杜仲、川断、菟丝子；脾虚纳呆食少者加砂仁、谷芽、麦芽。

（四）血淋

症状：小便频急，热涩刺痛，尿色深红，或夹血块，小腹胀满疼痛，或见心烦者为实；小便热涩刺痛减轻，尿色淡红，腰酸腿软，神疲乏力者为虚。

舌象：舌红苔黄为实；舌淡红，苔少为虚。

脉象：脉滑数者为实；脉细数者为虚。

证候分析：湿热下注膀胱，热盛伤络，迫血妄行，以致小便涩痛有血；血块阻塞尿路，故疼痛满急加剧；心火亢盛，则心烦；苔黄，脉数为实热之象。肾阴不足，虚火灼络，络伤血溢，则可见尿色淡红，涩痛不明显；腰酸腿软为肾虚之候。舌淡红，脉细数为虚热之象。

治法：实者，清热通淋，凉血止血；虚者，滋阴清热，补虚止血。

方药：实证者予以小蓟饮子；虚证者予以知柏地黄丸。小蓟饮子方中小蓟、生地黄、栀子清热、凉血、止血；蒲黄、藕节止血利尿；滑石、木通、竹叶清心火而利小便；当归引血归经，生甘草梢达茎中泻火而止痛。知柏地黄丸方中生地黄、山药、山萸肉滋补肝肾；牡丹皮、泽泻、茯苓健脾渗湿泻火；知母、黄柏清泻相火，凉血止血。

加减：实证血淋症状严重者可加黄芩、白茅根，增加清热止血之功；或有血块者加三七、川牛膝化瘀止血；虚证肝肾阴虚明显者，加女贞子、旱莲草凉血止血；若兼有血虚者加白芍药、阿胶养血止血。

（五）膏淋

症状：实证者，小便混浊如米泔水，置之沉淀如絮状，上有浮油如脂，或夹凝块，或混血块、尿道热涩疼痛；虚证者，病久不已，反复发作，淋出如脂，涩痛反见减轻，但形体日渐消瘦，头昏乏力，腰酸腿软。

舌象：实证者，舌红苔黄腻；虚证者，舌淡苔腻。

脉象：实证者，脉虚数；虚证者，脉虚细无力。

证候分析：实证因下焦湿热，膀胱不利，脂液失其常道，故见小便混浊如米泔，上有浮油如脂，尿道涩痛；因脂液外流，脉络失充，故脉象虚数。虚证因湿热蕴结日久，损伤肾气，下元不固，膀胱气化不利，脂液不循常道，故尿出如脂，涩痛不著；形体消瘦，头昏乏力，腰酸腿软，实为肾气虚衰之象。

治法：实证给予清热利湿，分清泄浊；虚证给予补肾固涩，健脾益气。

方药：实证者予以程氏萆薢分清饮；虚证者予以膏淋汤。程氏萆薢分清饮方中萆薢、石菖蒲分清泌浊；黄柏、车前子清热利湿；白术、茯苓健脾除湿；莲子心合石菖蒲交通心肾；丹参活血通脉，诸药合用清浊分，湿热去，络脉通，脂液重归其道。膏淋汤中山药、生地黄、芡实、党参补脾益肾，白芍药、龙骨、牡蛎固摄脂液。

加减：实证小便热痛较甚者加龙胆草、木通；或小便有血凝块者，可加小蓟、藕节、白茅根凉血止血；虚证头昏乏力较甚者，加黄芪、升麻益气升阳；虚证若兼烦热、口干、脉细数者加龟甲、知母滋阴清热。

（六）劳淋

症状：小便淋沥不畅，涩痛不甚，淋漓不已，时作时止，遇劳即发，腰膝酸软，神疲乏力。

舌象：舌质淡，苔薄白。

脉象：脉细弱。

证候分析：诸淋日久，脾肾两虚，湿热留恋，膀胱气化无权，则小便淋漓不畅，涩痛不甚，淋沥不已；劳则气耗，故遇劳即发；神疲乏力，腰膝酸软，舌淡，脉细弱本为脾肾两虚之象。

治法：健脾益气，补肾固涩。

方药：无比山药丸。方中山药、茯苓健脾益气；泽泻利湿；山萸肉、熟地黄、巴戟天、肉苁蓉、菟丝子、杜仲、牛膝、五味子、赤石脂、益肾固涩，以助肾之气化。

加减：若湿热未尽，小便色黄而痛者，去巴戟天、赤石脂、肉苁蓉加木通、车前子清热利尿通淋；若腰酸软较甚者加续断、狗脊壮腰补肾。

八、预防与调护

增强体质，防止情志内伤，消除各种外邪入侵和湿热内生的有关因素，如忍尿、纵欲过度、外阴不洁、饮食肥甘等，是预防淋证发病和病情复发的重要因素。

淋证患者发作期均应注意休息，多饮水。由于各种淋证类型的不同，调摄也有所不同，如石淋患者应加强活动，膏淋患者特别注意饮食禁忌，控制油脂、蛋白类食物，气淋应保持情志舒畅，血淋应禁忌烟酒动火之品，劳淋应节制性生活。

第二节　水肿

水肿是体内水液潴留，泛滥肌肤，表现以头面、眼睑、四肢、腹背，甚至全身浮肿为特征的一类病证。

本病在《内经》中称为"水"，并根据不同症状分为"风水""石水""涌水"。《灵枢·水胀》对其症状作了详细的描述，如"水始起也，目窠上微肿，如新卧起之状，其颈脉动，时咳，阴股间寒，足胫肿，腹乃大，其水已成矣。以手按其腹，随手而起，如裹水之状，此其候也"。

至于其病因病机，《素问·水热穴论》指出："勇而劳甚，则肾汗出，肾汗出逢于风，内不得入于脏腑，外不得越于皮肤，客于玄府，行于皮里，传为胕肿。""故其本在肾，其末在肺。"《素问·至真要大论》又指出："诸湿肿满，皆属于脾。"可见在《内经》时代，对水肿病的发病已认识到与肺、脾、肾有关。

汉代张仲景对水肿的分类较《内经》更为详细，在《金匮要略·水气病脉证并治》以表里上下为纲，分为风水、皮水、正水、石水、黄汗五种类型。该书又根据五脏发病的机制及证候将水肿分为心水、肝水、肺水、脾水、肾水。在治疗上又提出了发汗、利尿两大原则："诸有水者，腰以下肿，当利小便，腰以上肿，当发汗乃愈。"

唐代孙思邈对于水肿的认识续有阐发，在《备急千金要方·水肿》中首次提出了水肿必须忌盐，并指出水肿有五不治。

唐代以后，对水肿的分类、论治继有发展。宋代严用和将水肿分为阴水、阳水两大类。《济生方·水肿门》说："阴水为病，脉来沉迟，色多青白，不烦不渴，小便涩少而清，大腹多泄……阳水为病，脉来沉数，色多黄赤，或烦或渴，小便赤涩，大便多闭。"这一分类法，区分了虚实两类不同性质的水肿，为其后水肿病的临床辨证奠定了基础。对于水肿的治疗，严用和又倡导温脾暖肾之法，在前人汗、利、攻的基础上开创了补法。此后，《仁斋直指方·虚肿方论》创用活血利水法治疗瘀血水肿。

明代李梴《医学入门·水肿》提出疮毒致水肿的病因学说，对水肿的认识日趋成熟。

水肿是多种疾病的一个症状，包括西医学中肾性水肿、心性水肿、肝性水肿、营养不良性水肿、功能性水肿、内分泌失调引起的水肿等。本节论及的水肿主要以肾性水肿为主，包括急慢性肾小球肾炎、肾病综合征、继发性肾小球疾病等。肝性水肿，是以腹水为主证，属于鼓胀范畴。其他水肿的辨治，可以参照本节内容。

一、病因病机

水肿一证，其病因有风邪袭表、疮毒内犯、外感水湿、饮食不节及禀赋不足、久病劳倦，形成本病的机制为肺失通调，脾失转输，肾失开阖，三焦气化不利。

（一）病因

1. 风邪袭表

风为六淫之首，每夹寒夹热，风寒或风热之邪，侵袭肺卫，肺失通调，风水相搏，发为水肿。此即《景岳全书·肿胀》篇所言："凡外感毒风，邪留肌肤，则亦能忽然浮肿。"

2. 疮毒内犯

肌肤患痈疡疮毒，火热内攻，损伤肺脾，致津液气化失常，发为水肿。《济生方·水肿》云："年少血热生疮，变为水，肿满，烦渴，小便少，此为热肿。"正是指这种病因而言。

3. 外感水湿

久居湿地，冒雨涉水，湿衣裹身时间过久，水湿内侵，困遏脾阳，脾胃失其升清降浊之能，水无所制，发为水肿。正如《医宗金鉴·水气病脉证》曰："皮水，外无表证，内有水湿也。"

4. 饮食不节

过食肥甘，嗜食辛辣，久则湿热中阻，损伤脾胃；或因生活饥馑，营养不足，脾气失养，以致脾运不健，脾失转输，水湿壅滞，发为水肿。如《景岳全书·水肿》篇所言："大人小儿素无脾虚泄泻等证，而忽而通身浮肿，或小便不利者，多以饮食失节，或湿热所致。"

5. 禀赋不足、久病劳倦

先天禀赋薄弱，肾气亏虚，膀胱开合不利，气化失常，水泛肌肤，发为水肿。或因劳倦过度，纵欲无节，生育过多，久病产后，损伤脾肾，水湿输布失常，溢于肌肤，发为水肿。

（二）病机

水不自行，赖气以动，水肿一证，是全身气化功能障碍的一种表现。具体而言，水肿发病的基本病理变化为肺失通调，脾失转输，肾失开阖，三焦气化不利。其病位在肺、脾、肾，而关键在肾。病理因素为风邪、水湿、疮毒、瘀血。肺主一身之气，有主治节、通调水道、下输膀胱的作用。

风邪犯肺，肺气失于宣畅，不能通调水道，风水相搏，发为水肿。脾主运化，有布散水精的功能。外感水湿，脾阳被困，或饮食劳倦等损及脾气，造成脾失转输，水湿内停，乃成水肿。肾主水，水液的输化有赖于肾阳的蒸化、开阖作用。久病劳欲，损及肾脏，则肾失蒸化，开阖不利，水液泛滥肌肤，则为水肿。诚如《景岳全书·肿胀》篇指出："凡水肿等证，乃肺、脾、肾三脏相干之病。盖水为至阴，故其本在肾；水化于气，故其标在肺；水惟畏土，故其制在脾。今肺虚则气不化精而化水，脾虚则土不制水而反克，肾虚则水无所主而妄行。"

由于致病因素及体质的差异，水肿的病理性质有阴水、阳水之分，并可相互转换或夹杂。阳水属实，多由外感风邪、疮毒、水湿而成，病位在肺、脾。阴水属虚或虚实夹杂，多由饮食劳倦、禀赋不足、久病体虚所致，病位在脾、肾。阳水迁延不愈，反复发作，正气渐衰，脾肾阳虚，或因失治、误治，损伤脾肾，阳水可转为阴水。反之，阴水复感外邪，或饮食不节，使肿势加剧，呈现阳水的证候，而成本虚标实之证。其次，水肿各证之间亦互有联系。阳水的风水相搏之证，若风去湿留，可转化为水湿浸渍证。

水湿浸渍证由于体质差异，湿有寒化、热化之不同。湿从寒化，寒湿伤及脾阳，则变为脾阳不振之证，甚者脾虚及肾，又可成为肾阳虚衰之证。湿从热化，可转为湿热壅盛之证。湿热伤阴，则可表现为肝肾阴虚之证。此外，肾阳虚衰，阳损及阴，又可导致阴阳两虚之证。最后，水肿各证，日久不退，水邪壅阻经隧，络脉不利，瘀阻水停，则水肿每多迁延不愈。

水肿转归，一般而言，阳水易消，阴水难治。阳水患者如属初发年少，体质尚好，脏气未损，治疗及时，则病可向愈。此外，因生活饥馑、饮食不足所致水肿，在饮食条件改善后，水肿也可望治愈。若先天禀赋不足，或它病久病，或得病之后拖延失治，导致正气大亏，肺、脾、肾三脏功能严重受损，后期还可影响到心、肝，则难向愈。若水邪壅盛或阴水日久，脾肾衰微，水气上犯，则可出现水邪凌心犯肺之重证。若病变后期，肾阳衰败，气化不行，浊毒内闭，是由水肿发展为关格。若肺失通调，脾失健运，肾失开阖，致膀胱气化无权，可见小便点滴或闭塞不通，则是水肿转为癃闭。若阳损及阴，造成肝肾阴虚，肝阳上亢，则可兼见眩晕之证。

二、诊查要点

（一）诊断要点

（1）水肿先从眼睑或下肢开始，继及四肢全身。

（2）轻者仅眼睑或足胫浮肿，重者全身皆肿；甚则腹大胀满，气喘不能平卧；更严重者可见尿闭或尿少，恶心呕吐，口有秽味，鼻衄牙宣，头痛，抽搐，神昏谵语等危象。

（3）可有乳蛾、心悸、疮毒、紫癜以及久病体虚病史。

(二) 病证鉴别

1. 水肿与鼓胀

二病均可见肢体水肿，腹部膨隆。

鼓胀的主证是单腹胀大，面色苍黄，腹壁青筋暴露，四肢多不肿，反见瘦削，后期或可伴见轻度肢体浮肿。而水肿则头面或下肢先肿，继及全身，面色㿠白，腹壁亦无青筋暴露。鼓胀是由于肝、脾、肾功能失调，导致气滞、血瘀、水湿聚于腹中。水肿乃肺、脾、肾三脏气化失调，而导致水液泛滥肌肤。

2. 水肿阳水和阴水

水肿可分为阳水与阴水。

阳水病因多为风邪、疮毒、水湿。发病较急，每成于数日之间，肿多由面目开始，自上而下，继及全身，肿处皮肤绷紧光亮，按之凹陷即起，兼有寒热等表证，属表、属实，一般病程较短，《金匮要略》之风水、皮水多属此类。

阴水病因多为饮食劳倦，先天或后天因素所致的脏腑亏损。发病缓慢，肿多由足踝开始，自下而上，继及全身，肿处皮肤松弛，按之凹陷不易恢复，甚则按之如泥，属里、属虚或虚实夹杂，病程较长，《金匮要略》之正水、石水多属此类。

(三) 相关检查

（1）水肿患者一般可先检查血常规、尿常规、肾功能、肝功能（包括血浆蛋白）、心电图、肝肾B超。

（2）如怀疑心源性水肿可再查心脏超声、胸片，明确心功能级别。

（3）肾性水肿可再查24小时尿蛋白总量、蛋白电泳、血脂、补体C_3、C_4、免疫球蛋白、抗核抗体、双链DNA抗体、SM抗体、T_3、T_4、FT_3、FT_4。

（4）肾穿刺活检有助于明确病理类型，鉴别原发性或继发性肾脏疾病。

三、辨证要点

水肿病证首先须辨阳水、阴水，区分其病理属性。

阳水属实，由风、湿、热、毒诸邪导致水气的潴留；阴水多属本虚标实，因脾肾虚弱，而致气不化水，久则可见瘀阻水停。

其次应辨病变之脏腑，在肺、脾、肾、心之差异。最后，对于虚实夹杂，多脏共病者，应仔细辨清本虚标实之主次。

四、治疗

发汗、利尿、泻下逐水为治疗水肿的三条基本原则，具体应用视阴阳虚实不同而异。阳水以祛邪为主，应予发汗、利水或攻逐，同时配合清热解毒、理气化湿等法；阴水当以扶正为主，健脾温肾，同时配以利水、养阴、活血、祛瘀等法。对于虚实夹杂者，则当兼顾，或先攻后补，或攻补兼施。

(一) 阳水

1. 风水相搏证

证候：眼睑浮肿，继则四肢及全身皆肿，来势迅速，多有恶寒，发热，肢节酸楚，小便不利等症。偏于风热者，伴咽喉红肿疼痛，舌质红，脉浮滑数。偏于风寒者，兼恶寒，咳喘，舌苔薄白，脉浮滑或浮紧。

证机概要：风邪袭表，肺气闭塞，通调失职，风遏水阻。

治法：疏风清热，宣肺行水。

代表方：越婢加术汤加减。本方有宣肺清热、祛风利水之功效，主治风水夹热之水肿证。

常用药：麻黄、杏仁、防风、浮萍疏风宣肺；白术、茯苓、泽泻、车前子淡渗利水；石膏、桑白皮、黄芩清热宣肺。

风寒偏盛，去石膏，加苏叶、桂枝、防风祛风散寒；若风热偏盛，可加连翘、桔梗、板蓝根、鲜芦根，以清热利咽，解毒散结；若咳喘较甚，可加杏仁、前胡，以降气定喘；如见汗出恶风，卫阳已虚，则用防己黄芪汤加减，以益气行水；若表证渐解，身重而水肿不退者，可按水湿浸渍证论治。

2. 湿毒浸淫证

证候：眼睑浮肿，延及全身，皮肤光亮，尿少色赤，身发疮痍，甚则溃烂，恶风发热，舌质红，苔薄黄，脉浮数或滑数。

证机概要：疮毒内归脾肺，三焦气化不利，水湿内停。

治法：宣肺解毒，利湿消肿。

代表方：麻黄连翘赤小豆汤合五味消毒饮加减。前方宣肺利尿，治风水在表之水肿；后方清解热毒，治疮毒内归之水肿。二方合用共起宣肺利水，清热解毒之功，主治痈疡疮毒或乳蛾红肿而诱发的水肿。

常用药：麻黄、杏仁、桑白皮、赤小豆宣肺利水；银花、野菊花、蒲公英、紫花地丁、紫背天葵清热解毒。脓毒甚者，当重用蒲公英、紫花地丁清热解毒；湿盛糜烂者，加苦参、土茯苓；风盛者，加白鲜皮、地肤子；血热而红肿，加丹皮、赤芍；大便不通，加大黄、芒硝；症见尿痛、尿血，乃湿热之邪下注膀胱，伤及血络，可酌加凉血止血之品，如石韦、大蓟、荠菜花等。

3. 水湿浸渍证

证候：全身水肿，下肢明显，按之没指，小便短少，身体困重，胸闷，纳呆，泛恶，苔白腻，脉沉缓，起病缓慢，病程较长。

证机概要：水湿内侵，脾气受困，脾阳不振。

治法：运脾化湿，通阳利水。

代表方：五皮饮合胃苓汤加减。前方理气化湿利水；后方通阳利水，燥湿运脾。两方合用共起运脾化湿，通阳利水之功，主治水湿困遏脾阳，阳气尚未虚损，阳不化湿所致的水肿。

常用药：桑白皮、陈皮、大腹皮、茯苓皮、生姜皮化湿行水；苍术、厚朴、陈皮、草果燥湿健脾；桂枝、白术、茯苓、猪苓、泽泻温阳化气行水。

外感风邪，肿甚而喘者，可加麻黄、杏仁宣肺平喘；面肿，胸满，不得卧，加苏子、葶苈子降气行水；若湿困中焦，脘腹胀满者，可加川椒目、大腹皮、干姜温脾化湿。

4. 湿热壅盛证

证候：遍体浮肿，皮肤绷紧光亮，胸脘痞闷，烦热口渴，小便短赤，或大便干结，舌红，苔黄腻，脉沉数或濡数。

证机概要：湿热内盛，三焦壅滞，气滞水停。

治法：分利湿热。

代表方：疏凿饮子加减。本方功用泻下逐水，疏风发表，主治水湿壅盛，表里俱病的阳水实证。

常用药：羌活、秦艽、防风、大腹皮、茯苓皮、生姜皮疏风解表，发汗消肿，使在表之水从汗而疏解；猪苓、茯苓、泽泻、木通、椒目、赤小豆、黄柏清热利尿消肿；商陆、槟榔、生大黄通便逐水消肿。腹满不减，大便不通者，可合己椒苈黄丸，以助攻泻之力，使水从大便而泄；若肿势严重，兼见喘促不得平卧者，加葶苈子、桑白皮泻肺利水；若湿热久羁，亦可化燥伤阴，症见口燥咽干，可加白茅根、芦根，不宜过用苦温燥湿、攻逐伤阴之品。

（二）阴水

1. 脾阳虚衰证

证候：身肿日久，腰以下为甚，按之凹陷不易恢复，脘腹胀闷，纳减便溏，面色不华，神疲乏力，四肢倦怠，小便短少，舌质淡，苔白腻或白滑，脉沉缓或沉弱。

证机概要：脾阳不振，运化无权，土不制水。

治法：健脾温阳利水。

代表方：实脾饮加减。本方功效健运脾阳，以利水湿，适用于脾阳不足伴有湿困脾胃的水肿。

常用药：干姜、附子、草果、桂枝温阳散寒利水；白术、茯苓、炙甘草、生姜、大枣健脾补气；茯苓、泽泻、车前子、木瓜利水消肿；木香、厚朴、大腹皮理气行水。

气虚甚，症见气短声弱者，可加人参、黄芪以健脾益气；若小便短少，可加桂枝、泽泻，以助膀胱气化而行水。

又有水肿一证，由于长期饮食失调，脾胃虚弱，精微不化，而见遍体浮肿，面色萎黄，晨起头面较甚，动则下肢肿胀，能食而疲倦乏力，大便如常或溏，小便反多，舌苔薄腻，脉软弱，与上述水肿不同。此由脾气虚弱，气失舒展，不能运化水湿所致。治宜益气健脾，行气化湿，不宜分利伤气，可用参苓白术散加减。浮肿甚，大便溏薄，可加黄芪、桂枝益气通阳，或加补骨脂、附子温肾助阳。并适当注意营养，可用黄豆、花生佐餐，作为辅助治疗，多可调治而愈。

2. 肾阳衰微证

证候：水肿反复消长不已，面浮身肿，腰以下甚，按之凹陷不起，尿量减少或反多，腰酸冷痛，四肢厥冷，怯寒神疲，面色发白，甚者心悸胸闷，喘促难卧，腹大胀满，舌质淡胖，苔白，脉沉细或沉迟无力。

证机概要：脾肾阳虚，水寒内聚。

治法：温肾助阳，化气行水。

代表方：济生肾气丸合真武汤加减。济生肾气丸温补肾阳，真武汤温阳利水，二方合用适用于肾阳虚损，水气不化而致的水肿。

常用药：附子、肉桂、巴戟肉、仙灵脾温补肾阳；白术、茯苓、泽泻、车前子通利小便；牛膝引药下行。

3. 瘀水互结证

证候：水肿延久不退，肿势轻重不一，四肢或全身浮肿，以下肢为主，皮肤瘀斑，腰部刺痛，或伴血尿，舌紫黯，苔白，脉沉细涩。

证机概要：水停湿阻，气滞血瘀，三焦气化不利。

治法：活血祛瘀，化气行水。

代表方：桃红四物汤合五苓散加减。前方活血化瘀，后方通阳行水，适用于水肿兼夹瘀血者或水肿久病之患者。

常用药：当归、赤芍、川芎、丹参养血活血；益母草、红花、凌霄花、路路通、桃仁活血通络；桂枝、附子通阳化气；茯苓、泽泻、车前子利水消肿。

全身肿甚，气喘烦闷，小便不利，此为血瘀水盛，肺气上逆，可加葶苈子、川椒目、泽兰以逐瘀泻肺；如见腰膝酸软，神疲乏力，乃为脾肾亏虚之象，可合用济生肾气丸以温补脾肾，利水肿；对气、阳虚者，可配黄芪、附子益气温阳以助化瘀行水之功。

对于久病水肿者，虽无明显瘀阻之象，临床上亦常合用益母草、泽兰、桃仁、红花等药，以加强利尿消肿的效果。

五、预防调护

（1）避免风邪外袭，患者应注意保暖；感冒流行季节，外出戴口罩，避免去公共场所；居室宜通风；平时应避免冒雨涉水，或湿衣久穿不脱，以免湿邪外侵。

（2）注意调摄饮食。肿势重者应予无盐饮食，轻者予低盐饮食（每日食盐量3~4g），若因营养障碍而致水肿者，不必过于忌盐，饮食应富含蛋白质，清淡易消化。

（3）劳逸结合，调畅情志。树立战胜疾病的信心。

（4）水肿患者长服肾上腺糖皮质激素者，皮肤容易生痤疮，应避免抓搔肌肤，以免皮肤感染。

（5）对长期卧床者，皮肤外涂滑石粉，经常保持干燥，并定时翻身，以免褥疮发生，加重水肿的病情。

（6）每日记录水液的出入量。若每日尿量少于500 mL时，要警惕癃闭的发生。此外，患者应坚持治疗，定期随访。

第三节 遗精

遗精是指不因性交而精液自行泄出，甚至频繁遗泄的病证。有梦而遗者，名为梦遗；无梦而遗，甚至清醒时精自滑出者，名为滑精，是遗精的两种轻重不同的证候。此外，中医又有失精、精时自下、漏精、溢精、精漏、梦泄精、梦失精、梦泄、精滑等名称。

一、历史沿革

遗精之病早在《内经》中就有记载。如《灵枢·本神》有"恐惧而不解则伤精，精伤则骨酸痿厥，精时自下"之语，可见当时已认识到，惊恐等情志因素可致精液滑泄。汉代张仲景《金匮要略·血痹虚劳病脉证治》曰："夫失精家，少腹弦急，阴头寒，目眩发落，脉极虚芤迟，为清谷、亡血、失精。脉得诸芤动微紧，男子失精……桂枝龙骨牡蛎汤主之。"文中指出了遗精得之于阴阳失调的证候及治疗方药，较《内经》更为全面。

隋代巢元方《诸病源候论·虚劳病诸候》明确提出遗精是由于肾气亏虚所致。如"虚劳失精候"说："肾气虚损，不能藏精，故精漏失。""虚劳梦泄精候"又说："肾虚，为邪所乘，邪客于阴则梦交接。肾藏精，今肾虚不能制精，因梦感动而泄也。"巢氏治疗多以补肾固精为主，为后世遗精多属肾虚的理论奠定了基础。

唐宋时期治疗遗精的方药已比较丰富。《备急千金要方·卷十九》载有治遗精方14首；《外台秘要·中卷十六》收录治虚劳失精方5首，虚劳梦泄精方10首；《普济本事方·卷三·膀胱疝气小肠精漏》载有遗精方4首，该书正式提出遗精和梦遗的名称，其论述病因较为详细。如说："梦遗有数种，下元虚惫，精不禁者，宜服茴香丸；年壮气盛，久节淫欲，经络壅滞者，宜服清心丸；有情欲动中，经所谓所愿不得，名曰白淫，宜良方茯苓散。正如瓶中煎汤，气盛盈溢者，如瓶中汤沸而溢；欲动心邪者，如瓶之倾侧而出；虚惫不禁者，如瓶中有罅而漏，不可一概用药也。"此实为遗精辨证论治的雏形。

金元时期对遗精病因病机有了更进一步的认识。如朱丹溪对遗精的病因，除承袭前人主虚之说外，进一步认识到也有实证，为湿热遗精提供了理论根据，他在《丹溪心法·遗精》强调："精滑专主湿热，黄柏、知母降火，牡蛎粉、蛤粉燥湿。"对湿热所致遗精提出了具体治疗方法。

明代对遗精的认识，渐臻完善。戴思恭在《证治要诀·遗精》一书中将遗精的病因归纳为："有用心过度，心不摄肾，以致失精者；有因思欲不遂，精色失位，输泻而出者；有欲太过，滑泄不禁者；有年壮气盛，久无色欲，精气满泄者。"并且提出："失精梦泄，亦有经络热而得者，若心虚冷用热剂，则精愈失。"楼英在《医学纲目·卷二十九·梦遗白浊》总结先贤治疗遗精的方法有五："用辰砂、磁石、龙骨之类，镇坠神之浮游，是其一也；其二，思想结成痰饮，迷于心窍而遗者，许学士用猪苓丸之类，导利其痰是也；其三，思想伤阴者，洁古珍珠粉丸，用蛤粉、黄柏降火补阴是也；其四，思想伤阳者，谦甫鹿茸、苁蓉、菟丝子等补阳是也；其五，阴阳俱虚者，丹溪治一形瘦人，便浊梦遗，作心虚治，用珍珠粉丸、定志丸服之，定志丸者，远志、菖蒲、茯苓、人参是也。"张景岳对遗精的证治归纳，更为全面。《景岳全书·遗精》说："遗精之证有九：凡有所注恋而遗者，此精为神动也，其因在心；有欲事不遂而梦者，此精失其位也，其因在肾；有值劳倦即遗者，此筋力不胜，肝脾之气弱也；有因心思索过度辄遗者，此中气有不足，心脾之虚陷也；有因湿热下流，或相火妄动而遗者，此脾肾之火不清也；有无故滑而不禁者，此下元亏虚，肺、肾之不固也；有禀赋不足，而精易滑者，此先天元气之单薄也；有久服冷利等剂，以致元阳失守而滑泄者，此误药之所致也；有壮年气盛，久节房欲而遗者，此满而溢者也。凡此之类，是皆遗精之病。然心主神，肺主气，脾主湿，肝主疏泄，肾主闭藏，则凡此诸病五藏皆有所主，故治此者，亦当各求所因也。"又说："凡心火盛者，当治心降火；相火盛者，当壮水滋阴；气陷者当升举；滑泄者当固涩；湿热相乘者，当分利；虚寒冷利者，当温补下元；元阳不足，精气两虚者，当专培根本。"这些论述和治疗法则至今仍有积极的临床意义。另外，明代王纶在《明医杂著·梦遗滑精》中指出："梦遗滑精，世人多作肾虚治，而为补肾涩精之剂不效，殊不知此证多由脾虚，饮食厚味、痰火湿热之人多有之。"提出了遗精由脾胃湿热所致的新观点。

清代医家在继承明代医家理论基础上有了进一步发挥。提出有梦为心病，无梦为肾病的观点。《医学心悟·遗精》说："梦而遗者，谓之梦遗；不梦而遗者，谓之精滑。大抵有梦者，由于相火之强，不梦者由于心肾之虚。然令人体薄火旺者，十中之一；虚弱者，十中之九。予因此二丸分主之，一曰清心丸，泻火止遗之法也，一曰十补丸，大补气血，俾气旺则能摄精也。"《临证指南医案·遗精》："以有梦为心病，无梦为肾病，湿热为小肠膀胱病。夫精之藏制虽在肾，而精之主宰则在心。"这种以有梦无梦定脏腑之法，虽有一定道理，但从临床来看；不能以此作为判定脏腑部位的唯一标准，否则将形成治疗上的僵化。《张氏医通》在本病的辨证论治上有较大发挥。尤为可贵的是提倡根据年龄、体质等详辨寒热虚实，颇为切合临床实际。如："壮年火盛，多有流溢者，若以虚冷用热剂，则精愈失，滋肾丸加生地、茯神、枣仁、菖蒲；梦遗而为肝热胆寒，以肝火淫于外，魂不内守，故多淫梦失精，或时心悸，肥人多此，宜清肝不必补肾，温胆汤加人参、茯神、枣仁、莲肉；遗精腰痛，六味地黄丸加杜仲、五味、菟丝子、苁蓉；中年以后，还少丹；精气不足，呼吸短气，滑泄不禁，兼心脾气虚，饮食少进者，金锁玉关丸加参芪；脾肾俱虚，败精失道，精滑不固者，九龙丹去当归加萆薢、五味；然不若萃仙丸尤妙。"

综上所述，早在《内经》《伤寒杂病论》中对遗精就有了一定认识，历代医家对其病因病机不断完善和补充，至明清时期，在辨证论治方面更加具体，其治则和方药至今仍有临床意义。

二、范围

病理性遗精可见于西医学的性神经症、前列腺炎、阴茎包皮炎、精囊炎、精阜炎及某些慢性疾病，可以认为遗精只是某些疾病的临床症状，其临床表现与本证的特点相符者，均可参照本篇辨证论治。

三、病因病机

本病病因较多，病机复杂，但其基本病机可概括为2点。一是火热或湿热之邪循经下扰精室，开合失度，以致精液因邪扰而外泄，病变与心肝脾关系最为密切；二是因脾肾本身亏虚，失于封藏固摄之职，以致精关失守，精不能闭藏，因虚而精液滑脱不固，病变主要涉及脾肾。

（一）肾虚不藏

恣情纵欲：青年早婚，房室过度，或少年频犯手淫，导致肾精亏耗。肾阴虚者，多因阴虚火旺，相火偏盛，扰动精室，使封藏失职；肾气虚者，多因肾气不能固摄，精关失约而出现自遗。《医贯·梦遗并滑精》说："肾之阴虚则精不藏，肝之阳强则火不秘，以不秘之火，加临不藏之精，除不梦，梦即泄矣。"《证治要诀·遗精》说："有色欲太过，而滑泄不禁者。"前者是属于阴虚阳亢，后者是属于阴阳两虚，下元虚惫。

禀赋不足：先天不足，禀赋素亏，下元虚惫，精关不固，易于滑泄。如《景岳全书·遗精》说："有素禀不足，而精易滑者。此先天元气单薄也。"

（二）君相火旺

劳心过度：劳神太过，心阴暗耗，心阳独亢，心火不能下交于肾，肾水不能上济于心，心肾不交，水亏火旺，扰动精室而遗。如《证治要诀·遗精》说："有用心过度，心不摄肾，以致失精者。"《折肱漫录·遗精》也说："梦遗之证，其因不同……非必尽因色欲过度，以致滑泄，大半起于心肾不交。凡人用心太过则火亢而上，火亢则水不升，而心肾不交，士子读书过劳，功名心急者每有此病。"

妄想不遂：心有妄想，所欲不遂，心神不宁，君火偏亢，相火妄动，亦能促使精液自遗。正如《金匮翼·梦遗滑精》所说："动于心者，神摇于上，则相遗于下也。"

（三）气不摄精

思虑过度，损伤心脾，或饮食不节，脾虚气陷，失于固摄，精关不固，精液遗泄。正如《景岳全书·遗精》说："有因用心思虑过度辄遗者，此中气不足，心脾之虚陷也。"

（四）湿热痰火下注

饮食不节，醇酒厚味，损伤脾胃，酿湿生热，或蕴痰化火，湿热痰火，流注于下，扰动精室，亦可发生精液自遗。正如《杂病源流犀烛·遗泄源流》："有因饮酒厚味太过，痰火为祟者……有因脾胃湿热，气不化清，而分注膀胱者，亦混浊稠厚，阴火一动，精随而出。"

综上所述，遗精的发病机制，主要责之于心、肝、脾、肾四脏，且多由于房室不节、先天不足、用心过度、思欲不遂、饮食不节等原因引起。

四、诊断与鉴别诊断

（一）诊断

每星期2次以上，或一日数次，在睡梦中发生遗泄，或在清醒时精白滑出，并有头昏、耳鸣、精神萎靡、腰酸腿软等症状，即可诊断为遗精。

（二）鉴别诊断

1. 生理性溢精

一般未婚成年男子或婚后长期分居者，平均每月遗精1~2次或虽偶有次数稍增多，但不伴有其他症状者，均为生理性溢精。正如《景岳全书·遗精》说："有壮年气盛，久节房欲而遗者，此满而溢者也。"又说："若满而溢者，则去者自去，生者自生，势出自然，无足为意也。"此时无须进行治疗，应多了解性知识，消除不必要的紧张恐惧心理。病理性遗精则为每星期两次以上，甚则每晚遗精数次。

2. 早泄

早泄是男子在性交时阴茎刚插入阴道或尚未进入阴道即泄精，以致不能完成正常性交过程。其诊断要点在于性交时过早射精。而遗精则是在非人为情况下频繁出现精液遗泄，当进行性交时，却可能是完全正常的。其诊断要点在于非人为情况下精液遗泄，但以睡眠梦中多见。有时临床上两者可同时并存。

3. 小便尿精

小便尿精是精液随尿排出，或排尿结束后又流出精液，尿色正常而不混浊，古人将本症归于"便浊""白浊""白淫""淋浊"等疾病门中。其诊断要点是精液和尿同时排出或尿后流出精液。多因酒色无度、阴虚阳亢、湿热扰动精室、脾肾气虚等引起。

4. 尿道球腺分泌物

当性兴奋时尿道外口排出少量黏稠无色的分泌物。其镜下虽偶见有精子，但并非精液，故要与遗精相鉴别。

5. 前列腺溢液

某些中青年，因纵欲、酗酒、禁欲、手淫等，致使前列腺充血，腺泡分泌增加，腺管松弛扩张，在搬重物、惊吓、大便用力时，腹压增加，会阴肌肉松弛，会有数量不等的白色分泌物流出，称为前列腺溢液，亦称前列腺漏。

五、辨证

（一）辨证要点

1. 审察病位

一般认为用心过度，或杂念妄想，君相火旺，引起遗精的多为心病；精关不固，无梦遗泄的多为肾病。故前人有"有梦为心病，无梦为肾病"之说。但还须结合发病的新久，以及脉证的表现等，才能正确地辨别病位。

2. 分清虚实

初起以实证为多，日久则以虚证为多。实证以君相火旺及湿热痰火下注，扰动精室者为主；虚证则属肾虚不固，脾虚气不摄精，封藏失职。若虚而有热象者，多为阴虚火旺。

3. 辨别阴阳

遗精属于肾虚不藏者，又当辨别偏于阴虚，还是偏于阳虚。偏于阴虚者，多见头昏目眩，腰酸耳鸣，舌质红，脉细数；偏于阳虚者，多见面白少华，畏寒肢冷，舌质淡，脉沉细。

4. 洞察转归

遗精的发生发展与体质、病程、治疗恰当与否有密切关系。病变初期及青壮年患者多为火盛或湿热所致，此时若及时清泻则可邪退病愈；遗精日久必耗伤肾阴，甚则阴损及阳，阴阳俱虚，此时可导致阳痿、早泄、男子不育等。故对遗精日久不愈、有明显虚象或年老体衰者，治疗又当以补血为主。若治疗后遗精次数减少，体质渐强，全身症状减轻，则为病势好转，病将痊愈之象。

（二）证候

1. 心肾不交

症状：每多梦中遗精，次日头昏且晕，心悸，精神不振，体倦无力，小便短黄而有热感。舌质红，脉细数。

病机分析：君火亢盛、心阴暗耗，心火不能下交于肾、肾水不能上济于心，水亏火旺，扰动精室，致精液走泄；心火偏亢，火热耗伤心营，营虚不能养心则心惊；外不能充养肌体，则体倦无力，精神不振；上不能奉养于脑，则头昏且晕；小便短黄而有热感，乃属心火下移小肠，热入膀胱之征；舌质红，脉细数，均为心营被耗，阴血不足之象。

2. 肾阴亏虚

症状：遗精，头昏目眩，耳鸣腰酸，神疲乏力，形体瘦弱。舌红少津，脉弦细带数。

病机分析：恣情纵欲，耗伤肾阴，肾阴虚则相火妄动，干扰精室，致使封藏失职，精液泄出；肾虚于下，真阴暗耗，则精气营血俱不足，不能上承，故见头昏、目眩；不能充养肌肉，则形体瘦弱，神疲乏力；腰为肾之府，肾虚则腰酸；肾开窍于耳，肾亏则耳鸣；舌红少苔，脉弦细带数，均为阴虚内热之象。

3. 肾气不固

症状：滑精频作，面白少华，精神萎靡，畏寒肢冷。舌质淡，苔白，脉沉细而弱。

病机分析：病久不愈，阴精内涸，阴伤及阳，以致下元虚惫，气失所摄，肾关因而不固，故滑精频作；其真阴亏耗，元阳虚衰，五脏之精华不能上荣于面，则面白少华，精神萎靡，畏寒肢冷；舌淡、苔白，脉沉细而弱，均为元阳已虚，气血不足之征。

4. 脾虚不摄

症状：遗精频作，劳则加重，甚则滑精，精液清稀，伴食少便溏，少气懒言，面色少华，身倦乏力。舌淡，苔薄白，脉虚无力。

病机分析：脾气亏虚，精失固摄，而见遗精频作；劳则更伤中气，气虚不摄，精关不固，则见滑精；频繁遗滑，故精液清稀；脾气亏虚，不能化成气血，心脉失养故心悸，气短，面色无华；脾虚气陷，无力升举故食少便溏，少气懒言；舌淡苔薄白，脉虚无力，均为脾气亏虚之象。

5. 肝火偏盛

症状：多为梦中遗泄，阳物易举，烦躁易怒，胸胁不舒，面红目赤，口苦咽干，小便短赤。舌红，苔黄，脉弦数。

病机分析：肝胆经绕阴器，肾脉上贯肝，两脏经络相连，如情志不遂，肝失条达，气郁化火，扰动精舍，则引起遗精；肝火亢盛，则阳物易举，烦躁易怒，胸胁不舒；肝火上逆则面红目赤，口苦咽干；小便短赤，舌红苔黄，脉来弦数，均为肝火偏盛之征。

6. 湿热下注

症状：遗精频作，或尿时有精液外流，口苦或渴，小便热赤。苔黄腻，脉濡数。

病机分析：湿热下注，扰动精室，则遗精频作，甚则尿时流精；湿热上蒸，则口苦而渴；湿热下注膀胱，则小便热赤；苔黄腻，脉濡数，均为内有湿热之象。

7. 痰火内蕴

症状：遗精频作，胸闷脘胀，口苦痰多，小便热赤不爽，少腹及阴部作胀。苔黄腻，脉滑数。

病机分析：痰火扰动精舍，故见遗精频作；痰火郁结中焦，故见胸闷脘胀，口苦痰多；痰火互结下焦，故见小便热赤不爽，少腹及阴部作胀；苔黄腻，脉滑数，均为痰火内蕴之征。

六、治疗

（一）治疗原则

遗精的基本病机包括两个方面，一是火邪或湿热之邪，扰及精室；二是正气亏虚，精关不固。治疗遗精切忌只用固肾涩精一法，而应该分清虚实，实证以清泄为主；虚证方可补肾固精。同时还应区分阴虚阳虚的不同情况，而分别采用滋养肾阴及温补肾阳的治法。至于虚而有热者，又当予以养阴清火，审证施治。

（二）治法方药

1. 心肾不交

治法：清心滋肾，交通心肾。

方药：三才封髓丹加黄连、灯芯草之类。方中天门冬补肺，地黄滋肾，金水相生也；黄柏泻相火，黄连、灯芯草清心泻火，俾水升火降，心肾交泰，则遗泄自止。若所欲不遂，心神不安，君火偏亢，相火妄动，干扰精室，而精液泄出者，宜养心安神，以安神定志丸治之。

2. 肾阴亏虚

治法：壮水制火，佐以固涩。

方药：知柏地黄丸合水陆二仙丹化裁。方中知母、黄柏泻火，丹皮清热，地黄、山药、山茱萸、芡实、金樱子填精止遗。若遗精频作，日久不愈者，用金锁固精丸以固肾摄精。

3. 肾气不固

治法：补肾固精。

方药：偏于阴虚者，用六味地黄丸，以滋养肾阴；偏于阳虚者，用《济生》秘精丸和斑龙丸主之。前方偏于温涩，后者温补之力尤胜。

4. 脾虚不摄

治法：益气健脾，摄精止遗。

方药：妙香散合水陆二仙丹或补中益气汤加减。方中人参、黄芪益气健脾生精；山药、茯苓健脾补中，兼以安神，远志、辰砂清心调神；木香调气；桔梗升清；芡实、金樱子摄精止遗。若以中气下陷为主可用补中益气汤加减。

5. 肝火偏盛

治法：清肝泻火。

方药：龙胆泻肝汤加减。方中龙胆草直折肝火，栀子、黄芩清肝，柴胡疏肝，当归、生地滋养肝血，泽泻、车前子、木通导湿热下行，肝火平则精宫自宁。久病肝肾阴虚者，可去木通、泽泻、车前子、柴胡等，酌加何首乌、女贞子、白芍等滋养肝肾之品。

6. 湿热下注

治法：清热化湿。

方药：猪肚丸。猪肚益胃，白术健脾，苦参、牡蛎清热固涩，尚可酌加车前子、泽泻、猪苓、黄柏、萆薢等，以增强清热化湿之力。

7. 痰火内蕴

治法：化痰清火。

方药：猪苓丸加味。方中半夏化痰，猪苓利湿。还可加黄柏、黄连、蛤粉等泻火豁痰之品。如患者尿时不爽，少腹及阴部作胀，为病久夹有瘀热之征，可加败酱草、赤芍以化瘀清热。

七、转归及预后

遗精初起，尤其是青壮年、体质强壮者，多为实证，此时一经清泻，往往邪退遗精自止。若不及时治疗或用补益固涩则邪热更盛，反致遗精频作。遗精日久不愈，肾精亏耗，可逐渐转变为虚证。在病机演变过程中还可见虚实夹杂，或阴虚兼火旺，或脾肾虚兼湿热痰火等。日久阴损及阳，造成阴阳俱损，可进一步导致阳痿、早泄等性功能障碍。遗精若能及时用药物及精神调治，多可治愈，预后一般良好。

八、预防和护理

（1）注意精神调养，排除杂念，清心寡欲，是治疗本病的关键。

（2）避免过度的脑力紧张，丰富文体活动，适当参加体力劳动。

（3）注意生活起居，节制性欲，戒除手淫，夜晚进食不宜过饱，睡前用温水洗脚，养成仰卧的习惯，被褥不宜过厚，脚部不宜盖得太暖，衬裤不宜过紧。

（4）少食辛辣刺激性食品，如烟、酒、咖啡等。

（5）正确对待遗精。出现遗精后，应首先分清是生理现象还是病理性遗精。生理性遗精，可不必治疗；病理性遗精，则应及时就诊，弄清疾病的原因，针对其病因进行调理，一般效果均较理想。

第四节　阳痿

阳痿是指性交时阴茎不能勃起，或勃起不能维持，以致不能完成性交全过程的一种病证，多由于虚损、惊恐或湿热等原因致使宗筋失养而弛纵，引起阴茎萎弱不起，临房举而不坚。古代又称"阴痿""筋痿""阴器不用""不起"等。明代《慎斋遗二悟》始见阳痿病名，此后该病名逐渐被后世医家所沿用。勃起障碍亦是阳痿的同义词。

现存最早的中医文献《马王堆医书》，已对阳痿有了初步的认识。竹简《十问》认为生殖器官"与身俱生而先身死"的原因为"其使甚多，而无宽礼"。竹简《天下至道谈》指出性功能早衰的原因是"卒而暴周，不待其壮，不忍两热，是故亟伤"。这是对阳痿最早的病因学认识。帛书《养生方》和竹简《天下至道谈》认为勃起"不大""不坚""不热"的病机为肌（肤）筋气三者不至，而正常须"三至乃入"。这是对阳痿病机的最早论述。

阳痿一病，《内经》称为"阴痿"（《灵枢·邪气脏腑病形》）、"阴器不用"（《灵枢·经筋》），或"宗筋弛纵"（《素问·痿论篇》）。《内经》把阳痿的成因，归之于"气大衰而不起不用"（《素问·五常政大论篇》）、"热则筋弛纵不收，阴痿不用"（《灵枢·经筋》），认识到虚衰和邪热均可引起本病。《内经》认识到阳痿的发病与肝关系密切，为后世医家从肝论治阳痿提供了理论依据。其肾气理论，对补肾法治疗阳痿理论的形成有一定影响。

隋唐诸家多从劳伤、肾虚立论。如《诸病源候论·虚劳阴痿候》说："劳伤于肾，肾虚不能荣于阴器，故萎弱也。"孙思邈特别注重男子的阳气，认为阳气在男子性功能活动中，起着至关重要的作用，指出："男子者，众阳所归，常居于燥，阳气游动，强力施泄，则成虚损损伤之病。"其治阳痿，多从温肾壮阳入手，并注重固护阴精，在其所列的约30首治阳痿方中，如五补丸、肾气丸、天雄丸、石硫黄散等，均以补肾壮阳药力主。《外台秘要·虚劳阴痿候》说："病源肾开窍于阴，若劳伤于肾，肾虚不能荣于阴气，故痿弱也""五劳七伤阴痿，十年阳不起，皆繇少小房多损阳。"认识到阳痿是虚劳的一种病机反应，起于房劳伤肾，肾中精气亏损，阳气不足所致。故《外台秘要》在治疗上多选用菟丝子、蛇床子、肉苁蓉、续断、巴戟天等温肾壮阳、填精补髓之品。

宋明诸家对阳痿的理法方药大有发挥。《济生方·虚损》说："五劳七伤，真阳衰惫……阳事不举。"进一步确认阳痿是虚劳所致。张景岳认为"肾者主水，受五脏六腑之精而藏之"，倡"阳非有余，真阴不足"论，提出"壮水之主，以制阳光；益火之源，以消阴翳"，在"六味""八味"启发下，创"阴中求阳""阳中求阴"之左归、右归，以峻补肾阴肾阳治疗阳痿，提出"凡男子阳痿不起，多由命门火衰，精气清冷……但火衰者，十居七八，而火盛者，仅有之耳"的著名论断。然而，亦有医家从肾虚论治阳痿之外另立法门，王纶在《明医杂著》中指出："男子阳痿不起，古方多云命门火衰，精气虚冷，固有之矣。然亦有郁火甚而致痿者。"并主张肝经湿热和肝经燥热分别用龙胆泻肝汤和六味地黄丸治疗。

清代医家对阳痿的研究各有补充。《杂病源流犀烛·前阴后阴源流》指出："又有精出非法，或就忍房事，有伤宗筋……又有失志之人抑郁伤肝，肝木不能疏达，亦致阴痿不起。"《类证治裁·阳痿》提出"先天精弱者"也可引起阳痿的观点。这些论述表明对阳痿成因的认识，越来越深入。《辨证录》主张阳痿应治心，创制"心包火大动"之莲心清火汤，治"君火先衰，不能自主"之起阴汤，治"心火抑郁而不开"之宣志汤、启阳娱心丹，治"心包火衰"之救阳汤，善用莲子、远志、柏子仁、石菖蒲、酸枣仁、茯神等治疗阳痿。《临证指南医案》将阳痿分为6种证候，并分列治法，少壮及中年患此，色欲伤及肝肾，用峻补真元、兼血肉温润之品缓调之；恐惧伤肾，治宜固肾，稍佐升阳；思虑烦劳而成者，心脾肾兼治；郁损生阳者，必从胆治；湿热为患者，治用苦味坚阴，淡渗去湿，湿去热清而病退；阳明虚宗筋纵者，通补阳明。韩善征《阳痿论》重视辨证，以虚论阳痿，反对滥用燥烈温补，指出："独怪世之医家，一遇阳痿，不问虚实内外，概与温补燥热。若系阳虚，幸而偶中，遂自以为切病；凡遇阴虚及他因者，皆施此法，每用阴茎反见强硬，流精不止，而为强中者；且有坐受温热之酷烈，而精枯液涸以死者。"说明古代医家已经认识到不问病机，但求温肾壮阳之危害。至此，阳痿的理法方药已具有相当丰富的内容。

西医学的功能性勃起功能障碍，血管、神经、内分泌等因素引起的器质性勃起功能障碍和某些慢性疾病表现有阳痿症状者，可参考本篇内容进行辨证施治。

一、病因病机

阳痿乃宗筋失养而弛纵。有由于恣情纵欲，耗伤真元，命门火衰，宗筋失于温煦而致；有因先天禀弱或后天食少，禀赋不足而引起；有由于忧思气结，伤及肝脾，精微失布，宗筋失养而引起；有因湿热侵袭，或内蕴湿热，循肝经下注宗筋，宗筋弛纵而引起；还有因瘀血阻塞阳道而致者。上述种种原因均可导致阳痿，其病机各有特点。

（一）命门火衰

多由房劳过度，或少年误犯手淫，以致精气虚损，命门火衰引起阳事不举。《诸病源候论·虚劳阴痿候》说："劳伤于肾，肾虚不能荣于阴器，故萎弱也。"

（二）抑郁伤肝

情志不遂，所愿不得，或悲伤过度，郁郁寡欢，致肝气郁结；暴怒气逆，肝疏泄太过，均可致肝失条达，气血不畅，宗筋失充，致阳痿不举。《素问·痿论篇》曰："思想无穷，所愿不得，意淫于外，入房太甚，宗筋弛纵，发为筋痿，乃为白淫。"《杂病源流犀烛·前阴后阴源流》曰："又有失志之人，抑郁伤肝，肝木不能舒达，亦致阴痿不起。"

（三）湿热下注

水道失畅，水湿留滞经络，郁久变生湿热；过食肥甘，嗜酒过度，亦可变生湿热，浸淫肝经，下注宗筋，而致阳痿。《灵枢·经筋》曰："伤于热则筋弛纵不收，阴痿不用。"《临证指南医案·阳痿》曰："更有湿热为患者，宗筋弛纵而不坚。"《类证治裁》曰："亦有湿热下注，宗筋弛纵而致阳痿者。"郭诚勋《证治针经》曰："湿热为患，宗筋必弛纵而不坚举。"

（四）阳明受损

思虑忧郁，损伤心脾，则病及阳明、冲脉。且脾胃为水谷之海，生化之源，脾胃虚必致气血不足，宗筋失养，而导致阳痿。《素问·痿论篇》曰："阳明者，五脏六腑之海，主润宗筋。"《景岳全书·阳痿》曰："凡思虑焦劳忧郁太过者，多致阳痿，盖阳明总宗筋之会……若以忧思太过，抑损心脾则病及阳明冲脉，宗筋为精血之孔道，阳明实宗筋之化源，阳明衰则宗筋不振……气血亏而阳道斯不振矣。"

（五）血脉瘀滞

无论何种病因形成的瘀血，均可导致阳痿，因瘀血阻于络脉，宗筋失养，难以充盈，致阴器不用。《证治概要》曰："阴茎以筋为体，宗筋亦赖气煦血濡，而后自强劲有力。"清代韩善征《阳痿论》曰："盖跌仆则血妄行，每有瘀滞精窍，真阳之气难达阴茎，势遂不举。"

二、诊断与鉴别诊断

（一）诊断
凡男子阴茎痿弱不起，临房不举，或举而不坚，不能完成性事者，均可诊断为阳痿。

（二）鉴别诊断
1. 老年生理性阳痿

此为正常的生理现象，应与病理性阳痿相鉴别。

2. 勃起不坚

通常是指在性交时，射精之前阴茎勃起不坚硬，但可完成性交过程。往往因性交勃起不坚硬求诊，与阳痿患者之阴茎不能纳入阴道或性交过程中因勃起不坚硬、勃起难以维持以致不能完成性交过程不同。

三、辨证

（一）辨证要点
1. 辨别有火无火

阳痿而兼见面色㿠白、畏寒肢冷、舌淡苔白、脉沉细者，是为无火；阳痿而兼见烦躁易怒、小便黄赤、苔黄腻、脉濡数或弦数者，是为有火。其中辨证的依据，以脉象、舌苔为主。

2. 分清虚实

由于恣情纵欲、思虑、抑郁、惊恐所伤者，多为脾肾亏虚，命门火衰，属于虚证；由于肝郁化火，湿热下注，瘀血阻络致宗筋弛纵者，属于实证。青壮年多实证，老年人多虚证。

3. 明辨病位

因病因涉及的部位不同，阳痿的病位亦不同。因郁、怒等情志所伤者，病位在肝；湿热外袭者，病位多在肝经；内蕴湿热者，往往先犯脾，后侮肝；房室劳伤、命门火衰者，则病在肾。临床上有时单一脏腑发病，亦可累及多个脏腑经络。

此外，阳痿尚有虚寒和虚热证者。阳痿虚寒证，多表现为命门火衰，临床可兼见腰膝酸冷、肢体畏寒、夜尿频作、小便清长、舌质淡、脉沉细迟。阳痿虚热证，多表现为肾阴亏虚、阴虚火旺，临床可兼见五心烦热、潮热盗汗、舌质红、舌苔薄黄或剥脱、脉象细数。

（二）证候
1. 命门火衰

症状：阳事不举，精薄清冷，头晕耳鸣，面色发白，精神委靡，腰膝酸软，畏寒肢冷。舌淡苔白，脉沉细。

病机分析：恣情纵欲，斫丧太过，精气亏虚，命门火衰，故见阳事不举，精薄清冷；肾精亏耗，髓海空虚，故见头晕耳鸣，五脏之精气不能上荣于面，故见面色发白；腰为肾之府，精气亏乏，故见腰膝酸软；精神萎靡、畏寒肢冷、舌淡苔白、脉沉细，均为命门火衰之象。

2. 抑郁伤肝

症状：阳痿伴见胸胁胀满，或窜痛，善太息，情志抑郁，咽部如物梗阻。舌淡少苔，脉弦。

病机分析：肝主宗筋，肝气抑郁可致阳痿；肝主疏泄，疏泄不及则为肝气郁结，情志抑郁不畅；肝为刚脏，其性躁烈，肝气郁结，气机紊乱则胸胁窜痛或胀满；气机不畅，阻于咽部则为梅核气；脉弦为肝气郁结的表现。阳痿之肝气郁结证患者，往往平素多疑善虑，性情懦弱，难以抵制外界之情志刺激。

3. 湿热下注

症状：阴茎痿软，阴囊潮湿、臊臭，下肢酸困，小便黄赤。苔黄腻，脉濡数。

病机分析：湿热下注，宗筋弛纵，故见阴茎痿软；湿阻下焦，故见阴囊潮湿、下肢酸困；热蕴于内，故见小便黄赤、阴囊臊臭；苔黄腻、脉濡数，均为湿热内阻之征。

4. 阳明受损

症状：阳事不举，面色欠华，纳少腹胀，少气懒言。舌淡苔白，脉缓弱。

病机分析：阳明主胃，胃为水谷之海，主化营卫而润宗筋，饮食劳倦或思虑过度伤及脾胃，气血生化受损，宗筋失润，故"阳道外衰"；脾主运化，运化失职则纳少、腹胀，饭后尤甚；脾虚精微无以敷布，则面色萎黄或发白；舌淡苔白、脉缓弱，均为脾胃气虚之征象。

5. 血脉瘀滞

症状：阳痿不举，面色黧黑，阴茎色泽紫黯发凉或睾丸刺痛。舌紫黯或有瘀斑，舌下静脉怒张，脉涩。

病机分析：跌打损伤，或强力入房，久病伤络，气血运行不畅，瘀血阻滞阴茎脉络，不能充盈宗筋，宗筋失其润养而难振；经络不通，瘀血阻于睾丸，则阳痿伴见睾丸刺痛；舌质紫黯或有瘀斑、瘀点、脉涩是瘀血阻络典型的征象。

四、治疗

（一）治疗原则

阳痿属虚者宜补，属实者宜泻，有火者宜清，无火者宜温。命门火衰者，阳气既虚，真阴多损，且肾恶燥，故温补之法，忌纯用刚热燥涩之剂，宜血肉温润之品。肝气郁结者，应以疏达肝气为主。湿热下注者，治用苦味坚阴，淡渗祛湿，即《内经》所谓"肾欲坚，急食苦以坚之"的原则。瘀血阻络者，以活血通络为治。

阳痿单纯由命门火衰所致者，临床上并不多见。若阳痿他证误用温肾壮火治疗，则可导致复杂的变证。如肝气郁结误用壮阳，则可肝郁化火，抑或徒伤肝肾之阴；肝经湿热误用壮阳，犹如火上加炭，使肝木焦萎；瘀血阻络误用壮阳，则伤津耗血，血液黏稠，血行更加不畅，反加重阳痿，临床尤应注意。

（二）治法方药

1. 命门火衰

治法：温补下元。

方药：可选用右归丸、赞育丹、扶命生火丹、壮火丹等。诸方中既有温肾壮阳的药物，如鹿角胶、菟丝子、淫羊藿、肉苁蓉、韭子、蛇床子、杜仲、附子、肉桂、仙茅、巴戟天、鹿茸、补骨脂等，又配伍养血滋阴的药物，如熟地、当归、枸杞子、山茱萸、五味子等，以达到阴阳相济的目的，所谓"阳得阴助而生化无穷"。若火不甚衰，只因气血薄弱者，治宜左归丸、全鹿丸、火土既济丹等。

2. 抑郁伤肝

治法：疏肝解郁。

方药：逍遥散合四逆散加白蒺藜、紫梢花、川楝子、醋延胡索。方中柴胡、枳实、薄荷疏肝解郁；当归、白芍柔肝养阴；炙甘草缓肝之急；白蒺藜入肝经，通阳气；紫梢花入肝经，专治阳痿；川楝子、醋延胡索一入气分，一入血分，可疏肝解郁止痛。诸药合用，共奏疏肝理气治疗阳痿之功。

3. 湿热下注

治法：清化湿热。

方药：龙胆泻肝汤加减。方中龙胆草、黄芩、栀子清肝泻火，柴胡疏肝达郁，木通、车前、泽泻清利湿热；当归、生地养阴、活血、凉血，与清热泻火药物配伍，泻中有补，使泻火之药不致苦燥伤阴。若症见梦中举阳，举则遗精，寐则盗汗，五心烦热，腰酸膝软，舌红少津，脉弦细数，为肝肾阴伤，虚火妄动，治宜滋阴降火，方用知柏地黄丸合大补阴丸加减。若症见阴囊潮湿，阳事不举，腰膝沉重，或腰冷而重，尿清便溏，舌苔白腻，脉濡缓，为阴湿伤阳，治用九仙灵应散外洗。

4. 阳明受损

治法：补气、健脾、和胃。

方药：九香长春饮加减。方中九香虫为君药，健脾益胃，善治阳痿；露蜂房、人参健脾益气起痿；黄芪、白术、茯苓、泽泻运脾治湿，为臣药；山药、白芍药补脾益阴，防诸药之过，为佐药；桂枝醒脾通络，引药直达病所，炙甘草健脾和胃，调和诸药，为使药。诸药配伍，共奏治疗中焦气虚之阳痿的功效。

5. 血脉瘀滞

治法：活血化瘀通络。

方药：蜈蚣达络汤加减。方中蜈蚣为君药，通瘀达络，走窜之力最强；川芎、丹参、赤芍、水蛭、九香虫、白僵蚕为臣药，助蜈蚣达络之力；柴胡理气、黄芪补气、紫梢花理气壮阳，共为佐药；牛膝引药下行为使药。诸药配伍，共奏理气活血、通瘀达络以治阳痿之效。亦可用血府逐瘀汤加水蛭、地龙、路路通。方中水蛭、地龙、路路通活血入络脉；当归、牛膝、红花、桃仁、赤芍、川芎养血活血化瘀；生地滋阴，柴胡疏肝理气；枳壳、桔梗、甘草宣利肺气，通利血脉。统观全方，共奏益气、和血、通络之功效。

（三）其他治法

1. 单方验方

抗痿灵：蜈蚣 18 g，当归、白芍、甘草各 60 g，共研细末，分成 40 包，每服半包至 1 包，早晚各 1 次，空腹白酒或黄酒送服。15 日为一个疗程。

2. 针灸

针灸对本病有较好的疗效，可以同时配合应用。常用的穴位有关元、中极、命门、三阴交等。

五、转归及预后

阳痿属功能性病变者，经过适宜的治疗后，大多数可以治愈或改善，预后良好。器质性阳痿的预后差异较大。内分泌性阳痿，一旦确认系某种疾病所致（除先天性因素外），经相应治疗，其原发病改善后，阳痿也会得到纠正。血管性阳痿采用保守治疗，原发病得到妥善治疗后，预后会更好一些。药物性阳痿，在找出某种药物所致之后，根据病情程度，停药或换药后，性能力通常也会迅速恢复起来。

六、预防和护理

（一）舒情怀

青壮年阳痿多与精神情志有密切关系，因此，立志向、舒情怀、防郁怒，是预防阳痿的重要一环。情绪要开朗，清心寡欲，注意生活调摄，加强锻炼，以增强体质，提高抗病能力。

（二）调饮食

要饮食有节，起居有常，不可以酒为浆，过食肥甘。以免湿热内生，酿成此患。

（三）节房劳

性生活是人类生活的一部分，不可无，亦不可过。切勿恣情纵欲，或手淫过度。在感到情绪不快、身体不适或性能力下降时，应暂时避免性的刺激，停止性生活一段时间，以保证性中枢和性器官得以调节和休息。

（四）积极治疗原发疾病

积极治疗可能引致阳痿的各种疾病。避免服用可能引起阳痿的药物。与此同时，配合妻子良好的精神护理，女方要体贴、谅解男方，帮助男方树立战胜疾病的勇气。

第八章　气血津液疾病

第一节　气血学说的起源

一、气在中医学中的基本概念

气是物质与功能的统一，同样，人体之气也是生命活动与生理功能的统一。总而言之，中医学认为，气是构成人体的最基本的物质基础，也是维持人体生命活动的最基本物质，人体各种生命活动均可以用气的运动变化来解释。

（一）气是构成人体的最基本物质

人是天地之气和合交感的产物：人生活的场所，是下降的天气和上升的地气相互交汇的地方，在这里，既有天之六气的影响，又有地之五行生克的作用。《素问·至真要大论》曰："本乎天者，天之气也；本乎地者，地之气也，天地之气合，六节分而万物生化矣。"人生活在自然界中，和宇宙万物一样，都是由气构成的，都是天地形气阴阳相感的产物，是自然界有规律地运动变化的结果。

父母之精气是生命的本始物质：中医学在强调气是构成人体的最基本物质，承认生命物质性的同时，又进一步指出生命是由精气直接形成的，《素问·金匮真言论》曰："夫精者，身之本也。"《灵枢·决气》曰："两神相搏，合而成形，常先身生，是谓精。"精气先身而生，具有遗传特性，来源于父母的先天之精气相合，形成了原始的胚胎，转化为胚胎自身之精气，成为人体生长发育和繁衍后代的物质基础。

（二）气是维持人体生命活动的最基本物质

气化是生命活动的基本特征：人体是一个不断发生着升降出入气化作用的有机体。气化运动是生命的基本特征，没有气化就没有生命。《素问·六微旨大论》曰："物之生，从乎化，物之极，由乎变，变化之相薄，成败之所由也。"气化运动的本质就是有机体内部阴阳消长转化的矛盾运动。《素问·六微旨大论》曰："升降出入，无器不有。""上下之位，气交之中，人之居也。""气交之分，人气从之，万物由之，此之谓也。"没有升降出入就没有生命活动，《素问·六微旨大论》又曰："非出入，则无以生长壮老已；非升降，则无以生长化收藏。""出入废则神机化灭，升降息则气立孤危。"升降出入就是气化运动的基本形式；生命活动也就寓于升降出入的矛盾运动之中。

气为神的物质基础：人之生死，一气而已。形者生之舍，气者生之元，神者生之制。形以气充，神依气立，气纳神存。人之形与神皆根源于气。精神活动是在生命功能的基础上，产生更为高级的功能活动，即人的感觉、思维和情志活动，属机体生命活动的范畴，气的充足是产生感觉和情志活动的物质基础。气构成形体，由形体产生人体之神，即神根于形，形根于气。中医学的形神观，坚持了物质第一性，精神第二性的唯物主义原则。否认有离开形体而独立存在的精神实体，强调神的存在以脏腑气血功能为前提，脏腑是由人体之气而生成的物质世界处于永恒的运动变化之中。整个世界就是一个由气到形、由形到气，即形气转化的循环往复的无穷过程，人的生命活动也是如此，中医学按气－形－神的逻辑结构，论述了物质与运动、机体与功能、肉体与精神的关系，即形体物质与生命功能之间的关系，也就是形神关系，总之，形与神俱，乃成为人。

（三）气在中医学中的含义

中医学吸纳了"精气学说"的观点，从气是宇宙本源，是构成天地万物的最基本元素这一哲学观点出发，认为人是天地自然的产物，气是生命本源，是构成生命的基本物质人的生、长、壮、老、已皆本于气，气聚则生，气壮则长，气衰则老，气散则亡。《内经》认为，气是一种不能直接观察或感觉的极其细小的物质微粒。《灵枢·贼风》谓："气其所从来者微，视之不见，听之不闻，故似鬼神。"认为气是人类感觉器官无法感知的无形存在。《素问·宝命全形论》谓："天地合气，命之曰人。""人以天地之气生。"指出气是构成人体生命的最基本物质。

中医学中，气是一个内涵丰富的概念，既有物质属性，如谷气、营气、清气等；又具有功能属性，如肾气、肺气、脾气等；更具有双重属性，如宗气、卫气等。

作为流动的精微物质气可分为两种：中气及元气，中气即水谷之气，李东垣在《脾胃论》曰："人受水谷之气以生，故以胃气为本。"元气指元阳之精气，禀受于先天，密藏于命门的精气。

气的概念还包括五脏功能之气。《灵枢·营卫生会》云："人受气于谷，谷入于胃，以传于肺，五脏六腑，皆以受气。"《素问·五脏别论》云："所谓五脏者，藏精气而不泻也。"《素问·六节藏象论》云："五味入口，藏于肠胃，味有所藏，以养五气。"说明气和五脏的关系密切，气可滋养五脏，五脏可收藏精气以为用。"五气"即指五脏的功能。

气亦指自然界之风、寒、暑、湿、燥、火等六淫之气，神志变化之喜、怒、悲、忧、思、恐、惊等，七情之气。《素问·天元纪大论》曰："人有五脏化五气，以生喜怒思忧恐。"

气的概念还涉及引起疾病的邪气、抵抗疾病的正气。如《医门法律》云："气失其和则为邪气，气得其和则为正气，亦为真气……气聚则生，气散则死。"

（四）气的生成

1. 气的来源

在人体内有着各种类型的气，其来源略有不同，但概括起来，不外乎三个途径。一是禀受父母先天之精气，秘藏于肾，是形成人体的原始物质，谓先天之气。人体出生之后，需依赖肾的先天之精气发挥生理功能。二是吸入大自然的清气，即人体本能的呼吸运动所吸入的自然界的新鲜空气，亦称天气。《素问·阴阳应象大论》说"天气通于肺"，明确指出自然界天气的吸入为肺脏所主人体赖呼吸运动，使体内的气体在肺内不断交换，实行吐故纳新，参与人体气的生成，故《类经》曰："天食人以五气，五气入鼻，由喉而藏于心肺，以达五脏。"三是饮食精微，即水谷之气。人之饮食依赖脾胃的运化功能，吸收其精微，运行于周身，内而脏腑，外而皮毛，四肢百骸，无处不到，维持其生理功能、生长发育及使受损伤之处得以修复水谷精微的吸收，主要依靠胃的受纳和脾的运化功能。

2. 气的生成与脏腑的关系

综上所述，气的生成，一要靠肾中精气、水谷精气和自然界清气的充足供应，二要靠脾、肺、肾三脏为主的脏腑功能的正常。因此，《张氏医通》中有"肺为气之主，肾为气之根""气之源头在乎脾"之说。

肺为气之主：《素问·五脏生成论》谓："诸气者，皆属于肺。"人身之气均为肺所主。肺对气的这种作用称之为肺主气，肺通过其主气的作用来参与气的生成。一则肺主呼吸之气，肺通过呼吸吸入为自然界的清气，呼出体内的浊气，实现体内外的气体交换，保证自然界的清气源源不断地进入体内，参与气的生成。二则肺主一身之气，肺在气的生成过程中主要生成宗气，宗气走息道以行呼吸，贯心脉而行气血，通达内外，周流一身，以维持脏腑组织的正常生理功能，从而促进了全身之气的生成。此外，肺通过有节律的一呼一吸，对全身之气的升降出入运动起着重要的调节作用。

脾胃为气血生化之源：在气的生成过程中，脾胃的运化功能至关重要。《脾胃论》曰："人之所气者谷也，谷之所注者胃也。"《明医杂著》有云："胃司受纳，脾司运化，一纳一运，化生精气，津液上升，糟粕下降，斯无病也。"脾升胃降，纳运相得，将饮食物化生为水谷精气，靠脾之转输，把水谷精气上输于肺，肺调百脉，而布散全身，以营养五脏六腑、四肢百骸，维持正常的生命活动。脾胃为后天之本，气血生化之源，在气的生成过程中起着重要作用，不仅化生水谷精气，提供物质基础，参与宗气的生成，又能滋养先天之精气。

肾为气之根：肾之精气为生命之根本，包括先天之精和后天之精。《医宗金鉴·删补名医方论》曰："先天之气在肾，是父母之所赋；后天之气在脾，是水谷所化，先天之气为气之体，体主静，故子在胞中，赖母息以养生气，则神藏而机静；后天之气为气之用，用主动，故育形之后，资水谷以奉生身，则神发而运动。天人合德，二气互用。故后天之气得先天之气，则生生而不息。先天之气得后天之气，始化化而不穷也。"由此可见，肾精的盛衰，除先天条件外，后天之精的充盛与否也与之有密切关系。《医门法律》曰："父母构精时，一点真阳，先身而生，藏于两肾之中，而一身之元气由之以生，故谓生气之原。"肾所藏的先天之精气充盛，不仅为全身之气的生成奠定了物质基础，而且还能促进后天之精的生成，使五脏六腑有所禀受而气不绝，生生不息。

二、血的概述

（一）血的基本概念

血是流行于脉管之中的红色液体，是构成人体和维持人体生命活动的基本物质之一。血具有人体所需的丰富营养，通过气的推动，循行脉内而运行周身，具有营养和濡润全身的功能，以维持人体脏腑、组织等的正常功能活动。

血与气均是构成人体和维持人体生命活动的基本物质，《医宗必读》曰："气血者，人之所赖以生者也。"《景岳全书》曰："人有阴阳，即为血气，阳主气，故气全则神王；阴主血，故血盛则形强人生所赖，惟斯而已。"《妇人大全良方》曰："夫人之生，以气血为本，人之病，未有不先伤其气血者。"

（二）血的生成

由于血的有形性，故其概念和功能与西医学所说的"血液"相类似，但中医学的血并不是由西医学所谓的造血器官所产生，而是由多个脏器、多个渠道参与生成的，以脾胃运化的水谷精微、营气、津液以及先天肾精为主要物质基础，在以脾胃为主，配合心、肺、肝、肾等脏腑的共同作用下生成的。

（三）生成血的物质基础

水谷精微是化生血的最基本物质。《灵枢·营卫生会》指出："中焦亦并胃中，出上焦之后，此所受气者，泌糟粕，蒸津液，化其精微，上注于肺脉，乃化而为血。"《景岳全书》亦明确指出："血者水谷之精气也，源源而来，而实生化于脾。"由此可见，生成血的最基本物质是由脾胃所化生的水谷精微。脾胃为"气血生化之源"，饮食营养的优劣，脾胃运化功能的强弱，直接影响着血的化生。

肾精亦可化生血。《景岳全书》谓："血即精之属也，但精藏于肾，所蕴不多，而血富于冲，所至皆是。"《侣山堂类辩》谓："肾为水脏，主藏精而化血。"由此可见，肾所藏之精也是化生血的基本物质，故而有"精血同源"之说。

（四）血的生成与脏腑的关系

脾胃：脾胃为后天之本，气血生化之源，脾胃所化生的水谷精微是化生血的最基本物质。《医碥》谓："胃中水谷之清气，借脾之运化成血，故曰生化于脾。"《妇人大全良方》谓："血者水谷之精气也……故虽心主血，肝藏血，亦皆统摄于脾，补脾和胃，血自生矣。"若中焦脾胃虚弱，不能运化水谷精微，化源不足，而致血虚。

心：心主血脉，水谷精微，通过脾的升清作用，上输心肺，在肺吐故纳新后，注于心脉而化赤为血；血输送营养物质至全身各脏腑，维持其正常的功能活动，复又促进血的生成。心作为五脏六腑之大主，在血的生成中起主要作用。如《医碥》指出："精、髓、血、乳、汗、液、津、涕、洲、溺，皆水也，并属于肾。而血色独红者，血为心火之化，数者色皆白，乃肺气之化也。肾为阴，肺为阳，阳交乎阴，而液以化。肾属水，心属火，水交于火，而血以成，以其为心火所成。故《经》谓心生血。又云血属于心。又云心主身之血脉也。"

肾：肾藏精，肾精也是化生血液的基本物质，肾精是通过肝脏的作用而化生成血的。《张氏医通》谓："血之与气，异名同类，虽有阴阳清浊之分，总由水谷精微所化，其始也混然一区，未分清浊。得脾气之鼓运，如雾上蒸于肺而为气；气小耗，归精于肾而为精；精小泄，归肝化清血。"

肝：肝主疏泄而藏血。肝一个贮血器官，精血同源，肝血充足，则肾亦有所藏，精有所资，精充则血足。

另外，肝亦能生血，如《素问·六节藏象论》云："肝……其充在筋，以生血气。"

肺：肺在血的生成中，主要通过肺朝百脉而主治节的作用实现的。脾胃运化的水谷精微，化生为营气和津液等营养物质，通过经脉而汇聚于肺，经肺的气化作用，方化而为血。另外，肺通过主一身之气的作用，使脏腑功能旺盛，促进血的生成。

（五）血中有气

血以水谷精微中的营气和津液为主要物质基础，再以脾胃为主，心、肺、肝、肾等脏腑的共同作用下生成，具有濡养和滋润全身的功能。上述脏腑的功能活动，实质上都属于脏腑之"气"的功能活动范畴，这说明"气"参与了血的生成。不仅如此，血之所以运行于脉道之中环周不息，亦有赖于气对血的推动和固摄作用。从气与血的密切关系来看，血对气有承载作用，气之所到乃血之所至，血所以能濡润全身脏腑经络，离不开气的功能。

中医学认为，血中有气，气中有血，二者对维持生命活动均具有重要性，气聚则生，气散则死，有血则生，无血则死，在病理上二者之间也常相互影响。

第二节　气血生理功能

人体的气血通过经脉运行于全身，转化为五脏六腑、组织器官机能活动的能量，使其发挥正常的生理功能。气血是人体生命活动能力的集中表现。《难经·二十二难》谓："气主煦之""血主濡之。"即是对气血生理功能的高度概括。

一、气的分类

人体的气，根据其主要组成部分、分布部位和功能特点的不同，有多种多样不同的名称，有呼吸之气、水谷之气、脏腑之气、经络之气、营气、卫气、真气、元气、宗气、中气、天气等。聚在上焦（胸中）的叫"宗气"，聚在中焦的叫"中气"，聚在下焦发源于肾的叫"元气"，宣发于肌肤腠理的叫"卫气"，运行在血脉之中的叫"营气"。

（一）宗气

宗气是由肺吸入的自然界之清气和由脾胃运化的水谷之精气结合而成，形成于肺，积于胸中，为全身元气运动输布的本始，又名大气、胸中大气。明·孙一奎指出："宗气者，为言气之宗主也。"宗气在胸中积聚之处，称作"上气海"，又名"膻中"。《医门法律》曰："膻中宗气主上焦息道，恒与肺胃关通。"说明肺和脾胃在宗气的形成过程中起着重要的作用。宗气实际上是由营卫之气与吸入之清气组成的，诚如《读医随笔》所谓："宗气者，营卫之所合也，出于肺，积于气海，行于气脉中，动而以息往来者也。"《灵枢·刺节真邪》谓："宗气留于海，其下者，注于气街，其上者，走于息道。"指出宗气的分布与运行。宗气积聚于胸中，贯注于心肺之脉。其向上出于肺，循喉咙而走息道，经肺的作用而布散于胸中上气海，其向下赖肺的肃降而蓄于丹田下气海，并注入足阳明之气街而下行于足。

（二）中气

中气是由水谷精气化生，源于脾胃，亦称为脾胃水谷精气、脾胃中气。脾胃中气不仅是人体生命活动所需营养物质的主要来源，也是全身元气化生的物质基础，为后天之本。人体不断摄取饮食物，经过胃的腐熟、脾的运化，化生为水谷精气，赖脾的转输而上输于心肺，布散于全身。李东垣《脾胃论》创中气一说，认为"人以脾胃中元气为本"，指出："夫饮食入胃，阳气上行，津液与气入于心，贯于肺，充实皮毛，散于百脉。脾禀气于胃，而灌溉四旁，荣养气血者也。""既脾胃受伤，则中气不足，则六腑阳气皆绝于外，故营卫失守，诸病生焉。"

（三）元气

元气又称为原气、真气、真元之气，是人体各种气中最重要、最基本的一种气，是先天之精所化生，根源于肾，包括元阴、元阳之气，元气始见于《难经》，《难经·六十六难》谓："脐下肾间动气者，人之生命也，十二经之根本也，故名曰原。"元气禀受于先天，发于肾间（命门），通过三焦分布全身，内而脏腑，外而肌肤腠理，无处不到，以发挥其作用。元气的盛衰，并非完全取决于先天禀赋，与脾胃运化水谷精气的功能亦密切相关。《景岳全书》谓："人之自生至老，凡先天之有不足者，但得后天培养之力，则补先天之功，亦可居其强半，此脾胃之气所关乎人生者不小。"由此可见，先天不足者，若能得到充足的后天调养，亦可使元气充足。

《难经·八难》说，元气为"五脏六腑之本，十二经脉之根……故气者，人之根本也"。元气是构成人体和维持人体生命活动的最基本物质，有推动人体的生长发育，温煦和激发各个脏腑、经络等组织器官生理功能的作用，为人体生命活动的原动力。《景岳全书》说："命门为元气之根，为水火之宅，五脏之阴气非此不能滋，五脏之阳气非此不能发。"《石室秘录》说："心得命门而神明有主，始可以应物；肝得命门而能决断；胃得命门而能受纳；脾得命门而能转输；肺得命门而能治节；大肠得命门而能传导；小肠得命门而能布化；肾得命门而体强；三焦得命门而决断；膀胱得命门而收藏。"若元气充足，则脏腑功能旺盛，抗病力强，就会健康长寿；若元气不足，脏腑功能低下，抗病力弱，则疾病会相继而生。因此，平时应注意保养元气，治疗时应重视培补元气，这一点对于防病、治病都极为重要。

（四）营气、卫气

营气与卫气均来源于水谷精微之气，《灵枢·营卫生会》谓："人受气于谷，谷入于胃，以传于肺，五脏六腑，皆以受气，其清者为营，浊者为卫，营在脉中，卫在脉外，营周不休，五十而复大会，阴阳相贯，如环无端。"

营气是水谷之气所化生的精微部分，与血共行于脉中，主要功能为化生血液和营养周身。《灵枢·邪客》谓："营气者，泌其津液，注之于脉，化以为血。"《素问·痹论》谓："营者，水谷之精气也，和调于五脏，洒陈于六腑，乃能入于脉也，故循脉上下，贯五脏络六腑也。"营气以血脉为轨道，昼夜不息地运行于人体上下表里各部，流乎于中而滋养五脏六腑，布散于外而浇灌皮毛、筋骨。《读医随笔》谓："营气者，出于脾胃，以濡筋骨、肌肉、皮肤。充满推移于血脉之中而不动者也。"营气与血同行脉中，有营养全身的作用，营气又能化生为血，二者关系密切，可分而不可离。故常常"营血"并称营气与卫气相对而言，属于阴，故又称为"营阴"。

卫气同营气一样，也是由水谷精微所化生，行于脉外，遍及全身，其性剽悍滑疾，活动力强，运行快速。卫气与营气相对而言，属于阳，故又称"卫阳"。《素问·痹论》谓："卫者，水谷之悍气也，其气剽疾滑利，不能入于脉也。故循皮肤之中，分肉之间，熏于肓膜，散于胸腹。"《卫生宝鉴》曰："盖阳气为卫，卫气者，所以温分肉，充皮毛，肥腠理，司开阖，此皆卫外而为固也。"由此可见，卫气的功能主要有护卫肌表，防御外邪入侵；司汗孔开阖，调节体温，主汗液的排泄；温煦脏腑，润泽皮毛等。

人体之气，除上述几种外，还有"脏腑之气""经络之气"等，"脏腑之气"和"经络之气"实际上都是元气所派生的，是元气分布于某一脏腑或某一经络而成，如心气、肺气、肝气、胆气、三焦之气等。

（五）气本一元论

在《内经》中，把人体生命活动中超出肉眼直观范围而又是客观存在的生命物质，称之为"气"。认为营气、卫气、宗气本出一源。气的分类在中医文献中有不同的论述。如有按其部位而分者，清·喻昌《医门法律》谓："但真气所在，其义有三：曰上中下也。上者所受于天，以通呼吸者也；中者生于水谷，以养营卫者也；下者气化于精，藏于命门，以为三焦之根本者也。故上有气海，曰膻中也。其治在肺；中有水谷气血之海，曰中气也。其治在脾胃；下有气海，曰丹田也，其治在肾。人之所赖，惟此气耳！"也有按其功能而分者，清·周学海《读医随笔》谓："气有三，曰宗气也，荣气也，卫气也。"

气虽然有不同分类，但从其本源而言，一般分为两大类，即元气和谷气，元气来自人受生之时遗传而得，谷气是后天从饮食调养中吸收的水谷精气化生而成，两者相辅相成，互为转化，成为构成人体的最基本物质，而且也是维持人体生命活动的最基本物质。

（六）气的运行形式

人体的气，是恒动着的具有很强活力的精微物质。气运行于周身，环流不息，时刻推动和激发着人体的各种生理活动。中医学将气的运动称为气机，升、降、出、入是气运动的基本形式。升，是气由下向上的运动；降，是气由上向下的运动；出，是气由内（体内）向外（自然界）的运动；入，是气由外向内的运动。

其一，脏腑气机升降的一般规律。一般而言，五脏贮藏精气，宜升；六腑传导化物，宜降，就五脏而言，心肺在上，在上者宜降；肝肾在下，在下者宜升；脾胃居中，通连上下，为升降的枢纽在气机的运动方向上，有肝主升发，肺主肃降，心火下煦，肾水上奉，脾主升清，胃主降浊等。如果当升不升，反而下降，或者当降不降，反而上逆者，皆为病态。

其二，各个脏腑所表现的气机升降出入，是相互协调、相互配合、升降相因、互为其用的。脏与脏、腑与腑、脏与腑之间处于升降的统一体中，每一脏腑本身也是升与降的统一。一般而言，五脏宜升，但就五脏本身而言，亦升中有降。如肝从左升，肺从右降；心火下煦于肾水，肾水上奉于心火，脾胃升清降浊，为气机升降之枢纽，一般而言，六腑宜降，但亦降中寓升，如小肠等吸收精微、津液的作用。从单个脏器而言，肝主升发，又主疏泄，也是升降相因的表现。总之，脏腑的气机升降运动，在生理状态下，是有一定规律的，一般可表现为升已而降，降已而升，升中有降，降中有升的特点，只有这样，才能出入不已，升降不止，气机条达通畅，以维持机体内外环境的统一。

（七）气的生理功能

气是构成人体和维持人体生命活动的最基本物质，具有十分重要的生理功能，正如《难经·八难》所说："气者，人之根本也。"人体不同的气，各有其不同的功能特点，概括而言大致有五方面的生理功能。气的这五个方面的生理功能密切配合、相互为用，在人体的生命活动中都是极为重要、缺一不可的。

1. 推动作用

气的推动作用，是指气具有激发和推动的作用，使一切营养物质输布于全身，以维持人体正常的生理活动，人体的生长发育，各脏腑组织器官的生理活动。血和津液的生成、运行、输布，都要依靠气的激发和推动。若气虚，则推动作用减弱，可影响人体的生长、发育，或出现早衰，亦可使脏腑、经络等组织器官的生理活动减退，与此同时，可出现血和津液的生成不足，运行迟缓，输布、排泄障碍等病理变化。

2. 温煦作用

气的温煦作用，是指气具有温煦、熏蒸的作用，即所谓"气主煦之"。人体之所以能够维持正常的体温，需要卫气的温煦作用；各脏腑、经络等组织器官的生理活动，需要在元气的温煦作煦下进行。

3. 防御作用

气的防御作用，是指气有卫护肌肤、抗御邪气入侵的作用。《素问·刺法论》所谓的"正气存内，邪不可干"和《素问·评热病论》所谓的"邪之所凑，其气必虚"，指的就是气的防御外邪入侵的作用。气的防御作用，一则可以抵御外邪的入侵，二则可以驱邪外出。故而气的防御功能正常，邪气不易侵入；或虽有邪气入侵，也不易发病；即使发病，也易于治愈。若气的防御功能减弱，机体抵御邪气的能力就下降，使机体易罹患疾病，或患病后则难愈。可见，气的防御功能与疾病的发生、发展、转归有着密切的关系。

4. 固摄作用

气的固摄作用，是指气对体内液态物质的固护、统摄作用。气的这种固摄作用，表现有三：一则固摄血液，防止血溢出脉外，保证血在脉中正常运行。一则固摄汗液、尿液、唾液、胃液、肠液等，控制其分泌、排泄，防止体液的丢失。一则固摄精液，控制精液排泄，防止其妄泄，气的同摄作用减弱，会导致体内液态物质的大量丢失，如气不摄血，可出现各种出血；气不摄津，可致自汗，多尿或小便失禁，流涎，泄泻滑脱等；气不同精，可见遗精，滑精，早泄等。

气的推动作用和固摄作用是相辅相成的，二者相互协调，控制和调节着体内液态物质的正常运行、分泌和排泄。一方面，气推动着血的运行和津液的输布、排泄；另一方面，气又固摄着体内液态物质，防止其无故流失。故而气的推动作用和固摄作用是维持人体正常的血液循行和水液代谢的重要环节。

5. 气化作用

气化，是指通过气的运动而产生的各种变化。中医学中气化有两个含义：一是指精、气、血、津液之间的相互转化，《素问·阴阳应象大论》谓："味归形，形为气；气归精，精归化；精食气，形食味；化生精，气生形……精化为气。"这是对气化过程的高度概括。气化为形、形化为气的形气转化的气化运动，包括了气、血、精、津液等物质的生成、转化和排泄过程。二是指某些脏腑的气化功能，《素问·灵兰秘典论》谓："膀胱者，州都之官，津液藏焉，气化则能出矣。"这里的气化，即是讲膀胱的排泄功能。肾的气化、三焦的气化、膀胱的气化，均指的是这些脏气对水液的调节功能。

6. 血的生理功能

（1）血的循行形式。

脉为血之府，在正常的情况下，血循行于脉中，流布于全身，环周不休，运行不息，为人体的周身上下内外提供丰富的营养，以供其发挥各种生理功能。

血的循行需要靠心气以及宗气助心以行血的功能来进行。血和营气循行流动在一个相对密闭的管道系统中，称为脉管。脉管有"壅遏营气，令无所避"的功能，使血不至离经外溢而导致各种出血。《灵枢·邪气脏腑病形》谓："经络之相贯，如环无端。"故而血在人的生命活动中是在不停地进行循环式的流动，即所谓"环周不休"。李中梓的《医宗必读》明确指出："脉者血脉也，血脉之中气道行焉。五脏六腑以及奇经，各有经脉。气血流而复始，循环无端，百骸之间，莫不贯通。"

（2）血的循行与脏腑的关系。

《景岳全书》谓："血……盖其源源而来，生化于脾，总统于心，藏受于肝。宣布于肺，施泄于肾，灌溉一身，无所不及。"血的正常循行，必须具备两个条件：一是脉管系统的完整性，二是全身各脏腑发挥正常的生理功能，特别是与心、肺、肝、脾四脏的关系尤为密切。

心主血脉：《素问·痿论》说："心主身之血脉。"心气是推动血循行的基本动力，《医学入门》说："人心动则血行诸经。"脉是血循行的通路，血在心气的推动下循行于脉管之中。心、脉和血构成了一个相对独立的系统。心气的强弱，心脏的搏动是否正常，在血的循行中起着十分关键的作用，心气虚的患者，常因运血无力，血行迟滞，而产生心脉瘀阻证，临床除瘀血症状外，同时可见心悸、乏力、少气、自汗等心气虚的证候。

肺朝百脉：血的运行，依赖气的推动，随着气的升降出入而运行全身。肺主一身之气，肺朝百脉，调节着全身的气机，推动和调节血的运行，使血输布于全身百脉之中。肺主一身之气而司呼吸，是宗气形成必不可少的条件之一，宗气贯心脉以行血气，由此亦可见，血的循行与肺的关系密切。

肝主藏血：肝具有贮藏血和调节血量的作用。根据人体动静的不同情况，调节脉管中的血流量，使之维持在一个恒定水平上，肝主疏泄，调畅气机。一方面保障着肝本身的藏血功能，另一方面对血能够通畅地循行也起着一定的作用。

脾主统血：五脏六腑之血全赖脾气统摄，脾气能统摄血，使之不致溢出脉管之外。《济阴纲目》谓："血生于脾，故云脾统血。"脾之所以统血，与脾为气血生化之源密切相关。脾气健旺，则气之固摄作用正常，使血不会溢出脉外；若脾气失健，统血失职，则会出现便血、崩漏、肌衄等出血证。

由此可见，血也是以恒动的形式存在的，血的循行是在心、肺、肝、脾等脏器相互配合下进行的。其中任何一个脏器功能失调，都可引起血行失常的病变。

（八）血的生理功能

《难经·二十二难》谓："血主濡之。"这是对血的生理功能的高度概括。血具有营养和滋润全身组织器官的生理作用。血循行于脉管之中，内至五脏六腑，外达皮肉筋骨，循行无端，运行不息，不断地对全身各部，包括五脏六腑、五官九窍、四肢百骸等发挥充分的营养和滋润作用，以维持正常的生理功能活动。《金匮钩玄》指出："血，目得之而能视，耳得之而能听，手得之而能摄，掌得之而能握，足得之而能步，脏得之而能液，腑得之而能气。是以出入升降，濡润宣通者，由此使然也。"

血的濡养作用还可以从面色、肌肉、皮肤、毛发等方面反映出来。血液充足则面色红润，肌肉丰满壮实，毛发光亮柔滑，肢体肌肤具备完好的感觉和运动功能，滋润骨髓，滑利关节等。当血的濡养作用减弱时，机体除脏腑功能低下外，还可见到面色不华或萎黄，肌肤干燥，肢体或肢端麻木，运动不灵活等临床表现。

第三节　郁证

郁证是由于情志不舒、气机郁滞所致，以心情抑郁、情绪不宁、胸部满闷、胁肋胀痛，或易怒善哭，或咽中如有异物梗塞等为主要临床表现的病证，多见于中青年女性。

《景岳全书·郁证》中提出：五气之郁，因病而郁；情志之郁，因郁而病，两者有所不同。本节着重讨论情志致郁，尤以气郁为主的病机和证治。西医学的神经衰弱、癔症、焦虑症及更年期综合征、反应性精神病，表现为郁证的临床特征时，可参考本节辨证论治。

一、病因病机

（一）郁怒不畅，肝气郁结

忧思郁虑、愤懑恼怒等精神因素均可使肝失条达、气失疏泄，以致肝气郁结而成气郁，这是郁证主要的病机。因气为血帅，气行则血行，气滞则血瘀，气郁日久影响及血，使血液运行不畅而形成血郁。若气郁日久化火，则发生肝火上炎的病变，形成火郁。津液运行不畅，停聚于脏腑、经络，凝聚成痰，则形成痰郁。郁火耗伤阴血，则可导致肝阴不足。

（二）忧愁思虑、脾失健运

由于忧愁思虑，精神紧张，或长期伏案思索，使脾气郁结，或肝气郁结之后横逆侮脾，均可导致脾失健运，使脾的消磨水谷及运化水湿的功能受到影响。若脾不能消磨水谷，以致食积不消，则形成食郁。若不能运化水湿，水湿内停，则形成湿郁。水湿内聚，凝为痰浊，则形成痰郁。火郁伤脾，饮食减少，气血生化乏源，则可导致心脾两虚。

（三）情志过极，心失所养

由于所愿不遂，精神紧张，家庭不睦，遭遇不幸，忧愁悲哀等精神因素，损伤心神，使心失所养、神失所藏而发生一系列病变。若损伤心气，以致心气不足，则心悸、短气、自汗；耗伤心阴以致心阴亏虚，心火亢盛，则心烦、低热、面色潮红、脉细数；心失所养，心神失守，以致精神惑乱，则悲伤哭泣，哭笑无常。心的病变还可进一步影响到其他脏腑。

情志内伤是郁证的致病原因。但情志因素是否造成郁证，除与精神刺激的强度及持续时间的长短有关之外，也与机体本身的状态有极为密切的关系。正如《杂病源流犀烛·诸郁源流》所说："诸郁，脏气病也，其原本思虑过深，更兼脏气弱，故六郁之病生焉。"说明机体的"脏气弱"是郁证发病的内在因素。

综上所述，郁证的病因是情志内伤。病理变化与心、肝、脾、肾有密切关系。其病机主要为肝失疏泄，脾失健运，心失所养及脏腑阴阳气血失调。郁证初起病变以气滞为主，常兼血瘀、化火、痰结、食滞等，多属实证；病久则易由实转虚，随其影响的脏腑及损耗气血阴阳的不同而形成心、脾、肝、肾亏虚的不同病变。

二、诊断

（一）诊断要点

1. 病史

患者大多数有忧愁、焦虑、悲哀、恐惧、愤懑等情志内伤的病史，并且郁证病情的反复常与情志因素密切相关。

2. 临床特征

以忧郁不畅，情绪不宁，胸胁胀满疼痛，或易怒易哭，或咽中如有炙脔为主证，多发于青中年女性。

（二）辅助检查

各系统检查和实验室检查正常，除外器质性疾病。

（三）类证鉴别

1. 虚火喉痹

郁证中的梅核气应注意与虚火喉痹相鉴别。梅核气多见于青中年女性，因情志抑郁而起病，自觉咽中有物梗塞，咯之不出，咽之不下，但无咽痛及吞咽困难、咽中梗塞的感觉，与情绪波动有关，在心情愉快、工作繁忙时症状可减轻或消失，而当心情抑郁或注意力集中于咽部时，则梗塞感觉加重。虚火喉痹则以青中年男性发病较多，多因感冒、长期吸烟喝酒及嗜食辛辣食物而引发，咽部除有异物感外，尚觉咽干、灼热、咽痒，咽部症状与情绪无关，但过度辛劳或感受外邪则易加剧。

2. 噎膈

梅核气应当与噎膈相鉴别。梅核气的诊断要点如上所述。噎膈多见于中老年人，男性居多，吞咽之时哽噎不顺或饮食不下，食入即吐，吞咽困难的程度日渐加重，食管检查常有异常发现。

3. 癫证

郁证中的脏躁证须与癫证相鉴别。脏躁多发于青中年妇女，有精神恍惚、大哭大笑、哭笑无常等表现，常在精神因素的刺激下呈间歇性发作，在不发作时可如常人。而癫证则以沉默痴呆、语无伦次、静而少动为特点，多发于青壮年男女性，病程迁延，心神失常的症状极少自行缓解。但脏躁日久有发展成癫证之可能。

三、辨证论治

（一）辨证要点

1. 辨明受病脏腑与六郁的不同

郁证的发生主要为肝失疏泄，脾失健运，心失所养。临证时应辨明主要的受病脏腑及六郁的不同，郁证以气郁为主要病变，一般来说，气郁、血郁、火郁主要责之于肝；食郁、湿郁、痰郁主要责之于脾；而虚证证型则与心的关系最为密切，如心神失养、心血不足、心阴亏虚等。

2. 辨别证候虚实

六郁病变中气郁、血瘀、火郁、食积、湿滞、痰结均属实，而心、脾、肝的气血或阴精亏虚所导致的证候则属虚。但应注意到正虚邪实、虚实夹杂的复杂证候。

（二）治疗原则

理气开郁是治疗郁证的基本原则，正如《医方论·越鞠丸》方解中所说："凡郁病必先气病，气得疏通，郁于何有？"因此，早期疏通气机对于防止病情发展而变生他病具有重要意义。对于实证，首应理气开郁，并根据是否兼有血瘀、痰结、湿滞、食积等而分别采用活血、降火、祛痰、化湿、消食等法。虚证则应根据损及的脏腑及气血阴阳亏虚的不同情况而补之，或养心安神，或补益心脾，或滋养肝肾。对于虚实夹杂者，则又当视虚实的偏重而虚实兼顾。

郁证一般病程较长，用药不宜峻猛。在实证的治疗中，应注意理气而不耗气，活血而不破血，清热而不败胃，祛痰而不伤正；在虚证的治疗中，应注意补益心脾而不过燥，滋养肝肾而不过腻。正如《临证指南医案·郁》所指出，治疗郁证"不重在攻补，而在乎用苦泄热而不损胃，用辛理气而不破气，用滑润濡燥涩而不滋腻气机，用宣通而不揠苗助长"。除药物治疗外，精神治疗对郁证有极为重要的作用。解除致病原因，使患者正确认识和对待自己的病情，增强治愈疾病的信心，可以促进郁证好转、痊愈。正如《临证指南医案·郁》所说："郁证全在病者能移情易性。"

（三）分证论治

1. 肝气郁结证

（1）证候：精神抑郁，情绪不宁，胸部满闷，胁肋胀痛，痛无定处，脘闷嗳气，不思饮食，大便不调，或女子月事不行；苔薄腻，脉弦。

（2）证候分析：本证以郁怒不畅，肝气郁结为主要病机。肝主疏泄，性喜条达，其经脉布胁肋、贯膈。肝气郁结，疏泄功能失常，经脉气机不畅，故见精神抑郁，情绪不宁，胸部满闷，胁肋胀痛，痛无定处，或女子月事不行等症；肝气郁结，乘脾犯胃，则见脘闷嗳气，不思饮食，大便失调；肝郁乘脾，故见苔薄腻、脉弦。本证以精神抑郁，情绪不宁，胸部满闷，胁肋胀痛，痛无定处，脉弦为辨证要点。

（3）治法：疏肝解郁，理气畅中。

（4）方药：柴胡疏肝散加减。若胁肋胀满疼痛较甚者，可加郁金、青皮、佛手疏肝理气；肝气犯胃，胃失和降。见嗳气频作，脘闷不舒者，可加旋覆花、代赭石、苏梗、法半夏和胃降逆；兼有食滞腹胀者，可加神曲、麦芽、山楂、鸡内金消食化滞；肝气乘脾而见腹胀、腹痛、腹泻者，可加白术、茯苓、防风泻肝补脾而止痛泻；兼有血瘀而见胸胁刺痛，舌有瘀点、瘀斑，可加当归、丹参、郁金、红花活血化瘀。

2. 气郁化火证

（1）证候：性情急躁易怒，胸胁胀满，口干而苦，或头痛、目赤、耳鸣，或嘈杂吞酸，大便秘结；舌质红苔黄，脉弦数。

（2）证候分析：本证以肝气郁结，日久化火为主要病机。肝气郁结，疏泄不利，故胸胁胀满疼痛；肝郁日久化火，故性情急躁易怒，口苦而干，舌红，苔黄，脉弦数；肝火上炎则头痛、目赤、耳鸣；肝火犯胃，胃肠有热，故嘈杂吞酸，大便秘结。本证以性情急躁易怒，胸胁胀满，口苦而干，舌质红，苔黄，脉弦数为辨证要点。

（3）治法：疏肝解郁，清肝泻火。

（4）方药：丹栀逍遥散加减。若热势较甚，口苦、大便秘结者，可加龙胆草、大黄泻热通腑；肝火犯胃而见胁肋疼痛、口苦、嘈杂吞酸、嗳气呕吐者，可合左金丸清肝泻火、降逆止呕；肝火上炎而见头痛、目赤、耳鸣者，加菊花、钩藤、刺蒺藜清热平肝；热盛伤阴而见舌红少苔、脉细数者，可去原方中当归、白术、生姜之温燥，酌加生地、麦冬、山药养阴健脾。

3. 痰气郁结证

（1）证候：精神抑郁，咽中如有物梗阻，吞之不下，咯之不出，但饮食吞咽正常，胸部闷塞，胁肋胀满；苔白腻，脉弦滑。

（2）证候分析：本证以气郁痰凝，痰气交阻于咽喉为主要病机。由于肝郁气滞，津停凝聚成痰，气滞痰郁交阻于胸膈咽喉，故见胸中闷塞，胁肋胀痛及咽中如物梗阻，吞之不下，咯之不出等症；痰气交阻于咽喉，并非有形实邪阻滞，故饮食吞咽正常；苔白腻、脉弦滑为肝郁挟痰湿之征。本证以咽中如有物梗阻，吞之不下，咯之不出，饮食吞咽正常为辨证要点。《医宗金鉴·诸气治法》将本证称为"梅核气"。

（3）治法：行气开郁，化痰散结。

（4）方药：半夏厚朴汤加减。若湿郁气滞而兼胸脘痞闷，嗳气，苔腻者，加香附、佛手、苍术理气除湿；痰郁化热而见烦躁、舌红、苔黄者，加竹茹、瓜蒌、黄芩、黄连清化痰热；病久入络而有瘀血征象，胸胁刺痛，舌质紫暗或有瘀点、瘀斑，脉涩者，加郁金、丹参、降香、姜黄活血化瘀，或改用血府逐瘀汤疏肝行气、活血化瘀。

4. 心神失养证

（1）证候：精神恍惚，心神不宁，多疑易惊，悲忧善哭，喜怒无常，或时时欠伸；舌质淡，苔薄白，脉弦细。

（2）证候分析：本证以忧思不解，心气耗伤，营血不足，心神失养为主要病机。忧思郁虑不解，心气耗伤，营血暗亏，以致心神失养，故见精神恍惚，心神不宁，多疑易惊，时时欠伸；心神惑乱，不能自主则见悲忧善哭，喜怒无常；舌质淡、苔薄白、脉弦细为气郁血虚之象。此证即《金匮要略·妇人杂病脉证并治》所谓之"脏躁"，多见于中年女性。以精神恍惚，心神不宁，多疑易惊，喜怒无常为辨证要点。

（3）治法：甘润缓急，养心安神。

（4）方药：甘麦大枣汤加减。可加柏子仁、炒枣仁、茯神、合欢皮、夜交藤、龙齿、远志、石菖蒲等加强养心安神之功。血虚生风而见手足蠕动或抽搐者，加当归、生地、珍珠母、钩藤养血熄风；喘促气逆者可合用五磨饮子开郁散结、理气降逆。

5. 心脾两虚证

（1）证候：多思善疑，头晕神疲，心悸胆怯，失眠，健忘，纳呆，面色无华；舌质淡，苔薄白，脉细弱。

（2）证候分析：本证以劳心思虑，心脾两虚，心失所养为主要病机。忧愁思虑久则损伤心脾，使心脾两虚，气血生化不足，心失所养，不主神明，则多思善疑、心悸、胆怯、失眠、健忘；脾失健运，气血不充，故见纳差、头晕、神疲、面色不华、舌淡、苔薄白、脉细弱等症。本证以多思善疑，头晕心悸，纳差神疲，面色不华为辨证要点。

（3）治法：健脾养心，补益气血。

（4）方药：归脾汤加减。若心胸郁闷，情志不舒者，加郁金、佛手理气开郁；头痛加川芎、白芷活血祛风而止痛；以气血两虚为主而见少气懒言，自汗，心悸，失眠，面色萎黄者，可选用人参养荣汤。

6. 心阴亏虚证

（1）证候：情绪不宁，心悸，健忘，失眠，多梦，五心烦热，潮热，盗汗，口咽干燥；舌红少津，苔少，脉细数。

（2）证候分析：本证以情志过极，心阴耗伤，阴虚有热为主要病机。情志过极或思虑太过，均使心阴耗伤，心失所养，故情绪不宁、心悸、健忘；神不守舍则失眠、多梦；心阴不足，虚火内生，故五心烦热、潮热、盗汗、口咽干燥；舌红少津、苔少、脉细数为阴虚有热之象。本证以情绪不宁，心烦而悸，口咽干燥，舌红少苔，脉细数为辨证要点。

（3）治法：滋阴养血，补心安神。

（4）方药：天王补心丹加减。若心火亢盛，肾水不济，心肾不交而见心烦失眠，怔忡，多梦遗精，腰膝酸软者，可用二阴煎合交泰丸交通心肾、养心安神；遗精较频者，可加芡实、莲须、金樱子补肾固涩。

7. 肝阴亏虚证

（1）证候：情绪不宁，急躁易怒，眩晕，耳鸣，目干畏光，视物不明，头痛且胀，面红目赤，肢体麻木，舌干红，脉弦细数。

（2）证候分析：本证以肝阴不足，肝阳偏亢为主要病机。肝阴不足，阴精不能上承于目，目失濡养，故目干畏光，视物昏花；肝主筋，筋脉失于濡养则肢体麻木，肝阴不足以致肝阳偏亢，肝火上炎，上扰清窍，则引起眩晕、耳鸣、头胀痛、面红目赤、情绪不宁、急躁易怒等症；舌干红、脉弦细数为阴虚肝旺之象。本证以情绪不宁，目干畏光，眩晕耳鸣，舌干红，脉弦细数为辨证要点。

（3）治法：滋养阴精，补益肝肾。

（4）方药：滋水清肝饮加减。若肝阴不足而肝阳偏亢，肝风上扰，以致头痛、眩晕、面时潮红，或筋惕肉𬕂者，加刺蒺藜、草决明、钩藤、石决明平肝潜阳、柔润熄风；虚火较甚，表现为低热，手足心热者，可加银柴胡、白薇、麦冬以清虚热；肝肾失调，冲任空虚而见月经不调者，可加香附、泽兰、益母草理气开郁、活血、调经。

第四节　血证

血证是因热伤血络、气不摄血或瘀血阻络等致血液不循经脉运行，溢于脉外，以口鼻诸窍、前后二阴出血，或肌肤紫斑为主要临床特征的一类病证。

西医学中呼吸系统疾病如支气管扩张症、肺结核等引起的咳血；消化系统疾病如胃及十二指肠溃疡、肝硬化门脉高压、溃疡性结肠炎等病引起的吐血、便血；泌尿系统疾病如肾小球肾炎、肾结核、肾肿瘤引起的尿血；血液系统疾病如原发性血小板减少性紫癜、过敏性紫癜、白血病及其他出血性疾病引起的皮肤、黏膜和内脏的出血等均可按血证进行辨证论治。

一、病因病机

外感六淫、酒食不节、情志过极、劳倦过度以及热病或久病之后等均可引起血液不循经脉运行，溢于脉外而导致血证的发生。

（一）外感六淫

外感风热燥邪，热伤肺络，迫血上溢而致咳血、鼻衄；湿热之邪，侵及肠道，络伤血溢，从下而泻可致便血；热邪留滞下焦，损伤尿道，络脉受损，导致尿血。正如《临证指南医案·吐血》中指出："若夫外因起见，阳邪为多，盖犯是证者，阴分先虚，易受天之风热燥火也。"

（二）酒食不节

饮酒过多或过食辛辣，一则湿热蕴积，损伤胃肠，熏灼血络，化火动血，则衄血、吐血、便血。所以《临证指南医案·吐血》曰："酒热伐胃之类，皆能助火动血。"二则酒食不节，损伤脾胃，脾虚失摄，统血无权，血溢脉外。

（三）情志过极

七情所伤，五志化火，火热内燔，迫血妄行而致出血。如肝气郁滞，日久化火，木火刑金，损伤肺窍及肺之络脉可致鼻衄和咯血。郁怒伤肝，肝火偏亢，横逆犯胃，胃络受伤，以致吐血。

（四）劳倦过度

心主神明，神劳伤心；脾主肌肉，身劳伤脾；肾主藏精，房劳伤肾。劳倦过度，可致心、脾、肾之气阴损伤。气虚失摄，或阴虚火旺，迫血妄行均可致血溢脉外而致衄血、吐血、便血、尿血、紫斑。

（五）久病热病

久病或热病之后，一则可使阴津耗伤，阴虚火旺，火迫血行而致出血；二则由于正气损伤，气虚失摄，血溢脉外而致出血；三则久病入络，瘀血阻滞，血不循经，因而出血。

二、诊断

（1）鼻衄：凡血从鼻腔溢出而不因外伤、倒经所致者，均可诊断为鼻衄。

（2）齿衄：血自牙龈、齿缝间溢出，并可排除外伤所致者，即可诊断为齿衄。

（3）咯血：血由肺或气管而来，经咳嗽而出，或纯红鲜血，间夹泡沫，或痰中带血丝，或痰血相兼，痰中带血。多有慢性咳嗽、喘证或肺痨等肺系疾患病史。

（4）吐血：血从胃或食管而来，随呕吐而出，常夹有食物残渣等胃内容物，血多呈紫红、紫暗色，也可呈鲜红色，大便常色黑如漆或呈暗红色。吐血前多有恶心、胃脘不适、头晕等先兆症状。多有胃痛、嗳气、吞酸、胁痛、黄疸、癥积等宿疾。

（5）便血：大便下血可发生在便前或便后，色鲜红、暗红或紫暗，甚至色黑如柏油。多有胃痛、胁痛、积聚、泄泻、痢疾等宿疾。

（6）尿血：小便中混有血液或夹血丝、血块，但尿道不痛。

（7）紫斑：四肢及躯干部出现瘀点或青紫瘀斑，甚至融合成片，压之不褪色，常反复发作。

三、辨证论治

（一）辨证要点

1. 辨病位

同为一种血证，可由不同病变脏腑引起，其病位是不同的。如咯血有在肺、在肝的不同；鼻衄有在肺、在胃和在肝的不同；齿衄则有在胃、在肾的不同；尿血则有在肾、在脾和在膀胱的不同。应仔细辨识其病位，以正确施治。

2. 辨虚实

血证中的实证，多由火热亢盛，迫血妄行所致，也可由瘀血阻络而成。火热之证，有实火与虚火之不同，其实火为火热亢盛，虚火一般由阴虚导致，而后者属虚中夹实证。血证中的虚证，一般由气虚失摄，血不归经所致。此外，初病多实，久病多虚，而久病入络者，又为虚中夹实。辨证候的虚实，有利于指导临证施治。

3. 辨出血量

血为气之母，如出血过多，可致气随血脱，甚至亡阳虚脱，病至危殆。因而，辨别出血量的多少对判断预后、制订治疗方案具有重要意义。临证当根据头晕、乏力、面色唇甲苍白、心慌、出汗等症的程度，结合舌、脉，综合判断出血程度，分清标本缓急。

（二）治疗原则

血证虽因出血部位不同而有不同的称谓，但其病机基础不外火热伤络、气不摄血、瘀血阻络三端，因而，其治疗也不外在火、气、血三方面。恰如《景岳全书·血证》所说："凡治血证，须知其要。而血动之由，惟火惟气耳。故察火者但察其有火无火，察气者但察其气虚气实，知此四者而得其所以，则治血之法无余义矣。"故临证治疗血证多以治火、治气和治血为基本原则。

1. 治火

火热亢盛，迫血妄行，血不归经，溢于脉外是引起血证最常见的病因病机。由于火热之邪可分为实火与虚火的不同，故实火当清热泻火，虚火当滋阴降火。

2. 治气

一则气为血帅，气能统血，气行血行，气脱血脱；二则气有余便生火，火热偏亢则扰动血脉，血不归经。故对实证当清气降气，虚证当补气益气。当出血严重，气随血脱而有亡阳虚脱之虞者，当以益气固脱，回阳救逆为急。

3. 治血

血证既为出血之证，因此一定要根据出血的病因病机和证候的差异而施以不同的止血方法。如实火亢盛，扰动血脉者当凉血止血；气虚失摄，出血不止者当收敛止血；瘀血阻络，血难归经者当活血止血。出血之后，血虚明显者又当适当补血生血。

（三）分证诊治

1. 鼻衄

鼻衄以火热偏盛，迫血妄行为多。其中，以肺热、肝火、胃火最为常见；有时也与正气不足，气不摄血有关。

（1）热邪犯肺。

主症：鼻燥流血，血色鲜红。

兼次症：身热不适，口干咽燥，咳嗽痰黄，或恶风发热。

舌脉：舌质红，苔黄燥或薄黄；脉数或浮数。

治法：清肺泻热，凉血止血。

方药：桑菊饮。方中桑叶、菊花、薄荷、连翘辛凉透表，宣散风热；杏仁、桔梗、甘草降肺气，利咽止咳；芦根清热生津。可酌加栀子炭、白茅根、丹皮、侧柏叶加强凉血止血之力。肺热盛而无表证者可去薄荷、桔梗，加黄芩、桑白皮以清泻肺热；咽喉痛者加玄参、马勃以清咽利喉；咽干口燥者加麦冬、玉竹、沙参、天花粉以养阴生津；咳甚者加象贝母、枇杷叶以润肺止咳。

（2）肝火上炎。

主症：鼻衄，血色鲜红，目赤，烦躁易怒。

兼次症：头痛眩晕，口苦耳鸣，或胸胁胀痛，或寐少多梦，或便秘。

舌脉：舌质红，苔黄而干；脉弦数。

治法：清肝泻火，凉血止血。

方药：龙胆泻肝汤。方中龙胆草、柴胡、栀子、黄芩清肝泻火；木通、泽泻、车前子清利湿热；生地、当归、甘草滋阴养血。可酌加侧柏叶、藕节、白茅根以凉血止血；寐少梦多者可加磁石、龙齿、珍珠母、远志等清肝安神；便秘者可加大黄通腑泻热；阴液亏耗者可加麦冬、玄参、旱莲草以养阴清热。

（3）胃热炽盛。

主症：鼻血鲜红，胃痛口臭。

兼次症：鼻燥口渴，烦躁便秘，或兼齿衄。

舌脉：舌质红，苔黄；脉数。

治法：清胃养阴，凉血止血。

方药：玉女煎。方中石膏清泻胃热，麦冬养阴清热，生地凉血止血，川牛膝引血下行。可酌加山栀子、丹皮、侧柏叶、藕节、白茅根等加强清热凉血止血之力；大便秘者加大黄、瓜蒌通腑泻热；阴津被伤而见口渴，舌质红，少苔者，加沙参、天花粉、石斛等益胃生津。

（4）气血亏虚。

主症：鼻衄，血色淡红。

兼次症：心悸气短，神疲乏力，面白头晕，夜难成寐，或兼肌衄、齿衄。

舌脉：舌质淡，苔白；脉细或弱。

治法：益气摄血。

方药：归脾汤。方中以人参、白术、甘草健脾益气；黄芪、当归益气生血；茯神、酸枣仁、远志、龙眼肉补气养血，安神定志；木香理气醒脾，使本方补而不滞。可酌加仙鹤草、茜草、阿胶以增强止血之效。

以上各种鼻衄之证，除内服汤剂以外，尚可在鼻衄发生时，采用局部外用药物治疗，以期尽快止血。可选用云南白药或三七粉局部给药以止血或用湿棉条蘸塞鼻散（百草霜15克、龙骨15克、枯矾60克共研极细末）塞鼻治疗。

2. 齿衄

手足阳明经分别入于上下齿龈，而肾主骨，齿为骨余，即所谓"齿为肾之余，龈为胃之络"，所以牙龈出血一般与胃、肾二经有关。

（1）胃火内炽。

主症：齿衄血色鲜红，齿龈红肿疼痛。

兼次症：口渴欲饮，口臭便秘，头痛不适，或齿龈红肿溃烂，或唇舌颊腮肿痛。

舌脉：舌质红，苔黄或黄燥；脉洪数或滑数。

治法：清胃泻火，凉血止血。

方药：加味清胃散。方中以生地黄、丹皮、犀角（水牛角代）清热凉血；黄连、连翘清胃泻火；当归、甘草养血和中。临证可酌加黄芩、黄柏、栀子、石膏等增强清热泻火之力，加藕节、白茅根、侧柏叶等增强凉血止血之力；烦渴加知母、天花粉、石斛以清热养阴除烦；便秘可加大黄、芒硝以通腑泻热。

（2）阴虚火旺。

主症：齿衄血色淡红，齿摇龈浮微痛。

兼次症：常因烦劳而发，头晕目眩，腰膝酸软，耳鸣，或遗精，或盗汗，或潮热，或手足心热。

舌脉：舌质红，苔少；脉细数。

治法：滋阴降火，凉血止血。

方药：知柏地黄丸合茜根散。知柏地黄丸中的六味地黄丸重在滋补肾阴，知母、黄柏重在降下虚火。茜根散中的生地黄、阿胶珠滋阴止血；茜草根、柏叶凉血止血；黄芩清热；甘草和中。两方合用，共奏滋阴补肾，降火止血之效。临证可酌加旱莲草、侧柏叶等加强滋阴凉血止血之力；如阴虚潮热，手足心热者可加银柴胡、胡黄连、地骨皮等清虚热；盗汗明显，或酌加五味子、浮小麦等敛汗。

3. 咯血

咯血由肺络受损所致，燥热、阴虚、肝火是导致肺络损伤，引起咯血的主要原因。

（1）燥热犯肺。

主症：咳痰不爽，痰中带血。

兼次症：发热喉痒，鼻燥口干，或干咳痰少；或身热恶风，头痛，咽痛。

舌脉：舌质红，少津，苔薄黄；脉数或浮数。

治法：清热润肺，宁络止血。

方药：桑杏汤。方中桑叶轻宣润燥；杏仁、象贝母宣肺润肺止咳；栀子、淡豆豉清宣肺热；沙参、梨皮养阴润肺。临证酌加藕节、仙鹤草、白茅根等凉血止血。出血量多而不止者，可再加用云南白药或三七粉吞服。若兼见发热、头痛、咳嗽、喉痒、咽痛等外感风热者，可加金银花、连翘、牛蒡子以辛凉解表，清热利咽；燥伤津液较甚，症见口干鼻燥，咳痰不爽，舌质红，少津，苔干者，可加麦冬、天冬、石斛、玉竹等生津润燥。若痰热壅盛，热迫血行，症见咯血，咳嗽发热，面红，咳痰黄稠，舌质红，苔黄腻，脉滑数者，可用清金化痰汤加大小蓟、侧柏炭、茜草根等以清肺化痰，凉血止血；热甚咯血较重者，可重用黄芩、知母、栀子、海蛤壳、枇杷叶等清热宁络。

（2）肝火犯肺。

主症：咳嗽阵作，痰中带血，胸胁牵痛。

兼次症：烦躁易怒，目赤口苦，便秘溲赤，或眠少多梦。

舌脉：舌质红，苔薄黄；脉弦数。

治法：清肝泻肺，凉血止血。

方药：黛蛤散合泻白散。两方合用后，青黛清肝泻火；桑白皮、地骨皮清泻肺热；海蛤壳、甘草化痰止咳。临证可酌加大小蓟、白茅根、茜草根、侧柏叶以凉血止血；肝火较甚，烦躁易怒，目赤口苦者可加丹皮、栀子、黄芩、龙胆草等加强清泻肝火；若咯血较多，血色鲜红，可加用犀角地黄汤（方中犀角用水牛角代）冲服云南白药或三七粉以清热泻火，凉血止血；便秘者，可加大黄、芒硝通腑泻热。

（3）阴虚肺热。

主症：咳嗽少痰，痰中带血，经久不愈。

兼次症：血色鲜红，口干咽燥，两颧红赤，潮热盗汗。

舌脉：舌质红，苔少；脉细数。

治法：滋阴润肺，降火止血。

方药：百合固金汤。方中百合、麦冬、生地黄、熟地黄、玄参养阴清热凉血，润肺生津；当归、白芍柔润补血；贝母、甘草肃肺化痰止咳。方中桔梗性提升，不利治疗咯血，不宜用。可酌加白及、白茅根、侧柏叶、十灰散等凉血止血；反复咯血及咯血不止者，宜加阿胶、三七养血止血；潮热颧红者可加青蒿、银柴胡、胡黄连、地骨皮、鳖甲、白薇等清退虚热；盗汗宜加五味子、煅龙骨、煅牡蛎、浮小麦、稽豆衣、糯稻根等以收涩敛汗。

以上咯血诸证当注意保持气道通畅，防止血液或血块阻塞气道引起窒息。

4. 吐血

《丹溪心法·吐血》曰："呕吐血出于胃也。"胃自身病变及他脏病变影响胃，使胃络受伤而吐血。临证常见胃热壅盛、肝火犯胃、瘀阻胃络和气虚血溢等证。

（1）胃热壅盛。

主症：胃脘灼热作痛，吐血色红或紫暗，夹食物残渣。

兼次症：恶心呕吐，口臭口干，便秘，或大便色黑。

舌脉：舌质红，苔黄干；脉数。

治法：清胃泻热，凉血止血。

方药：泻心汤合十灰散。泻心汤中之大黄、黄芩、黄连苦寒泻胃中之火，故《血证论·吐血》曰："方名泻心，实则泻胃。"十灰散中栀子泻火止血；大黄导热下行；大、小蓟、侧柏叶、荷叶、白茅根、丹皮凉血止血；配以棕榈炭收涩止血。两方中的大黄，为治胃中实热吐血之要药，泻火下行而活血化瘀，与凉血止血诸药相配。使止血而无留瘀之弊。若胃热伤阴，口干而渴，舌红而干，脉象细数者，可加玉竹、沙参、麦冬、天冬、石斛等滋养胃阴；胃气上逆，恶心呕吐者，可酌加旋覆花、代赭石、竹茹等和胃降逆。

（2）肝火犯胃。

主症：吐血色红或紫暗。

兼次症：脘胀胁痛，烦躁易怒，目赤口干，或寐少多梦，或恶心呕吐。

舌脉：舌质红，苔黄；脉弦数。

治法：清肝泻火，凉血止血。

方药：龙胆泻肝汤。本方清泻肝火效佳，但凉血止血之力弱，可酌加侧柏叶、藕节、白茅根、旱莲草、丹皮等加强凉血止血之力；寐少梦多者可加磁石、龙齿、珍珠母、远志等清肝安神；便秘者可加大黄通腑泻热；阴液亏耗者可加麦冬、玄参、沙参等养阴清热。如吐血不止，口渴不欲饮而胃脘刺痛者，为瘀血阻络，血不归经所致，应合用十灰散、三七粉，增强化瘀止血之力；胁痛明显者，可加延胡索、香附等疏肝理气，活血止痛。

（3）瘀阻胃络。

主症：吐血紫暗或带血块。

兼次症：胃脘刺痛或如刀割，痛处固定而拒按；病程较久，胃脘痛与吐血反复发作；面唇晦暗无华，口渴不欲饮，大便色黑；或妇人月经愆期，色黯有块。

舌脉：舌质紫黯，或有瘀点、瘀斑；或舌质淡黯；苔薄白；脉涩或细涩。

治法：化瘀止血。

方药：失笑散。方中蒲黄活血止血；五灵脂通利血脉，散瘀止痛，二药均入血分，相须为用，活血止血而散瘀止痛；酽醋可利血脉，化瘀血。可加入三七加强化瘀止血之力，加桃红四物汤加强活血化瘀之功而兼养血，使攻中有养，尤其适合于瘀血阻络兼血虚者。如胃脘痛甚，可合用丹参饮理气活血止痛；如兼脾胃虚弱者，可加黄芪、太子参、白术、茯苓等补益脾胃，益气行血。

（4）气虚血溢。

主症：吐血缠绵不止，血色暗淡。

兼次症：吐血时轻时重，神疲乏力，心悸气短，语声低微，面色苍白；或畏寒肢冷，自汗便溏。

舌脉：舌质淡，苔薄白；脉弱或沉迟。

治法：益气摄血。

方药：归脾汤。本方能益气健脾，摄血养血，但止血之力稍弱，临证可酌加仙鹤草、茜草、阿胶等增强止血之效；也可加炮姜炭温阳止血，乌贼骨收敛止血。若气损及阳，脾胃虚寒，兼见肢冷畏寒，自汗便溏，脉沉迟者，治宜温经摄血，可用柏叶汤和理中汤，前方以艾叶、炮姜温经止血，侧柏叶宁络止血，童便化瘀止血，理中汤温中健脾以摄血，合方共奏温经止血之效。

以上吐血诸证，如出血过多导致气随血脱，表现为面色苍白、四肢厥冷、冷汗出、脉微等，亟当益气固脱，可服用独参汤或静脉滴注参麦针等积极救治。

5. 便血

便血为胃肠脉络受伤所致，临床主要有肠道湿热与脾胃虚寒两类。

（1）肠道湿热。

主症：便血鲜红。

兼次症：腹痛不适，大便不畅或便溏，口黏而苦，纳谷不香。

舌脉：舌质红，苔黄腻，脉滑数。

治法：清热化湿，凉血止血。

方药：地榆散。方中以地榆、茜草凉血止血；黄芩、黄连、栀子苦寒泻火燥湿；茯苓淡渗利湿。可加槐角以增强凉血止血的作用；口黏苔腻甚者，宜加苍术、砂仁以健运脾胃。若便血日久，湿热未尽去而营阴已伤者，应清利湿热与养阴补血兼而治之，可用脏连丸。方中以黄连、黄芩清热燥湿；当归、地黄、赤芍、猪大肠养血补脏；槐花、槐角、地榆凉血止血；阿胶养血止血。可酌加茯苓、白术、泽泻等燥湿利湿之品。若为肠风，则见下血鲜红，血下如溅，舌质红，脉数，应清热止血，方用槐花散或唐氏槐角丸。前方以荆芥炭疏散风邪，炒枳壳宽中理气，槐花、侧柏叶清热凉血止血；槐角丸中以防风、荆芥疏散风邪，黄连、黄芩、黄柏苦寒泻火，槐角、地榆、侧柏叶、生地凉血止血，当归、川芎养血归经，乌梅收敛止血，枳壳宽中。两方相比，后者清热疏风的作用较强。若为脏毒，证见下血浊而暗，应使用地榆散加苍术、萆薢、黄柏治之。方中黄连、黄芩、黄柏、栀子苦寒泻火中，地榆、茜根凉血止血，茯苓、苍术、萆薢健脾利湿。

（2）脾胃虚寒。

主症：便血紫暗或黑色。

兼次症：脘腹隐隐作痛，喜温按，怯寒肢冷，纳差便溏，神疲懒言。

舌脉：舌质淡，苔薄白；脉弱。

治法：温阳健脾，养血止血。

方药：黄土汤。方中灶心黄土（伏龙肝）温中摄血；附子、白术温阳健脾；地黄、阿胶养阴止血；甘草和中；黄芩苦寒坚阴，用量宜少，以反佐附子辛燥偏性。临证可加炮姜炭、艾叶、鹿角霜、补骨脂以温阳止血，加白及、乌贼骨收敛止血；有瘀血见证者加花蕊石、三七活血化瘀止血。如脾胃虚弱而阳虚不明显、见血、气短声低、面色苍白、食少乏力等表现者，当补脾摄血，用归脾汤；如下血日久不止、肛门下坠、舌质淡、脉细弱无力者，为气虚下陷之象，可合用补中益气汤以益气升阳。便血诸证出血量大时可致气随血脱而致脱证，临证要仔细观察病情变化，及时救治。

6. 尿血

尿血多因热邪蓄于下焦或阴虚火旺损伤络脉，致使血液妄行引起，也有因脾虚失摄、肾虚失固而致者。

（1）下焦热盛。

主症：尿血鲜红。

兼次症：小便黄赤灼热，心烦口渴，面赤口疮，夜寐不安。

舌脉：舌质红，苔黄；脉数。

治法：清热泻火，凉血止血。

方药：小蓟饮子。竹叶、木通清热泻火利小便；滑石清热利湿；小蓟、生地黄、蒲黄、藕节凉血止血；栀子泻三焦之火，引热下行；当归引血归经；甘草调和诸药。如心烦少寐，可加黄连、夜交藤清心安神；火盛伤阴而口渴者，加黄芩、知母、石斛、天花粉以清热生津；如尿血甚者，可加白茅根、侧柏叶、琥珀末以凉血止血。

（2）阴虚火旺。

主症：小便短赤带血。

兼次症：头晕目眩，颧红潮热，腰酸耳鸣。

舌脉：舌质红，少苔；脉细数。

治法：滋阴降火，凉血止血。

方药：知柏地黄丸。此方以六味地黄丸滋补肾之阴水，以知母、黄柏滋阴降火，旨在"壮水之主，以制阳光"。可酌加旱莲草、大蓟、小蓟、茜草根、蒲黄炭等加强凉血止血之力；颧红潮热者加地骨皮、胡黄连、银柴胡、白薇等清热退虚火之药。

（3）脾不统血。

主症：久病尿血，色淡红。

兼次症：气短声低，面色苍白，食少乏力，或兼见皮肤紫斑、齿衄。

舌脉：舌质淡，苔薄白；脉细弱。

治法：补脾摄血。

方药：归脾汤。临证可加用阿胶、仙鹤草、熟地黄、槐花、三七等养血生血之品；若气虚下陷，小腹坠胀者，可加升麻、柴胡等以提升中阳，亦可合用补中益气汤。

（4）肾气不固。

主症：尿血日久不愈，血色淡红。

兼次症：神疲乏力，头晕目眩，腰酸耳鸣。

舌脉：舌质淡，苔薄白；脉弱。

治法：补益肾气，固摄止血。

方药：无比山药丸。方中熟地黄、山药、山茱肉、怀牛膝补益肾精；菟丝子、肉苁蓉、巴戟天、杜仲温肾助阳且固肾气；五味子、赤石脂固摄止血；茯苓、泽泻健脾利水。可酌加仙鹤草、蒲黄炭、大小蓟、槐花等加强止血之力；也可酌加煅龙骨、煅牡蛎、补骨脂、金樱子等加强固摄肾气之力。若见畏寒神怯者，可酌加肉桂、鹿角片、狗脊以温补肾阳。

7. 紫斑

紫斑常因热盛迫血、阴虚火旺和气不摄血而血溢肌肤所致，清热解毒、滋阴降火和益气摄血为主要治疗方法。

(1) 热盛迫血。

主症：感受风热或火热燥邪后，肌肤突发紫红或青紫之斑点或斑块。

兼次症：发热口渴，烦躁不安，溲赤便秘，常伴有鼻衄、齿衄、尿血或便血。

舌脉：舌质红，苔薄黄；脉数有力。

治法：清热解毒，凉血止血。

方药：清营汤。方中犀角（水牛角代）、玄参、生地、麦冬滋阴清热凉血；金银花、连翘、黄连、竹叶清热解毒；丹参散瘀止血。可酌加紫草、茜草凉血止血，化斑消瘀。若发热口渴，烦躁不安，紫斑密集成片者，可加用生石膏、龙胆草，并冲服紫雪以增强清热泻火解毒之效；还可合用十灰散以增强凉血止血、活血化瘀之效；若热壅肠胃兼见气滞血瘀，症见腹痛者，可酌加白芍、甘草缓急，五灵脂、香附理气活血，以期缓解腹痛；若热伤肠络而见便血者，可加槐实、槐花、地榆炭以凉血止血；若热夹湿邪，阻滞肢体经络，而见关节肿痛者，可加秦艽、木瓜、桑枝、川牛膝等清热祛湿、舒经活络。

(2) 阴虚火旺。

主症：肌肤出现红紫或青紫斑点或斑块，时作时止。

兼次症：手足心热，潮热盗汗，两颧红赤，心烦口干，常伴齿衄，鼻衄，月经过多等症。

舌脉：舌质红，少苔；脉细数。

治法：滋阴降火，宁络止血。

方药：茜根散。方中生地、阿胶滋阴养血；茜草根、侧柏叶、黄芩清热凉血止血；甘草调中解毒。可酌加丹皮、紫草等加强化斑消瘀止血之力。阴虚较甚者，可加玄参、龟甲、女贞子、旱莲草等育阴清热之品；潮热者，可加地骨皮、鳖甲、秦艽、白薇等清退虚热之药；盗汗者，加五味子、煅龙骨、煅牡蛎等以收敛止汗。

(3) 气不摄血。

主症：紫斑反复出现，经久不愈。

兼次症：神疲乏力，食欲不振，面色苍白或萎黄，头晕目眩。

舌脉：舌质淡，苔白；脉弱。

治法：补脾摄血。

方药：归脾汤。临证可酌加仙鹤草、棕榈炭、血余炭、蒲黄炭、紫草等药以增强止血消斑的作用。若脾虚及肾，兼见肾气不足，出现腰膝酸冷，大便不实，小便频数清长者，可酌加菟丝子、补骨脂、川续断以补益肾气。

四、转归及预后

血证的转归与病因有一定关系，而病因又非一成不变。如外感风热燥邪、酒食不节、情志过极所引起的血证均属实证。但日久不愈，正气暗耗可转化为脾虚失摄、肾气不固等虚证；而阴虚不足，又容易引起虚火偏亢之证。所以在临证时，应根据病情转归变化的情况施以灵活治疗。

第九章　精神内科疾病

第一节　恐惧症

恐惧症又称恐怖症、恐怖性神经症，是对某些特殊的客观物体、活动或情境产生过分强烈的恐惧和紧张等急性焦虑反应，常伴有心悸、气促、面红、出汗等自主神经功能紊乱症状。病人明知这种恐惧既过分强烈也不合情理，但每遇到相同场景仍难以控制恐惧情绪的出现，为此极力回避，或畏惧而痛苦地忍受，以至影响其正常活动。

恐怖症的患病率国内报道为0.59%（1982年全国12个地区神经症流行病学调查），占全部神经症病例的2.7%，城乡患病率无明显差异，在神经症专科门诊患约占5%。患病率女性比男性多，约为2∶1。一般认为发病在青年期（年龄在20岁左右），晚年发病者较少，多数恐惧症病程迁延。一般病程越长、起病越早、恐惧对象越广泛，预后就越差；反之，预后较好。

本病相当于中医的"恐证"，又名"善恐"。该病名最早见于《内经》。《素问·四时刺逆从论》认为该病的病因是"血气内却，令人善恐"。《灵枢·本神》曰："恐怖者，神惮散而不收……神伤则恐惧自失。"《灵枢·经脉》曰："肾足少阴之脉，……气不足则恐。"后世医家对其临床表现亦有进一步描述，如《伤寒论》描述恐证的脉象是"脉形如循丝，累累然，其面白脱色"。《沈氏尊生书》载有："心胆俱怯，触及易惊，梦多不详。"历代医家对恐惧症的临床表现、舌苔、脉象、病程转归等均有一定的认识。

一、中医病因病机

中医学认为本病的病因与素体虚弱、七情所伤，尤其是惊恐伤神有关。明·王肯堂《证治准绳·恐》曰："脏腑恐有四：一曰肾。经云：在脏为肾，在志力恐。又云：精气并于肾则恐是也。二曰肝胆。经云：肝藏血，血不足则恐。三曰胃。经云：胃为恐是也。四曰心。经云：心怵惕思虑则伤神，神伤则恐惧自失者是也。"历代医家对本症的认识趋向一致。本病病位主要在肾、肝、心、胆。肾藏精，在志为恐，肾虚精亏则恐惧不安；肝藏血舍魂，胆附于肝而主决断，肝胆不足则魂不守舍，胆失决断，善恐胆怯；心主血藏神，气血亏虚，心神失养则心悸不宁而易恐。精血不足，脏气亏虚，神失荣养，肾之功能失调是本病的主要病机。

二、临床表现

恐惧症的共同特征是：某种客体或情境常引起强烈的恐惧；恐惧时常伴有焦虑和明显的自主神经症状，如头晕或晕倒、心悸或心慌、战栗、出汗等；对恐惧的客体和情境极力回避；病人知道这种恐惧是过分的或不必要的，但不能控制。根据不同的恐惧对象，恐惧症的分类可多达数百种，临床上常分为三大类。

（一）场所恐惧症

场所恐惧症也称广场恐惧症、聚会恐惧症、旷野恐惧症等，约占恐惧症的60%，起病于20~30岁，有报道25岁和35岁左右是两个发病高峰年龄，女性较男性多见。主要表现为对某些特定环境的恐惧，如广场、高处、拥挤的公共场所或密闭的环境等，病人担心在这些场所出现无法逃避的恐惧感，并得不到帮助，因此竭力回避。恐惧发作时焦虑症状突出，常伴有抑郁情绪、强迫、人格解体等症状。

（二）单一恐惧症

单一恐惧症指病人对某一具体的物件、动物等有一种不合理的恐惧，尤以儿童、女性多见。恐怖对象一般是不具伤害能力的动物或昆虫，如猫、鼠、青蛙、鸟、毛毛虫等；或不祥物品，如血污、骨灰盒、花圈等；或尖锐锋利的物品，如刀、笔尖；还有对处境产生恐惧，如黑暗、幽闭、空旷处、雷电等。单一恐惧症的症状恒定，既很少改变也很难泛化。临床上有部分病人可能在消除了某种恐惧之后，又出现新的恐惧对象。

（三）社交恐惧症

社交恐惧症发病多在17～30岁，主要害怕被人注视，怕出洋相，感到羞愧，或无地自容。若被迫进入社交场合时，则会出现严重的焦虑反应，并伴有自主神经功能紊乱，如脸红、心慌、出汗等。病人一般回避社交集会，不敢与人正面交谈，不敢与人对视（对视恐惧），更不敢在公共场合演讲。社交恐惧的对象可以是陌生人或是熟人，甚至是自己的配偶、亲属等。临床更多见的恐怖对象是异性、上司，或未婚夫（妻）的父母等。

三、中医辨证与辨病

本病就病性而言，以虚证居多；就病位而言，主要涉及肾、肝、胆、心等。在肾则善恐而兼见腰膝酸软、虚烦盗汗、潮热遗精；在肝胆则善恐而兼见两胁不舒、平素胆小怕事、遇事优柔寡断；在心则易恐而兼见心悸失眠、气短自汗、脉细弱。善恐是本病的主要临床特征。

四、治疗

1. 治疗原则

西医治疗采用药物控制焦虑情绪，减轻自主神经反应，能增强病人的治疗信心。但更重要的是采用心理行为疗法以消除其回避行为，如暴露疗法配合放松训练等。中医治疗多从心、肾、胆三脏辨证论治，可以采用中药、针灸或中医意疗等方法治疗。

心理治疗

精神分析疗法、领悟法、催眠法，以及支持性心理治疗等都可用于治疗恐怖症。

中医治疗

辨证论治

（1）肾精不足：善恐心慌，精神不振，记忆力减退，失眠虚烦，腰膝酸软，遗精盗汗，面部烘热；舌质红，少苔，脉细弱。

治法：滋阴降火，补肾益精。

方药：知柏地黄汤加减。知母、黄柏、熟地、山药、山萸肉、泽泻、茯神、丹皮；加远志、枸杞。

（2）肝胆两虚：虚怯善恐，遇事优柔寡断，两胁不舒，面色无华，气短乏力；舌质淡，苔薄白，脉弦弱。

治法：疏肝健脾，益气和胆。

方药：柴芍六君子汤加味。柴胡、白芍、党参、茯苓、白术、陈皮、半夏、甘草、远志、郁金。

（3）气虚血亏：触事易恐，心慌心悸，失眠多梦，身倦乏力，自汗气短，面色无华；舌质淡，苔薄，脉细弱。

治法：补益气血，养心安神。

方药：远志丸合八珍汤加减。远志、石菖蒲、茯神、龙齿（先煎）、党参、茯苓、当归、熟地、白芍、甘草、川芎、酸枣仁。

2. 中成药

天王补心丸适用于心肾不足，阴血亏少者；安神定志丸适用于心胆气虚者；归脾丸适用于气血双亏者；解郁安神冲剂适用于情志不舒，肝气郁滞者。

3. 针灸治疗

针灸治疗常用于治疗紧张恐惧的穴位有百会、人中、太冲、合谷、涌泉等。

五、预防与调护

本病应保持情绪稳定，避免惊吓等刺激；人的许多恐惧往往来源于无知，掌握科学知识对消除恐惧有一定的作用；转移注意力，将注意力从恐惧的对象上转移到无关的事物上；学习一些放松的方法。善恐症状消失后仍需加强饮食及生活调养，密切注意善恐的有无和轻重，一经出现或加重，当及时纠正。

第二节 焦虑症

焦虑症即焦虑性神经症，是指没有明确客观对象和具体观念内容的提心吊胆和恐惧不安的情绪，还有显著的自主神经症状和肌肉紧张，以及运动性不安。凡是继发于妄想、强迫症、疑病性神经症、抑郁症、恐怖症等的焦虑情绪都不应该诊断为焦虑性神经症。焦虑性神经症有两种主要的临床形式，即广泛性焦虑与惊恐障碍，后者又被称为急性焦虑发作。

个体素质在很大程度上影响焦虑症的预后，如治疗及时得当，大多数病人能在半年内好转。一般来说，病前个性无明显缺陷、社会适应能力好、病程短、症状较轻者预后好；反之，则预后不佳。一部分学者认为，临床表现为晕厥、激越、人格解体、癔症样证候群及自杀观念者，常提示预后不佳。

本病相当于中医"惊证""百合病"。其症状类似于中医的"烦躁"。《素问·至真要大论》描述该病症状为"心中澹澹大动，恐人将捕之""心怵惕思虑"。《金匮要略》曰："百合病者，意欲食复不能食，常默默，欲卧不能卧，欲行不能行，欲饮食，或有美时，或有不用闻食臭时。"后世医家对本症也有论述，如金代刘完素提出："心卒动而不宁也。火主动，故心火热甚也。"明·王肯堂《证治准绳》曰："肝、胆、心、脾、胃皆有惊证明矣。"对其治疗，《针灸甲乙经》曰："善惊，悲不乐……行间主之。"清·张璐《张氏医通》则提出"宜温胆汤加熟枣仁"治之。历代医家的诸多观点均沿用至今。

一、中医病因病机

中医学认为，本病多因素体气血亏虚，复为七情惊恐所伤，心脾肝胆亏损，痰热瘀血内阻所致。心气虚心神失主，胆虚决断失职；或心脾气血双亏，心神失养；或阴血不足，气机郁滞，化火伤阴，扰乱心神；或痰郁化火，痰热扰心，心神不宁；或七情过激，气滞血郁，心血瘀阻，神明无主。故本病以脏腑亏损，或痰热瘀血扰心为主要病因病机。

1. 临床表现

广泛性焦虑症占焦虑症的57%左右。常缓慢起病，其主要临床特点是经常或持续存在无明确对象的焦虑，包括紧张、害怕、过分担心等。伴有交感神经功能活动过度的表现，如口干、出汗、心悸、气急、尿频、尿急与运动性不安等。

广泛性焦虑的病人常同时合并其他症状，常见的是睡眠障碍、抑郁、疲劳、强迫、恐惧、人格解体等症状。不过，这些症状不是主要临床表现，多继发于焦虑情绪。

2. 惊恐障碍

该疾病临床上并不少见，占焦虑症的41%左右。主要表现是突然感到一种突如其来、莫名的惊恐体验，且常常伴有濒死感，或失控感，以及严重的自主神经功能紊乱症状。病人自觉死期将至，表现为惊恐不安，甚至奔走、惊叫、四处呼救；有胸闷、心悸、心动过速、呼吸困难，或过度换气；或头痛头昏、眩晕、四肢麻木和感觉异常；常有出汗、肉跳、全身发抖或全身无力等自主神经症状。通常起病急骤，突起突止，一般历时5~20分钟，很少持续1个小时；可反复发作，发作期间始终意识清晰，发作后警觉性增高、心有余悸。可产生预期性焦虑，担心再次发作时无法控制而精神失常，不过此时焦虑的体验不再突出，表现为虚弱无力，若干天后恢复。60%的病人由于担心发病时得不到帮助而产生回避行为，如不敢单独出门，不敢到人多热闹的场所，表现为场所恐怖症。有些病人一生中只发作一次，多数呈反复发作病程。

二、中医辨证与辨病

1. 辨虚实

虚者多素体虚弱，病程较长，以气血亏虚或阴血不足为主；实者多以痰热内盛或瘀血内阻为主。本病虚证多于实证。

2. 辨病位

本病主要病位涉及心、脾、肝、胆等脏腑。在心者心悸失眠，在脾者食欲不振，在胆者胆怯多虑，在肝者急躁多言。

3. 辨病情轻重

病程长而正气虚者为重，反之为轻；轻者易治，重者难医。

三、治疗原则

惊恐障碍的治疗在于尽早控制惊恐发作、预防再发和引起广泛性焦虑。焦虑障碍以认知行为疗法较好，如认知重建、放松训练等。中医认为本病多为虚证，或虚实夹杂，故急性发作时中医治疗以祛邪为主，病程迁延者一般以补虚为主。虚证宜益气养血滋阴，酌情加入宁心安神之品；实证以清热化痰，祛瘀镇惊为主。治疗过程中应注意药物治疗与心理治疗并重，同时结合其他方法综合施治。

1. 中医治疗

辨证论治

（1）心胆气虚：心悸胆怯，善惊易恐，多疑善虑，精神恍惚，情绪不宁，坐卧不安，少寐多梦；舌质淡，苔薄白，脉数或虚弦。

治法：益气养心，镇惊安神。

方药：安神定志丸加减。茯苓、茯神、远志、党参、石菖蒲、龙齿、灵磁石、琥珀、炙甘草、炙黄芪。

（2）心脾两虚：心悸，善惊多恐，失眠多梦，头晕，面色不华，倦怠乏力，食欲不振，便溏；舌质淡，苔薄白，脉细弱。

治法：益气养血，健脾宁心。

方药：归脾汤加减。党参、白术、炙黄芪、当归、炙甘草、茯神、炙远志、酸枣仁、广木香、红枣、生姜。

（3）阴虚内热：多疑惊悸，少寐多梦，欲食不能食，欲卧不能卧，欲行不能行，口苦尿黄；舌红，少苔或无苔，脉细数。

治法：滋阴凉血，清热安神。

方药：百合地黄汤合知柏地黄汤加减。百合、生地、知母、山药、茯苓、炒枣仁、炙甘草、丹皮、赤芍、黄柏。盗汗加五味子、煅牡蛎；闻声易惊者加朱砂冲服。

（4）痰热扰心：心烦意乱，坐卧不宁，夜寐多惊，性急多言，头昏头痛，口干口苦；舌质红，苔黄腻，脉滑数。

治法：清热涤痰，宁心安神。

方药：黄连温胆汤加减。黄连、法半夏、陈皮、茯苓、炙甘草、胆南星、枳实、竹茹、酸枣仁、炙远志、天竺黄、焦山栀、龙胆草、大枣。大便干燥加生大黄，小便短赤加白茅根。

（5）瘀血内阻：心悸怔忡，夜寐不安，或夜不能寐，多疑烦躁，胸闷不舒，时或头痛心痛如刺，或眼圈黯黑；舌质黯红，边有瘀斑；或舌面瘀点，口唇紫黯，脉涩或弦。

治法：活血化瘀，通络安神。

方药：血府逐瘀汤加减。桃仁、红花、当归、川芎、生地、赤芍、牛膝、柴胡、枳壳、桔梗；加丹参、生龙齿、琥珀粉、甘草。

2. 针灸治疗

（1）体针：主穴选风府、百会、通里、神门、内关等。痰郁配肺俞、合谷、列缺、天突、丰隆；心血虚配心俞、脾俞；瘀血内阻配血海、膈俞。烦躁不安配印堂、太阳、水沟；失眠配神庭、四神聪、印堂、三阴交等。除心血虚者外，均用泻法。

（2）耳针：取穴脑点、皮质下、神门、心等。针刺或敷贴王不留行子。

（3）电针治疗：主穴选神门、三阴交、百会、足三里、大椎。每次选用2~3穴。心胆气虚配心俞、胆俞；心脾两虚配心俞、脾俞；阴虚内热，心肾不交配心俞、肾俞、太溪；兼肝胆痰热上扰配肝俞、太冲。每日1次，每次20~30分钟。

四、预防与调护

本病当注意培养良好的生活习惯，保持良好的精神状态，症状消失后亦应坚持调理气血，养心益脑，并定期复查。告知病人该病的性质，可降低其对健康的焦虑，增加治疗的依从性。约7%的惊恐障碍病人有自杀未遂史，约半数的病人合并重性抑郁发作，使本病的自杀危险率增加。在调护过程中，应严密观察病情变化，防止意外情况发生。

第三节　强迫性障碍

强迫症即强迫性神经症，是以强迫观念、强迫意向和强迫动作为主要临床症状的一类神经症。临床特征是病人意识到强迫观念、强迫意向和强迫动作是不必要的，欲控制而不能控制。由于病人的自知力完好，常为这些强迫症状苦恼和不安。我国强迫症的患病率约为0.3‰。国外有资料显示，普通人群患病率为0.5‰，发病年龄多在16~30岁男女患病率相近，其中脑力劳动者居多。

部分强迫症病人能在一年内缓解；约2/3的病人症状持续超过一年，病程通常是持续波动，可达数年甚至终生。病程短，有明显环境因素，生活环境较好，社会适应能力较强，强迫性人格特征不突出者预后较好；伴有强迫人格特征及持续遭遇较多生活事件的病人预后较差。

本病中医学无相应的病名，历代文献亦无具体论述。但《内经》有云，"肝为将军之官，谋虑出焉"；"胆为中正之官，决断出焉"。本病病变关乎谋虑决断，故《内经》之论揭示了本病病变所在，对于指导临床治疗具有重要意义。

一、中医病因病机

中医学认为，本病的发生与情志因素，或体质的衰弱密切相关。肝主谋虑，胆主决断，病变脏腑多涉及肝胆。本病的发生多为平素胆怯之人，复为情志所伤，以致肝胆谋虑失职，气血失和而为气、火、痰、瘀、虚之变，临床特点主要表现为多虑而犹豫不决。

二、临床表现

（一）强迫观念

1. 强迫性怀疑

强迫性怀疑指对已经完成的事情，明知已经做得很好，但仍要怀疑，不能放心。常见反复怀疑门窗是否锁好，或担心曾经粘好的信封是否粘住、是否贴邮票等，反复怀疑医生的处方剂量是否适量等。

2. 强迫性回忆

对于既往的事件、经历，进行反复的回忆，明知回忆无实际意义，也没有必要，但无法摆脱，萦绕不去。

3. 强迫性穷思竭虑

思索一些无实际意义的问题，如"地球为什么取名叫地球？地球上的人为什么分男女？先有男还是先有女？……"

4. 强迫性对立思维

病人脑海中经常有一些对立的思想出现。如看到墙上的标语"和平"立即想到"战争",看见"快乐"就想到"痛苦"等相反的概念。

(二)强迫意向及动作

1. 强迫意向

强迫意向指强迫性地出现相反的意愿。如某律师每次出庭就忍不住想说出对自己当事人不利的理由,但又知道不能说,因此引起恐惧和焦虑,回避上法庭做辩护。

2. 强迫性洗涤

强迫性洗涤指病人总担心自己没洗干净,而反复洗涤。如反复洗手,明知道手已经洗净,没必要再洗,但无法控制,甚者将手洗破仍然无法阻止自己的行为,为此而痛苦不已。

3. 强迫性计数

强迫性计数表现为不可控制的计数欲望。如见到路旁的树木就开始计数,如果受到干扰又要重新开始,否则感到烦躁,难以克制。

4. 强迫性仪式动作

强迫性仪式动作指病人总是要做一个固定的程序动作才能心安理得,否则就会焦虑不安。如某学生进教室门槛时总得先停下来,继而立正,才进教室,只有这样才会安心。

上述症状中以强迫观念最多见,强迫行为多为减轻强迫观念引起的焦虑而采取的顺应行为。病人体验到观念来自于自我,意识到强迫症状是异常的,但欲罢不能。病程迁延者可表现为以仪式化动作为主,而精神痛苦减轻,但此时社会功能受损。强迫症病人常伴有抑郁、焦虑以及其他神经症症状,但都继发于强迫症。

三、中医辨证与辨病

1. 辨病位

本病病位主要在肝、胆,涉及心等脏腑。在肝胆者常表现谋虑而不能决断,在心则表现心神不守之心悸失眠等。

2. 辨病性

本病有虚有实,虚者多为阴血不足,心神失养;实者多为气滞、火热、痰浊、瘀血等阻滞肝胆气机,谋断失职。

四、治疗原则

西医治疗以药物治疗和心理治疗的联合应用效果较好。药物选择主要是氯咪帕明、选择性5-HT再摄取抑制剂。可根据其他临床症状,在原有治疗药物基础上加用其他药物进行强化治疗;心理行为治疗包括支持性心理治疗、暴露疗法和反应防止法等;极少数病人可考虑精神外科手术治疗。

中医治疗以辨证论治为指导,脏腑辨证重在肝胆,随症变通。临床尤当辨清病性之气、火、痰、瘀、虚,方不失偏颇。

1. 辨证论治

(1)胆郁痰扰:情绪低沉,恐惧多疑,易惊多梦,头昏呆滞,幻想,胸闷口苦;舌苔腻,脉弦滑。

治法:化痰解郁,温胆安神。

方药:温胆汤加减。半夏、云苓、陈皮、甘草、枳实、竹茹、生龙齿、远志、石菖蒲。痰郁化热者,加胆南星、黄芩、黄连;血瘀者,加桃仁。

(2)气郁血瘀:情志抑郁,多疑善虑,不安易怒,噩梦纷纭,两胁窜痛,遇怒益甚,嗳气泛酸;舌有瘀斑,脉弦涩。

治法:疏肝解郁,理气活血。

方药:逍遥散加减。柴胡、赤芍、当归、香附、白术、淡竹叶、茯苓、麦芽、枳实、莱菔子、薄荷、石菖蒲。情志抑郁甚者，加合欢皮、郁金；血瘀甚者，加桃仁、红花；有热象者，加栀子、丹皮。

（3）肝胆湿热：情绪躁动，烦躁不已，穷思竭虑，联想不断，喜怒无常，面红口苦，胁肋胀满；舌红，苔黄或黄腻，脉弦数。

治法：清肝利胆，泻火安神。

方药：龙胆泻肝汤加减。龙胆草、柴胡、丹皮、栀子、当归、郁金、黄芩。若热耗阴伤者，加沙参、麦冬、生地、枸杞子；痰热盛者，加生铁落饮、胆南星。

（4）虚火扰神：多虑烦恼，心悸，失眠多梦，精神紧张，胸闷不舒，五心烦热，咽干口燥，盗汗；舌红少津，脉细数。

治法：滋阴清热，养心安神。

方药：天王补心丹加减。生地、五味子、当归身、天门冬、麦门冬、柏子仁、酸枣仁、人参、玄参、丹参、茯苓、远志、桔梗。思绪纷乱者，加石菖蒲、龙齿；气郁不舒者，加郁金。

2. 针灸治疗

（1）体针：根据病症取相应穴位。情绪不稳、烦躁、失眠为主者，取阳陵泉、太冲、三阴交等穴；情绪低落、烦闷、多疑为主者，取支沟、期门、脾俞等穴；精神不振、思虑、胆怯为主者，取内关、神门等穴；情绪不稳、烦躁易怒、惊恐为主者，取肾俞、太溪、三阴交等穴。

（2）耳针。取穴：神门、交感、心、肝、肾、皮质下。每次选2～3穴，每日或隔日1次。针刺，或耳穴埋针，或用王不留行子穴位贴压。

五、预防与调护

注意心理卫生，引导病人把注意力从强迫症状转移到日常生活、学习和工作中去，有助于减轻焦虑；帮助病人学习应对各种压力的积极方法和技巧，增强自信，不回避困难，培养敢于承受艰苦和挫折的心理品质，是预防和调护的关键。

第十章　内科常见病的针灸疗法

第一节　感冒

感冒是由于感受触冒风邪，邪犯肺卫而出现的以鼻塞、流涕、喷嚏、咳嗽、头痛、恶寒、发热、全身不适、脉浮为主要临床表现的疾病。全年均可发病，尤以冬春季多见。主要由于正气不足，机体卫外功能低下，风寒、风热、暑湿等外邪乘虚由皮毛、口鼻而入，引起营卫失调、肺气失宣所致。西医学的上呼吸道感染属于本病的范畴。

一、辨证

本病以恶寒发热、鼻塞、流涕、头痛、咳嗽、脉浮为主要症状，临床根据感受外邪的性质不同分为风寒感冒、风热感冒和暑湿感冒。

（一）风寒感冒

恶寒重，发热轻，或不发热，无汗，鼻塞，流清涕，咳嗽，咯痰液清稀，肢体酸楚，苔薄白，脉浮紧。

（二）风热感冒

微恶风寒，发热重，有汗，鼻塞，流浊涕，咯痰稠或黄，咽喉肿痛，口渴，苔薄黄，脉浮数。

（三）暑湿感冒

身热不扬，汗出不畅，肢体酸重，头痛如裹，胸闷纳呆，口渴不欲饮，苔白腻，脉濡。

二、治疗

（一）针灸治疗

治则：祛风解表。以手太阴、手阳明经及督脉穴位为主。

主穴：列缺、合谷、大椎、太阳、风池。配穴：风寒感冒者，加风门、肺俞；风热感冒者，加曲池、尺泽、鱼际；暑湿感冒者，加阴陵泉。体虚者，加足三里；鼻塞流清涕者，加迎香；咽喉疼痛者，加少商；全身酸楚者，加身柱；高热惊厥者，三棱针点刺水沟、十宣。

操作：主穴用毫针泻法。风寒感冒，大椎行灸法；风热感冒，大椎行刺络拔罐。配穴中足三里用补法或平补平泻法，少商、委中用点刺出血法，余穴用泻法。

方义：感冒为外邪侵犯肺卫所致，太阴、阳明互为表里，故取手太阴、手阳明经穴列缺、合谷以祛邪解表。督脉主一身之阳气，温灸大椎可通阳散寒，刺络出血可清泻热邪。风池为足少阳经与阳维脉的交会穴，"阳维为病苦寒热"，故风池既可疏散风邪，又可与太阳穴相配而清利头目。

（二）其他治疗

1. 拔罐

选大椎、身柱、大杼、肺俞，拔罐后留罐 15 min 起罐，或用闪罐法。本法适用于风寒感冒。风热感冒者可用刺络拔罐法。

2. 耳针

选肺、内鼻、屏尖、额，用中、强刺激。咽痛加咽喉、扁桃体，毫针刺。

第二节 咳嗽

咳嗽是肺系疾病的主要症状之一。"咳"指有声无痰,"嗽"指有痰无声。临床一般声、痰并见,故统称咳嗽。根据病因可分为外感咳嗽和内伤咳嗽两大类。外感咳嗽是外感风寒、风热之邪,使肺失宣降,肺气上逆而致。内伤咳嗽多为脏腑功能失调所致,如肺阴亏损,失于清润;或脾虚失运,聚湿生痰,上渍于肺,肺气不宣;或肝气郁结,气郁化火,火盛灼肺,阻碍清肃;或肾失摄纳,肺气上逆,均可导致咳嗽。

西医学的上呼吸道感染、急慢性支气管炎、支气管扩张、肺炎、肺结核等的咳嗽症状属于本病范畴。

一、辨证

本病以咳嗽为主要症状,临床根据病因的不同分为外感咳嗽和内伤咳嗽。

(一)外感咳嗽

咳嗽病程较短,起病急骤,多兼有表证。

1. 外感风寒

咳嗽声重,咽喉作痒,咯痰色白、稀薄,头痛发热,鼻塞流涕,形寒无汗,肢体酸楚,苔薄白,脉浮紧。

2. 外感风热

咳嗽气粗,咯痰黏稠、色黄,咽痛,或声音嘶哑,身热头痛,汗出恶风,舌尖红,苔薄黄,脉浮数。

(二)内伤咳嗽

咳嗽起病缓慢,病程较长,可兼脏腑功能失调症状。

1. 痰湿侵肺

咳嗽痰多色白,呈泡沫状,易于咯出,脘腹胀闷,神疲纳差,舌淡苔白腻,脉濡滑。

2. 肝火灼肺

气逆咳嗽,阵阵而作,面赤咽干,目赤口苦,痰少而黏,不易咯吐,引胁作痛,舌边尖红,苔薄黄少津,脉弦数。

3. 肺阴亏损

干咳,咳声短促,以午后黄昏为剧,少痰,或痰中带血,潮热盗汗,形体消瘦,两颊红赤,神疲乏力,舌红少苔,脉细数。

二、治疗

(一)针灸治疗

1. 外感咳嗽

治则:疏风解表,宣肺止咳。以手太阴经穴为主。

主穴:肺俞、中府、列缺。

配穴:外感风寒者,加风门、合谷;外感风热者,加大椎。

操作:毫针泻法,风热可疾刺,风寒留针或针灸并用,或针后在背部腧穴拔罐。中府、风门、肺俞等背部穴不可深刺,以免伤及内脏。

方义:咳嗽病变在肺,按俞募配穴法取肺俞、中府以理肺止咳、宣肺化痰;列缺为肺之络穴,可散风祛邪,宣肺解表。

2. 内伤咳嗽

治则:肃肺理气,止咳化痰。以手、足太阴经穴为主。

主穴:肺俞、太渊、三阴交、天突。

配穴:痰湿侵肺者,加丰隆、阴陵泉;肝火灼肺者,加行间;肺阴亏虚者,加膏肓。

操作：主穴用平补平泻法，可配用灸法。

方义：内伤咳嗽易耗伤气阴，使肺失清肃，故取肺俞调理肺气；太渊为肺经原穴，可肃肺、理气、化痰；三阴交可疏肝健脾，化痰止咳；天突为局部选穴，可疏导咽部经气，降气止咳。四穴合用，共奏肃肺理气、止咳化痰之功。

（二）推拿治疗

治则：外感咳嗽祛邪利肺；内伤咳嗽祛邪止咳，扶正补虚。以手太阴、足太阳经穴位为主。

取穴：天突、膻中、中府、身柱、大杼、风门、肺俞、尺泽、外关、列缺、合谷、太渊等。

手法：一指禅推法、揉法、按法。

操作：患者取仰卧位，医者以中指揉天突、膻中、中府，每穴 1 min；再以两拇指由胸骨剑突沿肋弓分推两胁肋部 5～10 遍。患者取俯卧位，用一指禅推法推身柱、大杼、风门、肺俞，每穴 1 min。坐位，医者先用一指禅推法推尺泽、太渊穴 2～3 min，然后按揉列缺、外关、合谷穴各 1～2 min。外感者，加按揉太阳和拿风池。内伤者，加膀胱经肺俞至脾俞诸穴连线的擦法，以透热为度。

（三）其他治疗

1. 穴位注射

选定喘、大杼、风门、肺俞，用维生素 B_1 注射液或胎盘注射液，每次取 1～2 穴，每穴注入药液 0.5 mL，选穴由上而下依次轮换，隔日 1 次。本法用于慢性咳嗽。

2. 穴位贴敷

选肺俞、定喘、风门、膻中、丰隆，用白附子（16%）、洋金花（48%）、川椒（33%）、樟脑（3%）制成粉末。将药粉少许置穴位上，用胶布贴敷，每 3～4 天更换 1 次，最好在三伏天应用。亦可用白芥子、甘遂、细辛、丁香、苍术、川芎等量研成细粉，加入基质，调成糊状，制成直径 1 cm 圆饼，贴在穴位上，用胶布固定，每 3 天更换 1 次，5 次为 1 疗程。

第三节　高热

高热是一个常见症状，许多疾病中都会出现。一般以口腔温度超过 39℃者称之为高热。中医学所谓壮热、实热、日晡潮热等，均属高热范畴。本节主要介绍感受外邪所引起者。本证可见于西医学的肺炎、流行性感冒、流行性乙型脑炎、中暑等多种疾病。

一、病因病机

本证与外感风热、外感暑热、疫毒侵袭、温邪入里等因素有关。

1. 风热犯肺

外感风热，从口鼻或皮毛侵袭人体，肺失清肃，卫失宣散，郁而化热。

2. 温邪内陷

温邪在表不解，内入气分，或内陷营血，邪正剧争，里热亢盛，蒸达于外。

3. 暑热蒙心

外感暑热，内犯心包，邪正交争，里热炽盛。

4. 疫毒熏蒸

外感疫毒，郁于肌肤，内陷脏腑，邪正交争，里热亢盛。

二、辨证

1. 风热犯肺

证候：发热咳嗽，微恶风寒，头痛汗出，咽喉肿痛，口渴，咳黄黏痰，苔薄黄，脉浮数。

治法：疏散风热，清肃肺气。

2. 温邪内陷

证候：邪在气分者，症见高热不恶寒反恶热，面红目赤，口渴饮冷，咳嗽胸痛，大便秘结，小便短赤，苔黄燥，脉洪数。邪在营血者，症见高热夜甚，烦躁不安，甚至神昏谵语，口燥不甚渴，或斑疹隐隐，或见衄血、便血、吐血等，舌红绛而干，脉细数。

治法：邪在气分者清热祛邪；邪在营血者清热凉血。

3. 暑热蒙心

证候：高热，烦躁不安，口渴引饮，肌肤灼热，时有谵语，甚则神昏痉厥，舌红绛而干，脉洪数。

治法：清泄暑热，开窍醒神。

4. 疫毒熏蒸

证候：高热，头面红肿热痛，咽喉腐烂肿痛，烦躁不安，或见丹痧密布肌肤，舌红，苔黄，脉数。

治法：清热解毒，泻火止痛。

三、治疗

（一）针灸治疗

1. 风热犯肺

取穴：大椎、曲池、鱼际、合谷、外关、风池。

配穴：咽喉痛甚者，加少商点刺放血。

刺灸方法：针用泻法。

方义：风热犯肺，肺失清肃，故取诸阳之会大椎、手阳明经之合穴曲池解表清热。鱼际为肺经荥穴，配合谷泻肺热利咽喉。外关、风池疏风解表，清利头目。

2. 温邪内陷

取穴：曲池、合谷、二间、内庭、大椎、曲泽、委中、内关。

配穴：热在营血神昏者，加中冲、少冲、水沟。斑疹吐衄便血者，加血海、膈俞。便秘者，加天枢、支沟。

刺灸方法：针用泻法。

方义：温热之邪伤及气分，多侵犯手足阳明经，故取曲池、合谷清泄热邪。二间、内庭分别为手足阳明经荥穴，善泻热邪。大椎为诸阳交会之所，取之以加强清热之力。若温热之邪内陷营血，加曲泽、委中点刺放血以清血分之热。内关清心除烦。配中冲、少冲、水沟泻热开窍。

3. 暑热蒙心

取穴：曲池、合谷、大椎、曲泽、十二井穴、内关。

配穴：神昏者，加水沟、十宣。抽搐者，加太冲、阳陵泉。

刺灸方法：针用泻法。

方义：曲池、合谷为清热泻火的要穴，配诸阳之会大椎清泄暑热。曲泽为手厥阴之合穴，刺之出血，可清血热开心窍。十二井穴通于三阴三阳，调节阴阳，清热开窍。内关宣通三焦，清热宁神。

4. 疫毒熏蒸

取穴：曲池、合谷、内庭、陷谷、曲泽、委中、外关。

配穴：咽喉肿痛者，加少商、商阳点刺放血。肌肤丹痧者，加膈俞、血海。

刺灸方法：针用泻法。

方义：曲池、合谷为清热泻火之要穴，配内庭、陷谷疏解肌肤郁热。曲泽、委中点刺放血，清血分之热。外关属三焦经，又是阳维脉的交会穴，可宣达三焦气机，兼有疏风清热、消肿止痛的作用。

（二）推拿治疗

取穴：太阳、风池、大椎、曲池、合谷等。

手法：一指禅推、抹、按、拿、擦等法。

操作：患者坐位，先用一指禅推法推项部膀胱经和风池、大椎、印堂、太阳。抹印堂至神庭、眼眶部、前额部，再点按百会、印堂、太阳、迎香。最后拿风池、肩井、曲池、合谷，重按承山，以加强发汗退热之效。患者卧位，擦四肢（肘窝、腘窝）、背腰部。

（三）其他疗法

1. 耳针

取耳尖、耳背静脉、肾上腺、神门，先在耳尖、耳背静脉用三棱针点刺出血，其余各穴用毫针强刺激，留针 15 ~ 20 min。

2. 刮痧

在脊柱两侧和背俞穴及颈部、肩臂、肘窝、腋窝，用特制刮痧板或瓷汤匙蘸食油或清水刮至皮肤红紫色为度。

第四节　心悸

心悸是指患者自觉心中悸动，惊慌不安，甚则不能自主的一种病证。本病可在多种疾病中出现，常与失眠、健忘、眩晕、耳鸣等并存。本证的发生多因久病体虚、忧思惊恐、劳倦、汗出受邪等，使心失所养，或邪扰心神，致心跳异常，悸动不安。

西医学的某些器质性或功能性疾病如冠心病、风湿性心脏病、高血压性心脏病、肺源性心脏病、各种心律失常以及贫血、低钾血症、心脏神经官能症等出现心悸属于本病的范畴。

一、辨证

本病以自觉心跳心慌，时作时息，并有善惊易恐，坐卧不安，甚则不能自主为主要症状。根据临床表现不同分为心虚胆怯、心脾两虚、阴虚火旺、心脉瘀阻和水气凌心型。

1. 心虚胆怯

惊悸不安，因惊恐而发，气短自汗，神疲乏力，少寐多梦，舌淡苔薄，脉细数。

2. 心脾两虚

心悸不安，头晕目眩，易出汗，纳差乏力，面色淡，失眠健忘，多梦，舌淡苔薄白，脉细弱。

3. 阴虚火旺

心烦少寐，头晕目眩，耳鸣腰酸，遗精盗汗，口干，舌红苔薄白，脉细数。

4. 心脉瘀阻

胸闷心痛阵发，气短乏力，舌紫黯或有瘀斑，脉沉细或结代。

5. 水气凌心

胸闷气喘，不能平卧，咯吐大量泡沫痰涎，形寒肢冷，面浮肢肿，舌淡苔白滑，脉沉细。

二、治疗

（一）针灸治疗

治则：调理心气，安神定悸。以手厥阴、手少阴经穴位为主。

主穴：内关、郄门、神门、巨阙、心俞。

配穴：心虚胆怯者，加胆俞、通里；心脾两虚者，加脾俞、足三里；阴虚火旺者，加肾俞、太溪；心脉瘀阻者，加膻中、膈俞；水气凌心者，加膻中、神阙、气海。

操作：内关、郄门、神门用泻法或平补平泻法；心俞、巨阙用补法。

方义：内关系心包经络穴，配郄穴郄门可调理心气，疏导气血；心经原穴神门，可宁心安神定悸；心之募穴巨阙，可益心气，宁心神，理心气；心俞可补益心气，调理气机，镇惊宁神。

（二）推拿治疗

治则：养心、安神、定悸。以督脉、足太阳、手厥阴及手少阴经穴位为主。

取穴：膻中、中府、云门、内关、心俞、肺俞、膈俞、肾俞、神门等。

手法：一指禅推法、摩法、按揉法、拿法、擦法。

操作：患者取仰卧位，于膻中穴施以一指禅推法（或按揉法）；于中府、云门穴施以指摩法；于内关穴施以按揉法。患者取侧卧位，于心俞、肺俞、膈俞穴施以一指禅推法。

心虚胆怯，加拿风池和按揉神门；心脾两虚，加按揉血海、足三里；阴虚火旺，加分推印堂至太阳；心脉瘀阻，加心俞至膈俞穴一线擦法；水气凌心，加心俞至肾俞穴一线擦法。

（三）其他治疗

1. 穴位注射

选穴参照体针治疗，用维生素 B_1 或 B_{12} 注射液，每穴注射 0.5 mL，隔日 1 次。

2. 耳针

选交感、神门、心、脾、肝、胆、肾等，毫针刺，轻刺激。亦可用揿针埋藏或用王不留行籽贴压。

第五节　不寐

不寐又称"失眠""不得卧"等，是以经常不能获得正常睡眠，或入睡困难，或睡眠时间不足，或睡眠不深，严重者彻夜不眠为特征的病证。本证多因思虑劳倦，内伤心脾，生血之源不足，心神失养所致；或因惊恐、房劳伤肾，以致心火独盛，心肾不交，神志不宁；或因体质素弱，心胆虚怯，情志抑郁，肝阳扰动以及饮食不节，脾胃不和所致。

西医学的神经官能症、围绝经期综合征、慢性消化不良、贫血、动脉粥样硬化症等以不寐为主要临床表现时属于本病范畴。

一、辨证

本病以经常不易入睡，或寐而易醒，甚则彻夜不眠为主要症状。根据病因的不同分为心脾两虚、心胆气虚、心肾不交、肝阳上扰和脾胃不和型。

1. 心脾两虚

多梦易醒，心悸健忘，头晕目眩，面色无华，纳差倦怠，易汗出，舌淡苔白，脉细弱。

2. 心胆气虚

心悸胆怯，多梦易醒，善惊多恐，多疑善虑，舌淡，脉弦细。

3. 心肾不交

心烦不寐，或时寐时醒，头晕耳鸣，心悸健忘，遗精盗汗，口干舌红，脉细数。

4. 肝阳上扰

心烦，不能入寐，急躁易怒，头晕头痛，胸胁胀满，面红口苦，舌红苔黄，脉弦数。

5. 脾胃不和

睡眠不安，脘闷噫气，嗳腐吞酸，心烦，口苦痰多，舌红苔厚腻，脉滑数。

二、治疗

（一）针灸治疗

治则：宁心安神，清热除烦。以八脉交会穴、手少阴经穴为主。

主穴：照海、申脉、神门、安眠、四神聪。

配穴：心脾两虚者，加心俞、脾俞、三阴交；心胆气虚者，加丘墟、心俞、胆俞；心肾不交者，加太溪、涌泉、心俞；肝阳上扰者，加行间、侠溪；脾胃不和者，加太白、公孙、足三里。

操作：毫针刺，照海用补法，申脉用泻法。神门、安眠、四神聪，用平补平泻法；对于较重的不寐患者，四神聪可留针 1～2 h；配穴按虚补实泻法操作。

方义：照海、申脉为八脉交会穴，分别与阴跷脉、阳跷脉相通，可以调理阴阳，改善睡眠，若阳跷脉功能亢盛则失眠，故补阴泻阳使阴、阳跷脉功能协调，不眠自愈。心藏神，心经原穴神门，心包经络穴内关可以宁心安神；安眠、四神聪穴可以健脑益髓、镇静安神。

（二）推拿治疗

治则：调理脏腑，镇静安神。以足太阳经、督脉及任脉穴位为主。

取穴：印堂、神庭、太阳、睛明、攒竹、百会、风池、肩井、心俞、脾俞、肾俞、命门等。

手法：一指禅推法、抹法、按揉法、扫散法、拿法、摩法、擦法。

操作：患者取仰卧位，从印堂至神庭、印堂至太阳、沿两眼眶呈"∞"字形，依次施以一指禅推法，往返5~6遍，再依次施以双手抹法，往返5~6遍；于印堂、攒竹、睛明、太阳、神庭、百会穴施以按揉法。患者取坐位，于头颞侧施以扫散法；前额至风池（包括风池穴）以及肩井穴施以拿法。

心脾两虚或心胆气虚，加心俞、脾俞、内关、足三里、三阴交穴按揉法，心俞至脾俞一线擦法；心肾不交，加肾俞至命门一线以及涌泉穴擦法；肝阳上扰，加桥弓穴推法；脾胃不和，加腹部摩法。

（三）其他治疗

1. 耳针

选皮质下、心、肾、肝、神门。毫针刺，或揿针埋藏，或王不留行贴压。

2. 皮肤针

自项至腰部督脉和足太阳经背部第1侧线，用梅花针自上而下叩刺，叩至皮肤潮红为度，每日1次。

3. 拔罐

自项至腰部足太阳经背部侧线，用火罐自上而下行走罐，以背部潮红为度。

4. 电针

选四神聪、太阳，接通电针仪，用较低频率，每次刺激30 min。

第六节　胸痹

胸痹是指以胸部闷痛，甚则胸痛彻背，喘息不得卧为主症的一种疾病，轻者仅感胸闷如窒，呼吸欠畅，重者则有胸痛，严重者心痛彻背、背痛彻心，并有短气、喘息等症。胸痹多由年老心肺气虚，或恣食肥甘生冷，或思虑过度，致脾虚生湿，湿痰内蕴，胸阳不展，气机阻滞而引起。以上诸因素均可致心脉阻滞，气血运行不畅，不通则痛而发为胸痹。

西医学的冠状动脉粥样硬化性心脏病、慢性气管炎、肺气肿等发生的胸痛均属于本病范畴。

一、辨证

本病以胸部闷痛，甚则胸痛彻背，短气、喘息为主要症状。根据病因分为虚寒证、痰浊证、瘀血证三型。

1. 虚寒证

胸痛彻背，心悸，胸闷短气，恶寒，肢冷，受寒则甚，舌苔白滑或腻，脉沉迟。

2. 痰浊证

胸部闷痛，或痛引背部，气短喘促，咳嗽，痰多黏腻色白，舌苔白腻，脉缓。

3. 瘀血证

胸痛如刺，或绞痛阵发，痛彻肩背，胸闷短气，心悸，唇紫，舌质黯，脉细涩或结代。

二、治疗

（一）针灸治疗

治则：活血通络，宽胸理气。取俞募穴和手少阴、厥阴经穴位。

主穴：心俞、内关、阴郄、膻中。

配穴：虚寒者，加灸肺俞、风门、气海或关元；痰浊者，加太渊、丰隆；瘀血者，加膈俞。

操作：毫针平补平泻法，内关行捻转泻法1~3 min。

方义：心俞为心的募穴，可缓解心痛；内关是心包经络穴，能活血通络而止痛；阴郄为心经郄穴，可缓急止痛；膻中为心包经募穴，又为气会，可疏调气机，治心胸疾患。

（二）推拿治疗

治则：宽胸，理气，止痛。取俞募穴和手厥阴经穴位。

取穴：阿是穴、心俞、厥阴俞、膈俞、膻中、内关。

手法：按揉法、摩法、擦法。

操作：患者取侧卧位，于背部阿是穴、心俞、厥阴俞、膈俞穴先施以按揉法，再施以擦法，以透热为度。患者取仰卧位，于膻中穴施以按揉法；于中府、云门穴施以指摩法；于内关穴施以按揉法。

（三）其他治疗

耳针：取心、小肠、交感、皮质下为主，辅以脑点、肺、肝、胸、枕。每次选3～5穴，毫针刺，强刺激，留针1h，隔日1次。

第七节 郁证

郁证是以心情抑郁、情绪不宁、胸部满闷、胁肋胀满，或易怒易哭，或咽中如有异物哽塞等为主要临床表现的一类病证。本病主要是因情志内伤，肝失疏泄，脾失健运，心神失养，脏腑阴阳气血失调所致。西医学的神经官能症、癔病、焦虑症及围绝经期综合征等均属于本病范畴。

一、辨证

本病以精神抑郁善忧，情绪不宁或易怒易哭为主要症状。根据病因可分为肝气郁结、气郁化火、痰气郁结、心神惑乱、心脾两虚和肝肾亏虚型。

1. 肝气郁结

胸胁胀满，脘闷嗳气，不思饮食，大便不调，脉弦。

2. 气郁化火

性情急躁易怒，口苦而干，或头痛、目赤、耳鸣，或嘈杂吐酸，大便秘结，舌红，苔黄，脉弦数。

3. 痰气郁结

咽中如有物哽塞，吞之不下，咯之不出，苔白腻，脉弦滑。

4. 心神惑乱

精神恍惚，心神不宁，多疑易惊，悲忧善哭，喜怒无常，或手舞足蹈等，舌淡，脉弦。

5. 心脾两虚

多思善疑，头晕神疲，心悸胆怯，失眠健忘，纳差，面色不华，舌淡，脉细。

6. 肝肾亏虚

眩晕耳鸣，目干畏光，心悸不安，五心烦热，盗汗，口咽干燥，舌干少津，脉细数。

二、治疗

（一）针灸治疗

治则：调神理气，疏肝解郁。以督脉及手足厥阴、手少阴经穴位为主。

主穴：水沟、内关、神门、太冲。

配穴：肝气郁结者，加曲泉、膻中、期门；气郁化火者，加行间、侠溪、外关；痰气郁结者，加丰隆、阴陵泉、天突、廉泉；心神惑乱者，加通里、心俞、三阴交、太溪；心脾两虚者，加心俞、脾俞、足三里、三阴交；肝肾亏虚者，加太溪、三阴交、肝俞、肾俞。

操作：水沟、太冲用泻法，内关、神门用平补平泻法。配穴按虚补实泻法操作。

方义：脑为元神之府，督脉入络脑，水沟可醒脑调神；心藏神，神门为心经原穴，内关为心包经络穴，二穴可调理心神而安神定志；内关又可宽胸理气，太冲可疏肝解郁。

（二）推拿治疗

治则：理气安神解郁。以督脉及膀胱经穴位为主。

取穴：心俞、厥阴俞、肝俞、脾俞、印堂、太阳、百会、膻中、章门、期门等。

手法：滚法、一指禅推法、按揉法、分推法、抹法、拿法、擦法等。

操作：患者取俯卧位，于背部脊柱两侧膀胱经施以滚法；于心俞、厥阴俞、肝俞、脾俞施以一指禅推法；再沿心俞至脾俞一线施以擦法，以透热为度。患者取仰卧位，于膻中、章门、期门穴施以按揉法；沿膻中至两胁施以分推法。患者取坐位，于印堂至神庭、印堂至太阳、沿两眼眶呈"∞"字形，依次施以一指禅推法，再依次施以双手抹法，各往返 5~6 遍；于印堂、太阳、百会穴施以按揉法。头顶至风池及肩井施以拿法。

（三）其他治疗

1. 耳针

选神门、心、交感、肝、脾。毫针刺，留针 15 min，或揿针埋藏，或王不留行贴压。

2. 穴位注射

选心俞、膻中。用丹参注射液，每穴每次 0.3~0.5 mL，每日 1 次。

参考文献

[1] 上海市医师协会. 医师考核培训规范教程针灸推拿科分册[M]. 上海：上海科学技术出版社，2016.
[2] 毛振玉. 深层针灸四十年针灸临证实录[M]. 北京：中国科学技术出版社，2017.
[3] 朱世鹏. 朱新太针灸经验集朱氏针法传承[M]. 北京：中国中医药出版社，2017.
[4] 刘蓬. 中医耳鼻咽喉科学（第4版）[M]. 北京：中国中医药出版社，2016.
[5] 严振国. 腧穴解剖学[M]. 北京：中国中医药出版社，2016.
[6] 李守先. 针灸易学校注[M]. 郑州：河南科学技术出版社，2017.
[7] 宋传荣，何正显. 中医学基础概要（第2版）[M]. 北京：人民卫生出版社，2013.
[8] 陆焱鑫，裴建，施征. 海派中医陆氏针灸[M]. 上海：上海科学技术出版社，2017.
[9] 罗永江，郑继方，辛蕊华. 比较针灸学（第二版）[M]. 北京：中国农业出版社，2017.
[10] 岳进，潘小霞. 桂派中医大师韦立富学术经验集针灸治验[M]. 北京：中国中医药出版社，2017.
[11] 陈汉平. 中风病的针灸推拿预防和护养[M]. 上海：复旦大学出版社，2017.
[12] 俞大方. 推拿学[M]. 上海：上海科学技术出版社，2017.
[13] 谭亚芹. 针灸推拿学实训指导[M]. 北京：北京大学医学出版社，2016.
[14] 施杞. 常见脊柱病的针灸推拿预防和护养[M]. 上海：复旦大学出版社，2016.
[15] 刘卫国. 现代中医针灸推拿学[M]. 长春：吉林科学技术出版社，2016.
[16] 伍利民. 针灸推拿技术[M]. 北京：人民卫生出版社，2015.
[17] 赵粹英. 常见老年病的针灸推拿预防和护养[M]. 上海：复旦大学出版社，2016.
[18] 刘明军. 小儿推拿学[M]. 北京：中国中医药出版社，2016.
[19] 王瞬鹏，房敏. 针灸推拿学[M]. 北京：人民卫生出版社，2015.
[20] 严振国. 腧穴解剖学[M]. 北京：中国中医药出版社，2016.
[21] 程丑夫，谭圣娥. 中医内科临证诀要[M]. 长沙：湖南科学技术出版社，2015.
[22] 王淑军. 中医健康养生[M]. 北京：中国健康养生杂志社，2018.
[23] 刘昭纯，郭海英. 中医康复学[M]. 北京：人民卫生出版社，2017.
[24] 张伯礼，吴勉华. 中医内科学（第10版）[M]. 北京：中国中医药出版社，2017.
[25] 张伯臾. 中医内科学[M]. 上海：上海科学技术出版社，2016.
[26] 段逸山，王庆其. 中医名言通解[M]. 长沙：湖南科学技术出版社，2018.
[27] 岑泽波. 中医伤科学[M]. 上海：上海科学技术出版社，2018.
[28] 甄志亚. 中国医学史[M]. 上海：上海科学技术出版社，2018.
[29] 承淡安. 中国针灸学讲义[M]. 上海：上海科学技术出版社，2016.

策划编辑：阮林要

实 用 中 医 临 床 诊 疗 学

ISBN 978-7-5649-4702-6

定价：75.00元